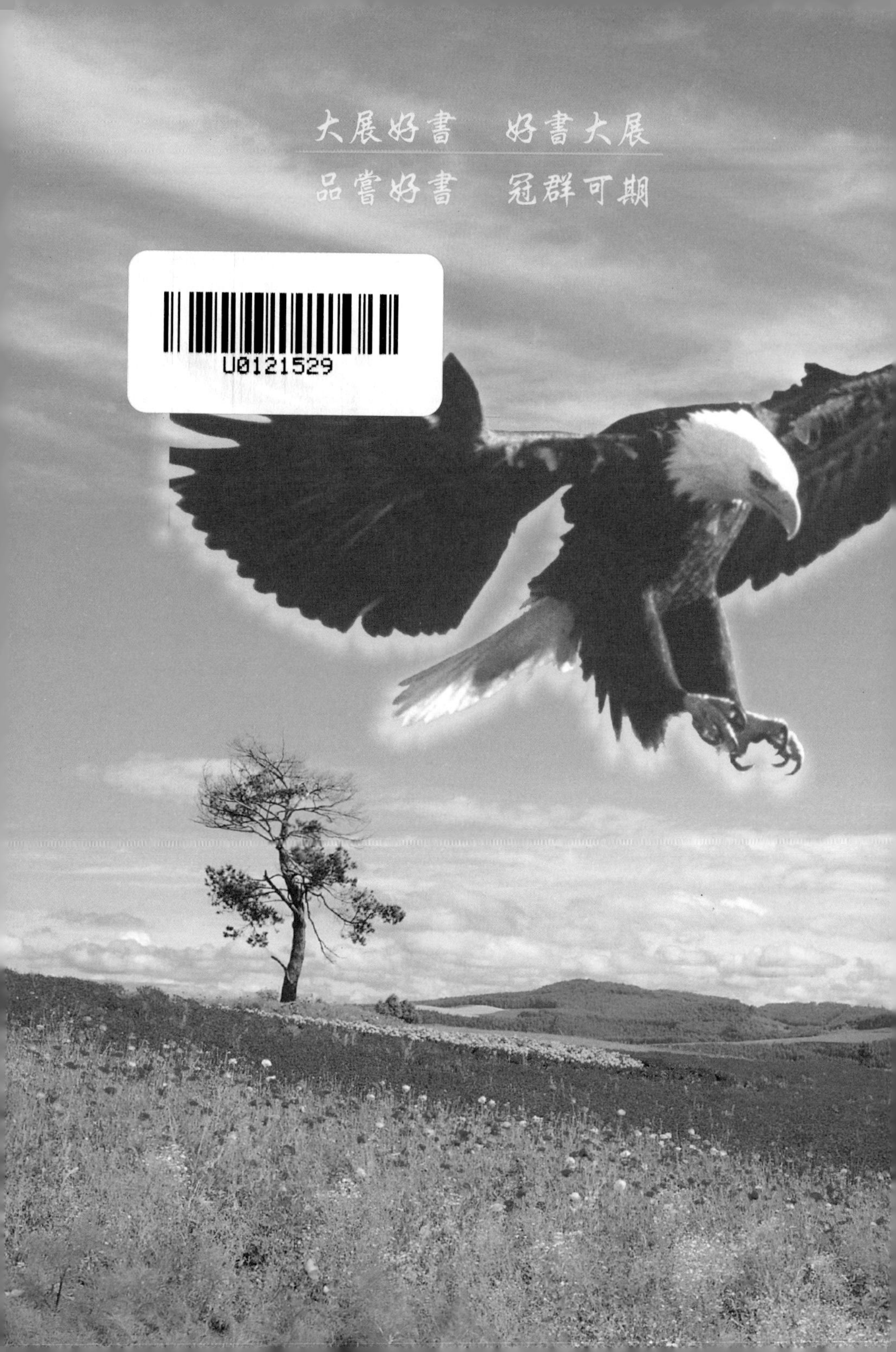
大展好書　好書大展
品嘗好書　冠群可期

痛風者的飲食

●寫在作法前

從本書第四頁到三十一頁是早、中、晚一天三餐，有時加上點心，四餐的菜單例，以圖片為各位說明，作法刊載於一〇四頁到一三一頁。

從三十二頁到六十三頁為止是單品料理。在彩色頁後的黑白頁敘述作法。

各菜單和料理、材料都是一人份。此外，按照卷末的四群點數法表示食品群別的熱量點數，刊載營養價。

材料表中所表示的重量，除了特別強調之外，都是可食部（不包括骨骼或種籽等不能吃的部分在內）的數值。材料的計量是使用標準量杯、量匙，「小匙」的⅕量的「迷你匙」用「迷你」來表示。此外，關於量杯、量匙的概量、數值也一併敘述，可配合家人的飲食而使用。

目錄

一日菜單集

一品料理集

●痛風者的飲食●

痛風食物療法的實際作法

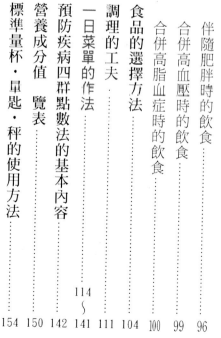

尿酸值較高者春天的菜單①

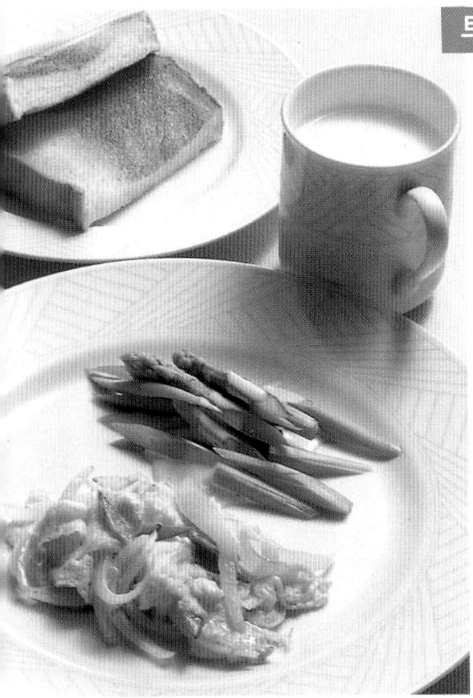

早餐

蔬菜炒蛋　蘆筍沙拉　牛乳
吐司

●

加上蛋之後可再加上蔬菜、火腿或培根。習慣這種飲食後，春天蔬菜的鮮艷色澤和美味一定能使你滿意。吐司麵包塗抹乳瑪琳而不是使用奶油，就能控制動物性脂肪的攝取量。

點心

水果淋酸乳酪

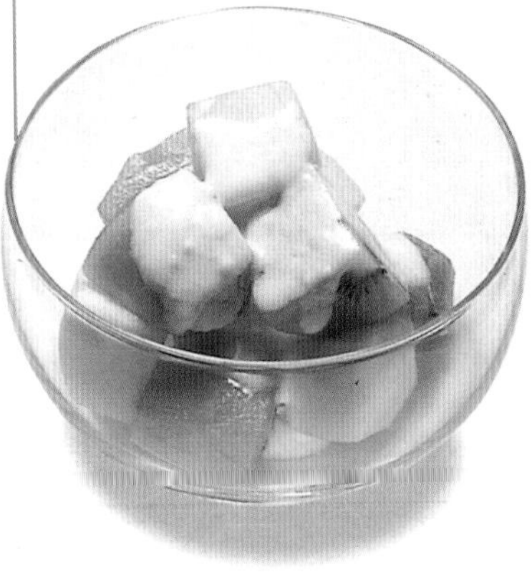

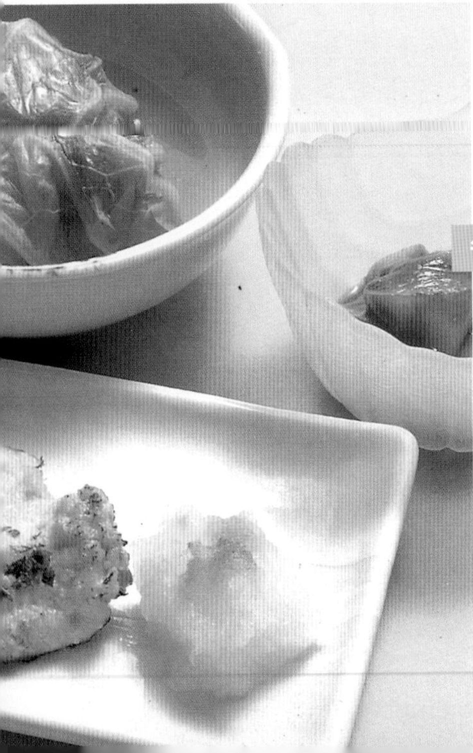

午餐

阿戈飛魚烤木芽
高麗菜捲　土當歸拌梅肉
嫩筍湯　飯

●

為當今山珍海味的組合，是喜歡美食者的菜單。高麗菜捲所使用的不是絞肉，而是當成副菜的蔬菜料理。為了產生絞肉的味道，也可以使用一些瘦肉，即使只是少量，也能使味道甘甜。

作法見第104頁

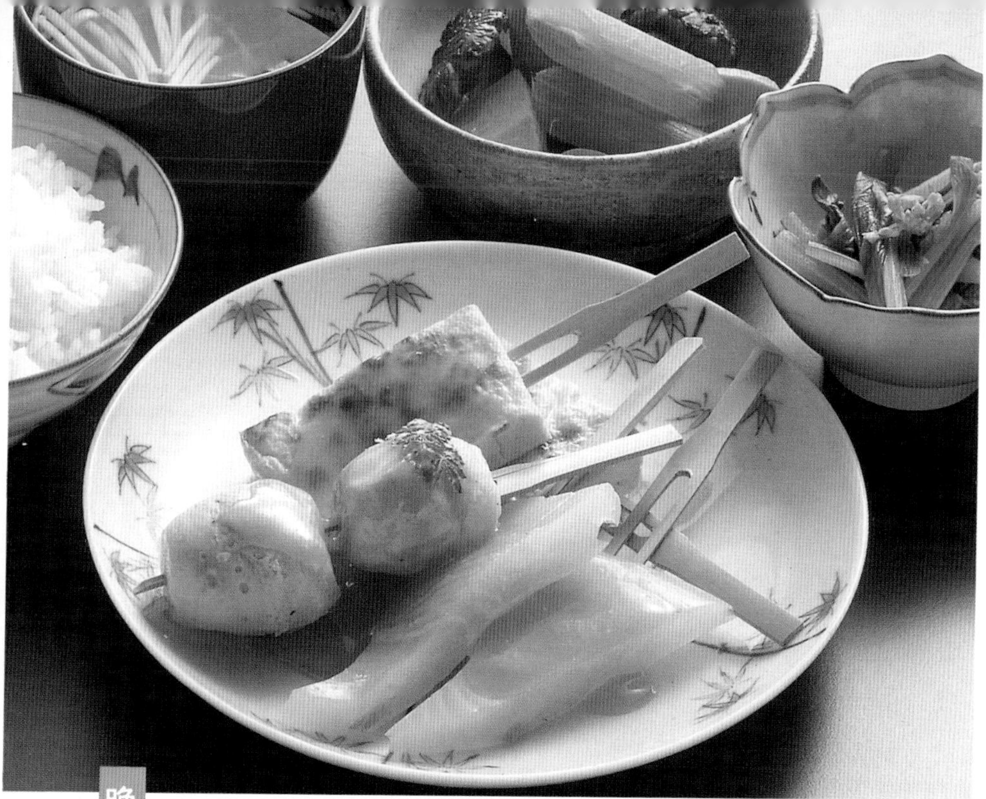

晚餐

油豆腐小芋頭串
炒煮蔬菜
燙油菜
鱈魚金菇湯　飯

●

控制動物性脂肪的攝取量，考慮肥胖的問題而控制熱量的攝取，所以大多是日式料理，日式料理口味較重，必須要注意。味噌的用量少一點較好。

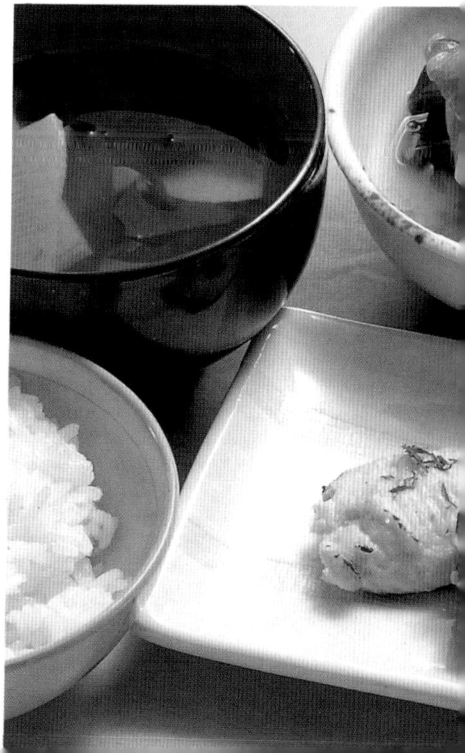

●四群點數法營養價

		♥	♣	♦	合計
早餐	2.5	0.0	0.2	5.1	7.8
午餐	0.0	1.2	0.5	4.2	5.9
晚餐	0.0	1.3	0.9	5.6	7.8
點心	0.2	0.0	0.7	0.0	0.9
合計	2.7	2.5	2.3	14.9	22.4

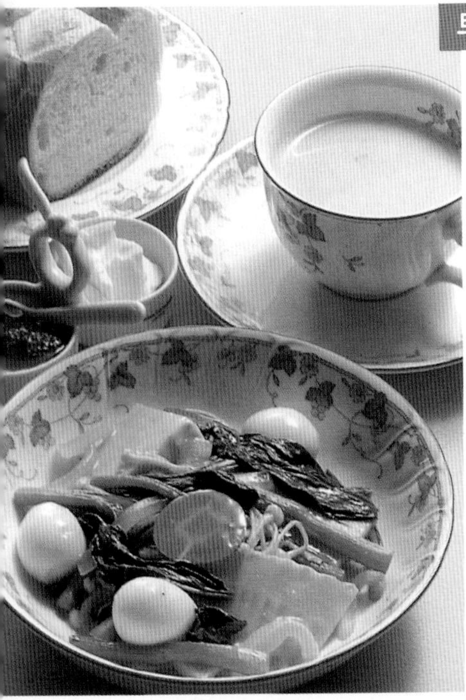

早餐

鵪鶉蛋炒蔬菜
奶茶
法國麵包加果醬乳瑪琳

●

以炒菜為主，任何材料都要煮過之後再炒，所以短時間就能熟透，油的用量也可以減少。麵包加果醬、或是奶茶中不加砂糖，可以調整熱量。

點心

原味酸乳酪

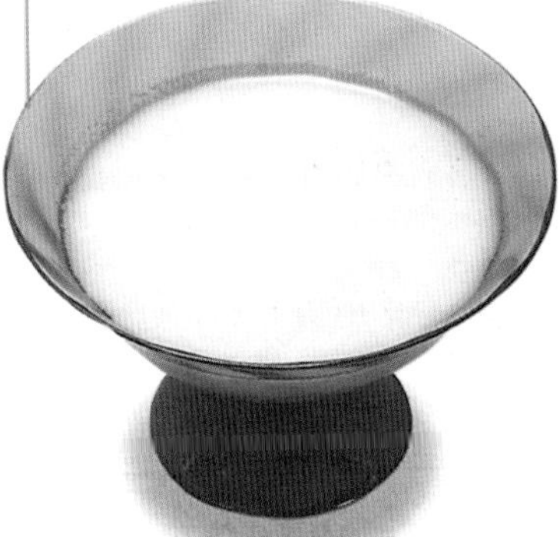

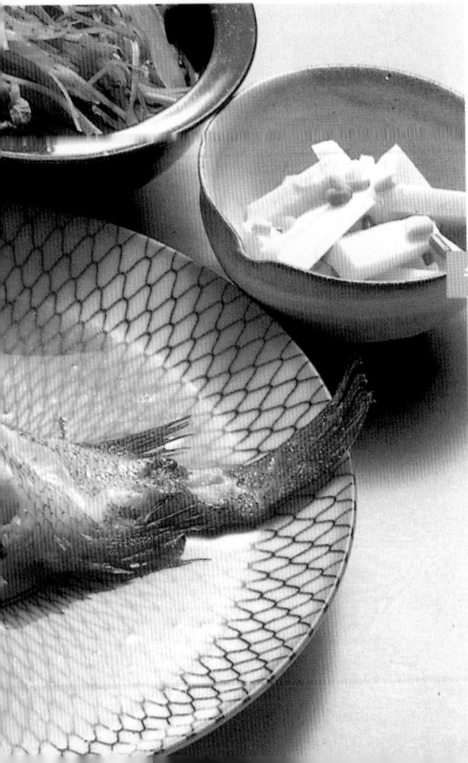

午餐

煮金黃魚
根菜煮款冬
二杯醋野山藥
蕪菁味噌湯　飯

●

金黃魚是頭較大的魚，因此實際的量較少，不過看起來好像量很豐富似地。為白肉魚之一，不過可適度地使用油、味道清淡。雖然營養價值不高，但是充分選擇素材時，仍可使心理上或感覺非常滿足。

作法見第106頁

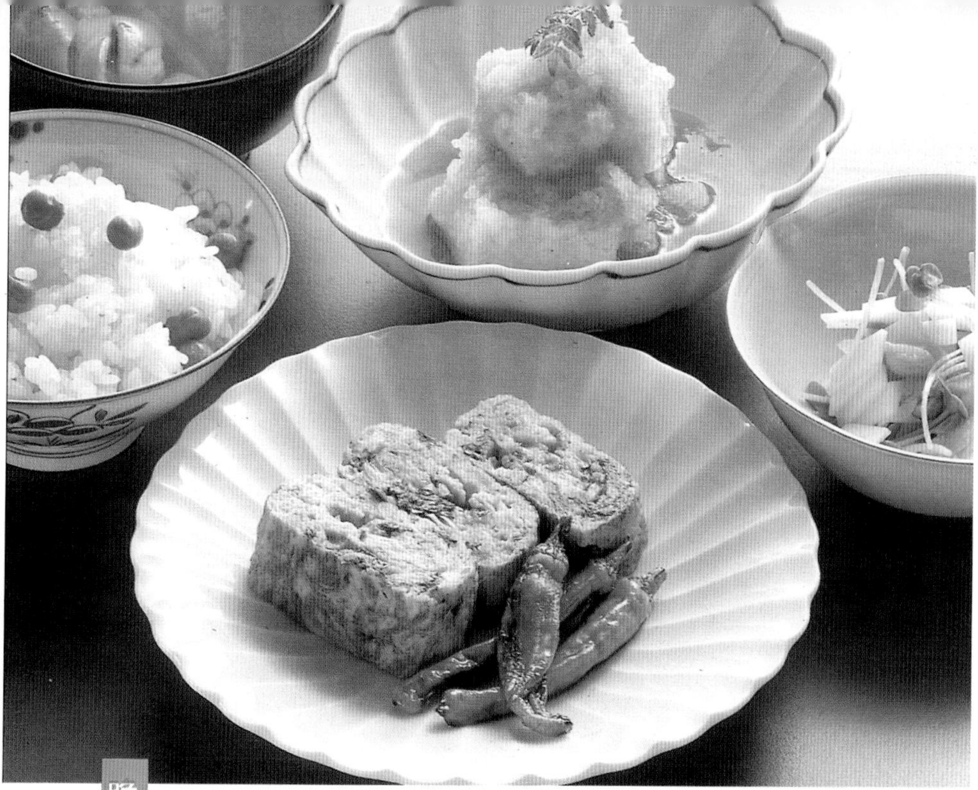

晚餐

烤雞肉雞蛋
煮油炸豆腐
醋拌青柳土當歸
豌豆片麩湯　豌豆飯

●

蛋配上絞肉、豆腐及貝類等各種素材搭配組合的豐富菜單。在每種料理中都放入少量蔬菜，因此就算討厭吃蔬菜的人，也會欣然接受。

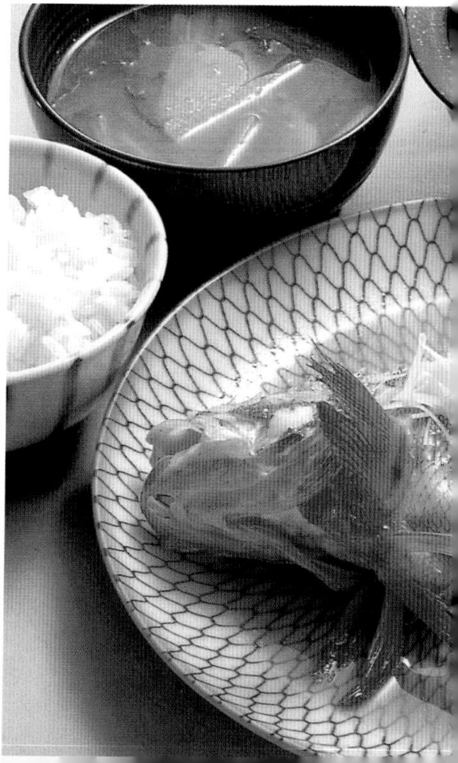

●四群點數法營養價

	♠	♥	♣	♦	合計
早餐	1.3	0.0	0.6	5.5	7.4
午餐	0.0	2.6	1.0	4.3	7.9
晚餐	1.0	1.3	0.6	6.0	8.9
點心	0.7	0.0	0.0	0.0	0.7
合計	3.0	3.9	2.2	15.8	24.9

尿酸值較高者夏天的菜單①

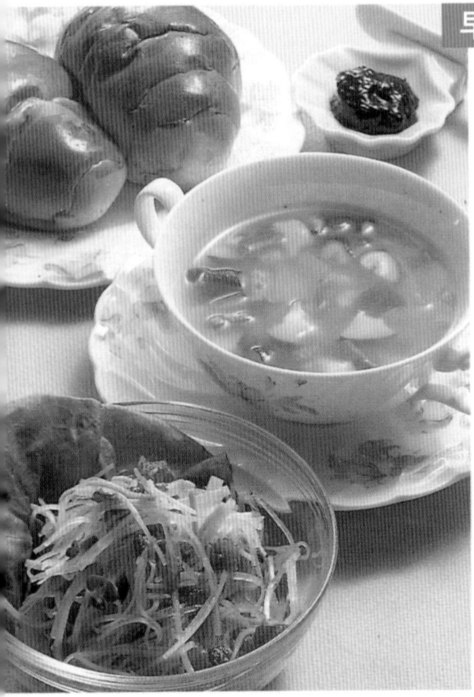

早餐

白蘿蔔火腿番茄沙拉
蔬菜玉米湯
麵包捲加果醬

●

雖然是夏天，可是一大早就吃冰涼的東西反而會使食慾減退。準備爽口的玉米湯較容易喝。沙拉可冰涼之後再端上餐桌。

點心

牛乳　西瓜

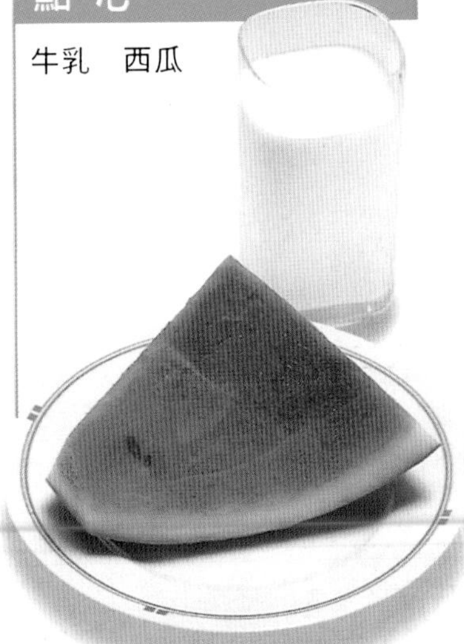

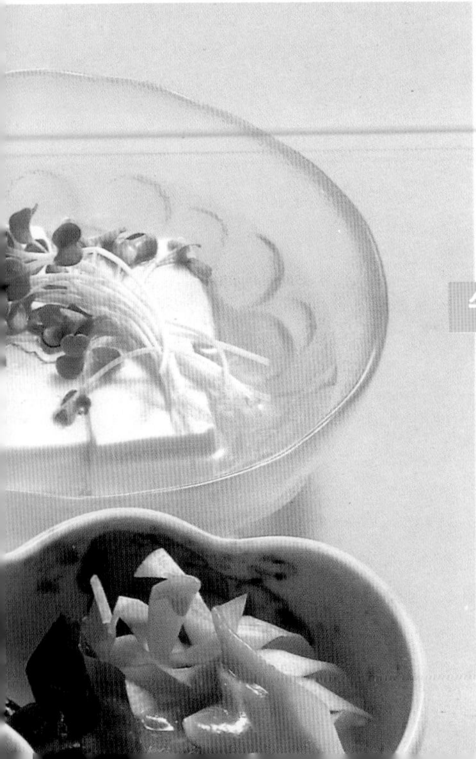

午餐

金銀豆腐
花枝土當歸味噌拌芥末
薑拌四季豆
山藥汁　飯

●

蛋豆腐可以冰涼之後再吃，與山藥汁搭配具有良好的口感。芋類是一天必須攝取 1 點分的食品。不喜歡吃芋類的男性，如果改以山藥汁代替，應該會欣然接受。

作法見第108頁

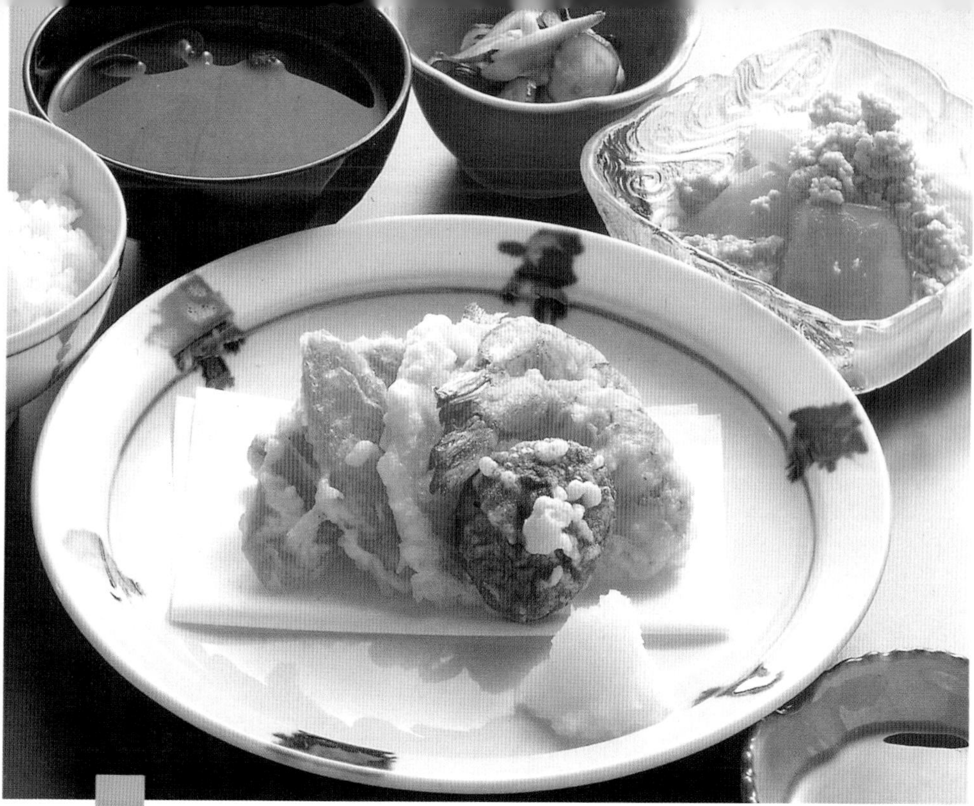

晚餐

炸食什錦拼盤
雞肉鬆配冬瓜
即席漬蔬菜
蜆湯　飯

●

吃過多炸食會攝取過多的熱量。添加不使用油的清爽副菜，能使營養均衡，補充量的攝取。

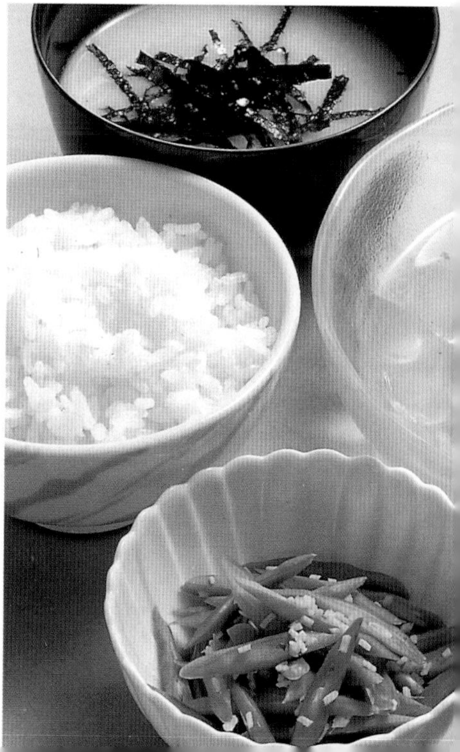

●四群點數法營養價

		♥	♣	♦	合計
早餐	0.0	0.5	0.7	4.4	5.6
午餐	0.8	1.3	0.8	4.2	7.1
晚餐	0.2	1.5	0.4	4.9	7.0
點心	1.5	0.0	1.0	0.0	2.5
合計	2.5	3.3	2.9	13.5	22.2

尿酸值較高者夏天的菜單②

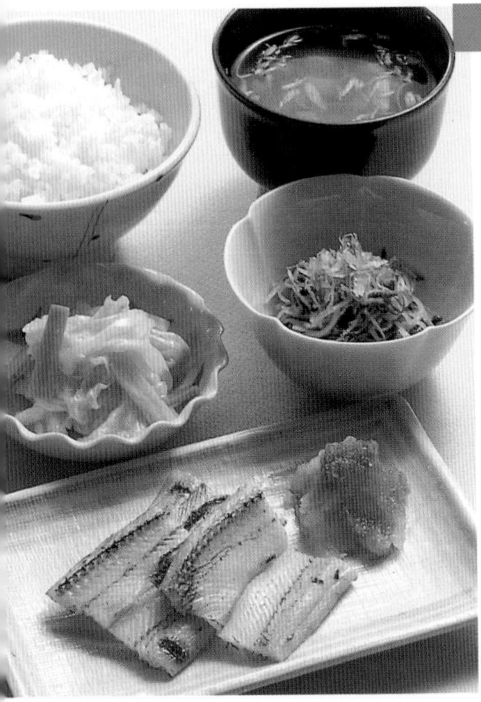

早餐

烤吻鱗鱵
燙旋鈕菜
即席漬高麗菜胡蘿蔔
豆腐湯　飯

●

早餐時必須調理、攝取最麻煩的蔬菜料理。不要為了圖方便而只吃沙拉或炒蔬菜，菜色必須富於變化。加上燙青菜或醃漬菜等前一天晚上可以先做好的料理，準備早餐就變成比較輕鬆了。

點心

牛乳　哈蜜瓜

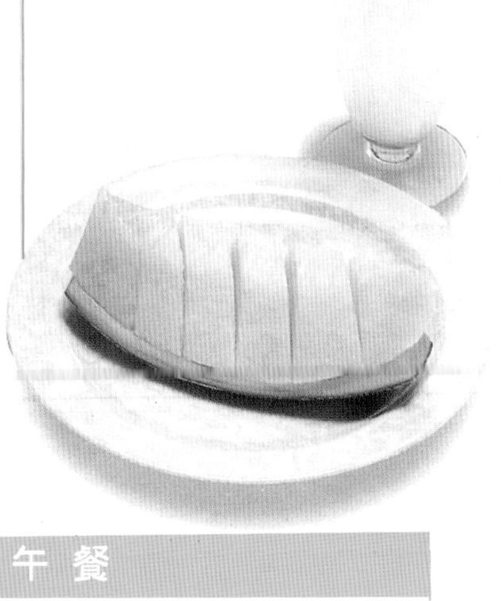

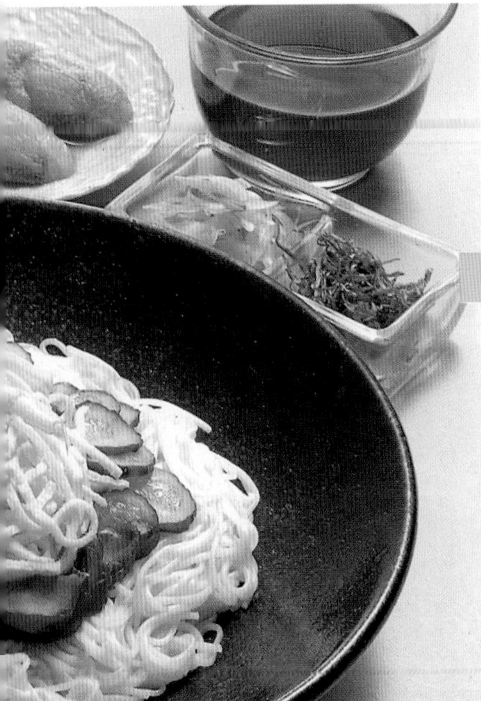

午餐

五目涼麵
甜煮南瓜
炸茄子

●

茄子容易吸油，炸食會造成熱量攝取太多。圖片上的炸茄子是連皮一起炸，吃的時候如果剝除皮就能減少熱量的攝取，還會留下一些油的風味，比起燙茄子而言，更能享受菜餚之樂。

作法見第110頁

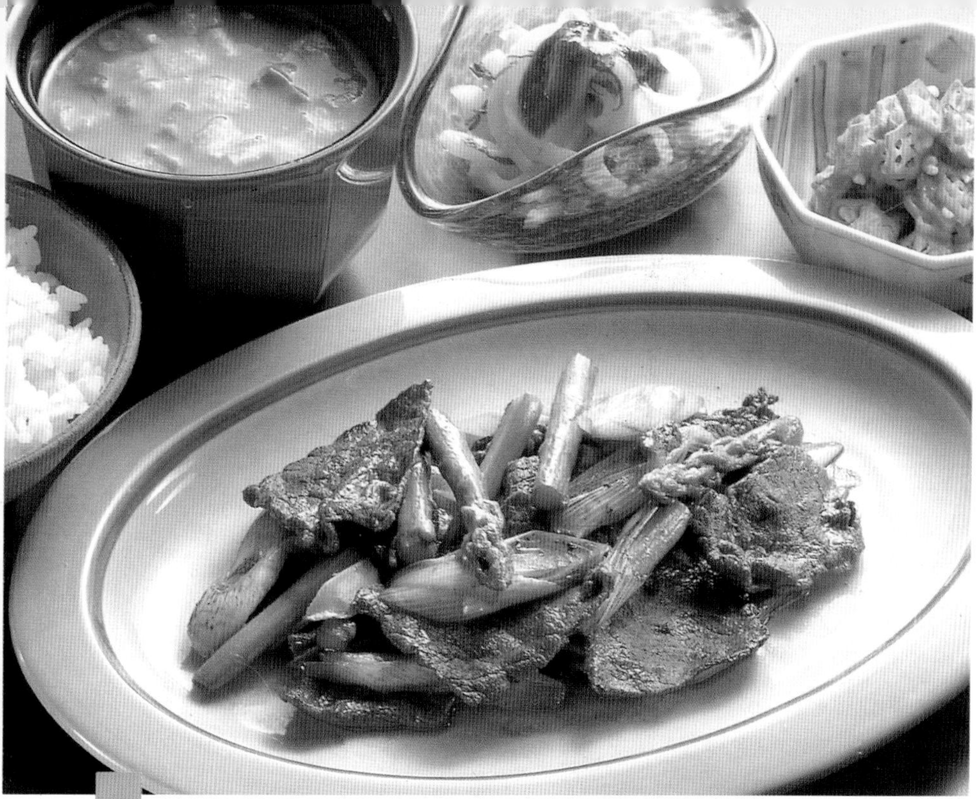

晚餐

牛肉炒蘆筍
花枝拌梅肉
拌秋葵
油豆腐包牛蒡味噌湯　飯

●一般人會認為牛肉是高脂肪、高膽固醇的食品，但是只要選擇瘦肉較多的部位就不用擔心了，不過還是要控制量的攝取。再加上花枝，就可以補充蛋白質。

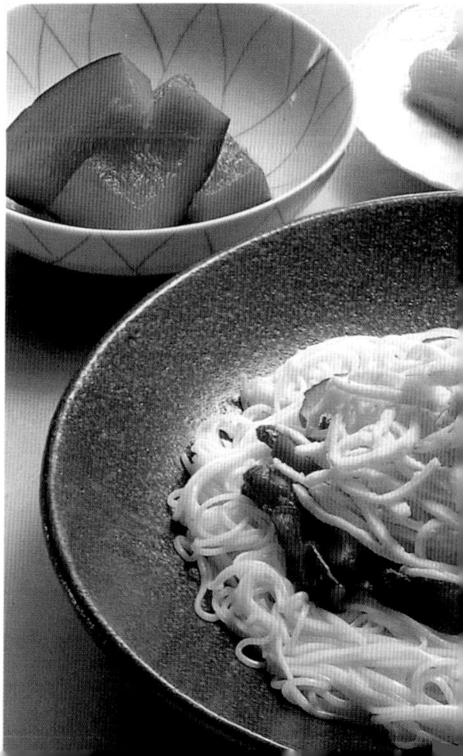

●四群點數法營養價

		♥	♣	♦	合計
早餐	0.0	1.0	0.3	4.2	5.5
午餐	1.0	0.1	0.6	5.0	6.7
晚餐	0.0	2.1	0.7	5.3	8.1
點心	1.5	0.0	0.8	0.0	2.3
合計	2.5	3.2	2.4	14.5	22.6

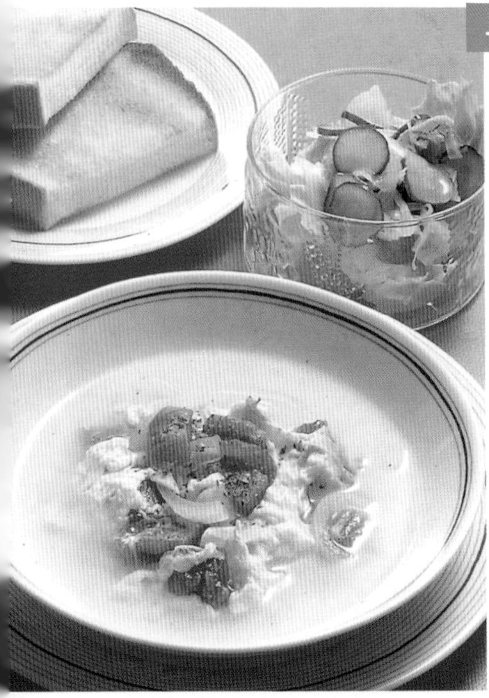

早餐

鮪魚沙拉
番茄蛋湯
吐司
●
不論做起來或吃起來都非常方便的速食菜單。帶有番茄酸味的湯能促進胃酸分泌、產生食慾。工作勞累的男性有時候會不吃早餐。但是，如果準備這類簡單的菜單，相信他也會高高興興地吃。

點心

牛乳　葡萄

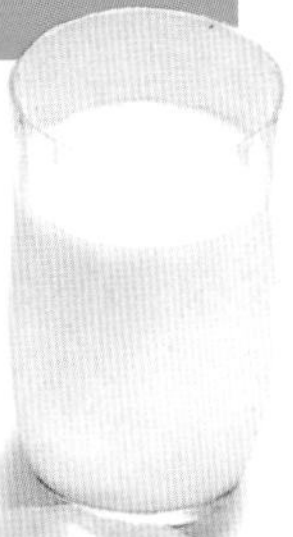

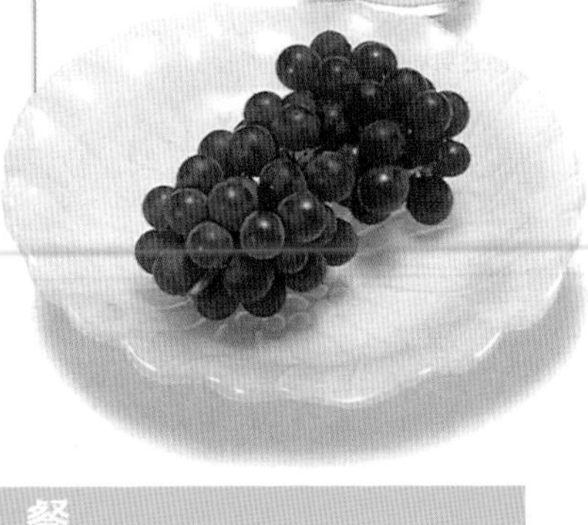

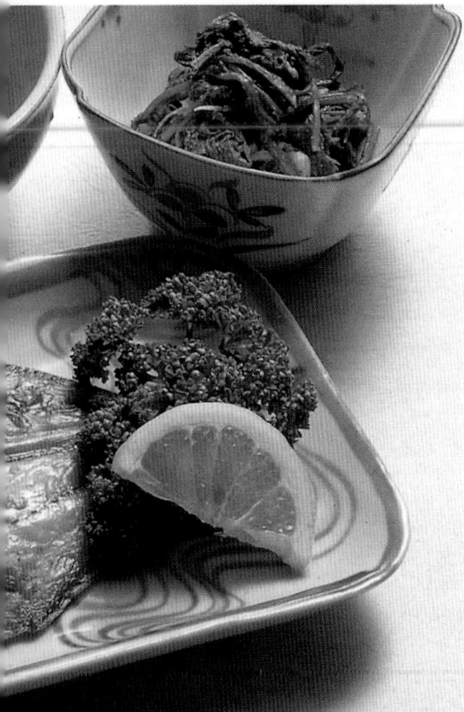

午餐

烤鰺魚
白蘿蔔煮蝦米
茼蒿拌芝麻
飯
●
乾貨對於早餐及午餐而言的確是視為重寶的食品，但是魚的脂肪氧化後，會有許多過氧化脂質存在，必須注意。盡可能選擇新鮮的魚乾。因為鹽分多，所以副菜可以利用蝦米的甘味。

作法見第112頁

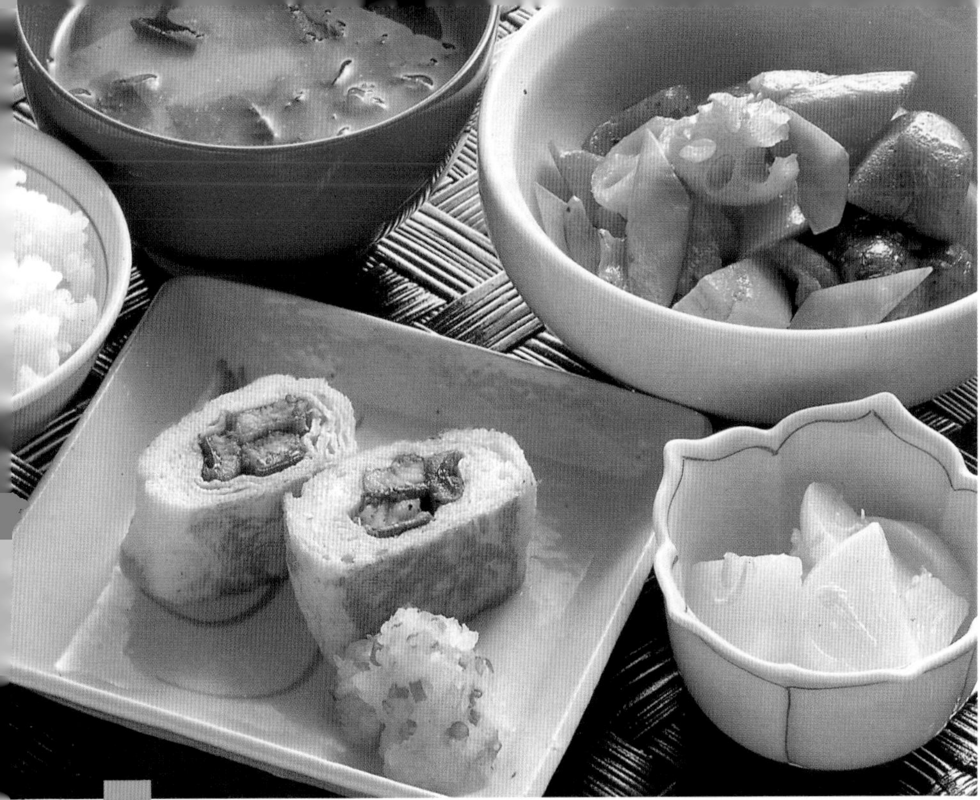

晚餐

鰻魚捲
炒煮雞肉　蕪菁拌菊花
滑子菌海帶芽味噌湯　飯

●

鰻魚是高脂肪、高熱量食品，但適量攝取能成為有效的維他命 A 供給源。與其吃烤鰻魚，還不如用蛋將其捲起，感覺量比較多，吃起來也會覺得心情較愉快。

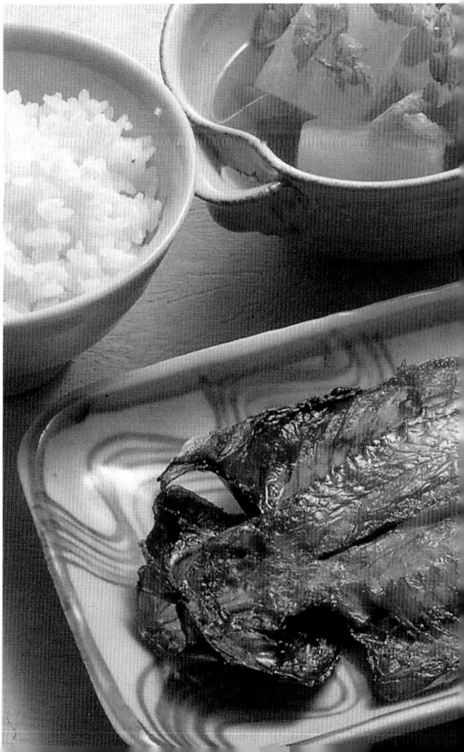

●四群點數法營養價

		♥	♣	♦	合計
早餐	0.3	0.3	0.3	4.8	5.7
午餐	0.0	1.3	0.4	4.6	6.3
晚餐	1.2	1.8	0.6	6.0	9.6
點心	1.5	0.0	0.7	0.0	2.2
合計	3.0	3.4	2.0	15.4	23.8

尿酸值較高者秋天的菜單②

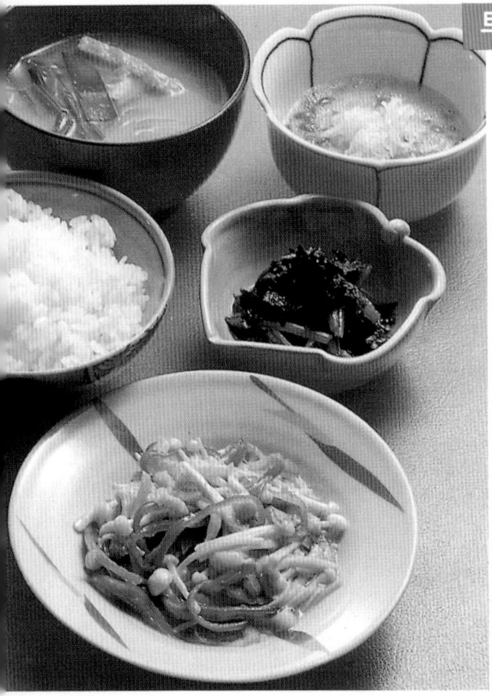

早餐

蛋納豆
金菇炒青椒
燙菠菜加揉海苔
油豆腐包白蘿蔔味噌湯　飯

●

納豆、蕈類、菠菜和含有豐富食物纖維的菜單。尤其是納豆的纖維很多，容易消化，有助於一併攝取的食物的消化，對於匆忙攝取早餐的人而言，也能安心地吃。

點心

水果拌乳酪

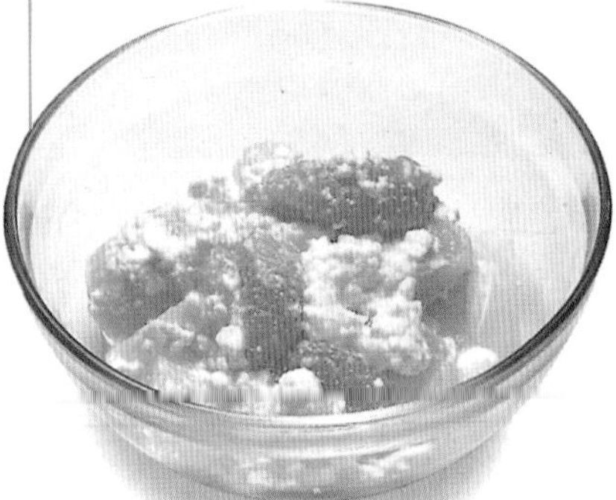

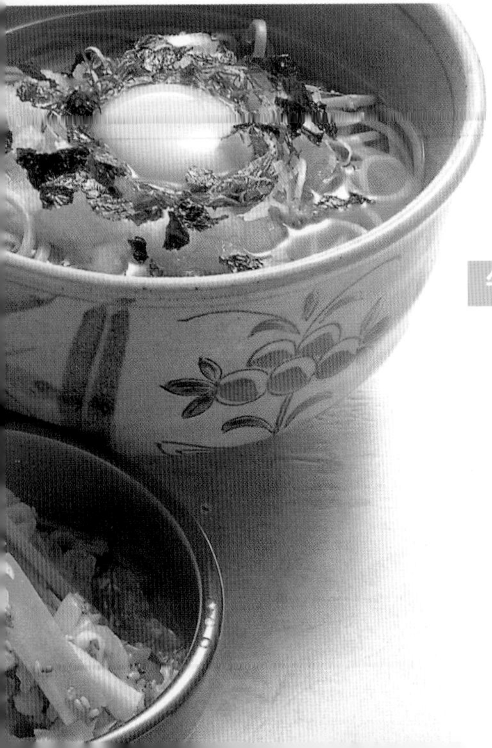

午餐

月見麵
小芋頭煮雞肉
高麗菜竹輪拌芝麻

●

麵類飲食會造成鹽分攝取過多，缺乏蔬菜。運用蛋的甘甜味和白蘿蔔的風味搭配口味較重的麵，吃起來非常美味。蔬菜中搭配肉和煉製品、添加副菜，不要光是靠麵填飽肚子。

作法見第114頁

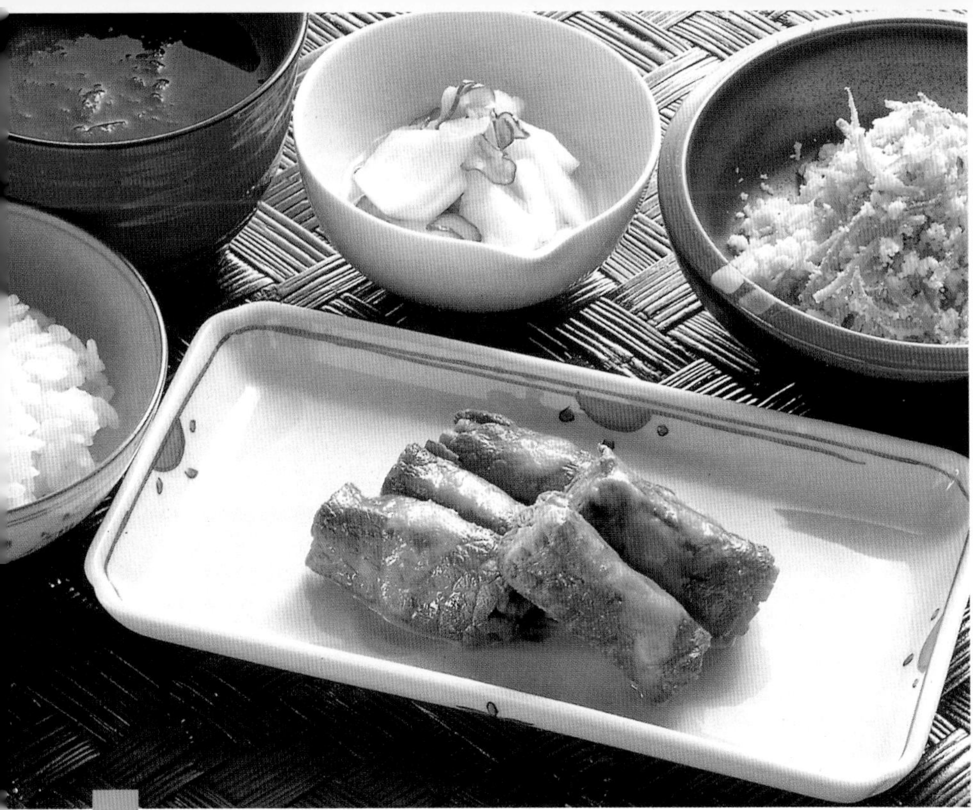

晚餐

牛肉蔬菜捲　炒豆腐渣
醃蕪菁小黃瓜
滑子菌紫菜湯
飯

●

牛肉蔬菜捲中，牛肉的甘甜味和蔬菜的風味搭配得恰到好處，瘦肉吃起來很美味，再加上令人懷念的豆腐渣料理，是含有豐富纖維的菜單。

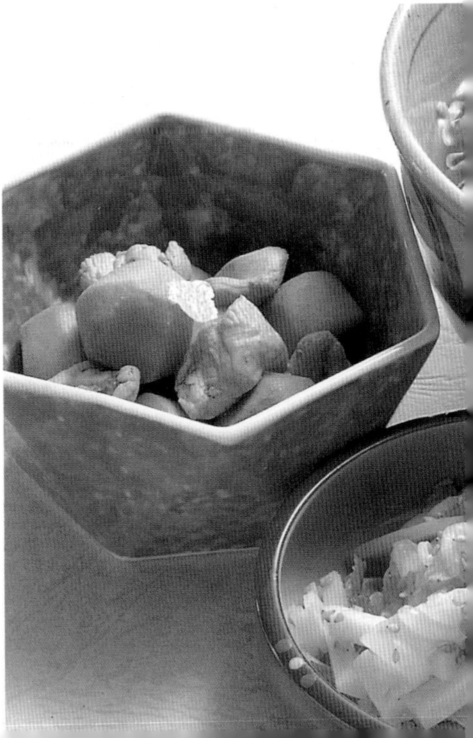

●四群點數法營養價

	♠	♥	♣	♦	合計
早餐	0.5	1.5	0.4	4.3	6.7
午餐	1.0	0.6	0.8	4.0	6.4
晚餐	0.0	2.1	0.6	5.5	8.2
點心	0.6	0.0	0.6	0.0	1.2
合計	2.1	4.2	2.4	13.8	22.5

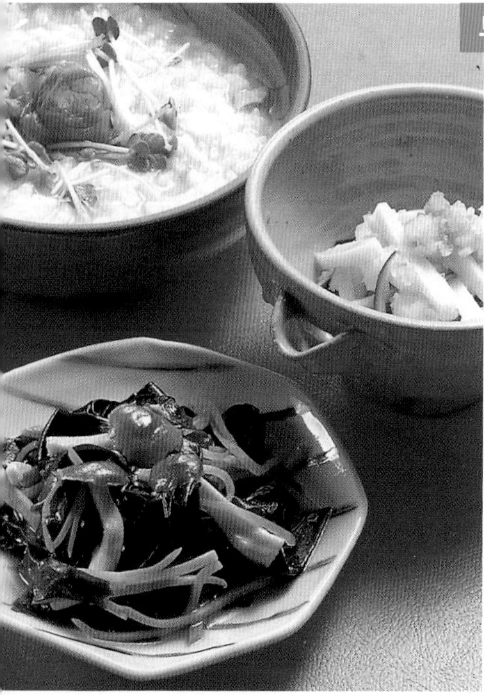

早餐

雞肉粥
魚板拌蘿蔔泥
海帶芽炒煮玉蕈

●

寒冷的冬天喝一碗熱粥能使身體溫暖。雞肉清淡的甘甜味及梅乾的酸味產生爽口的味道，能促進胃清醒。梅乾的鹽分太高，所以副菜要使用較淡的口味。

點心

牛乳
橘子

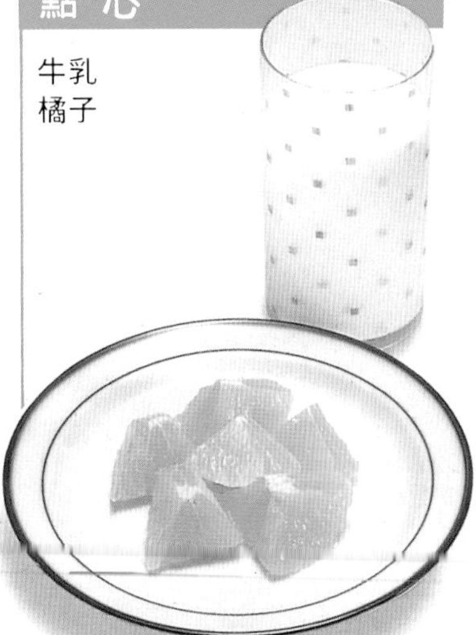

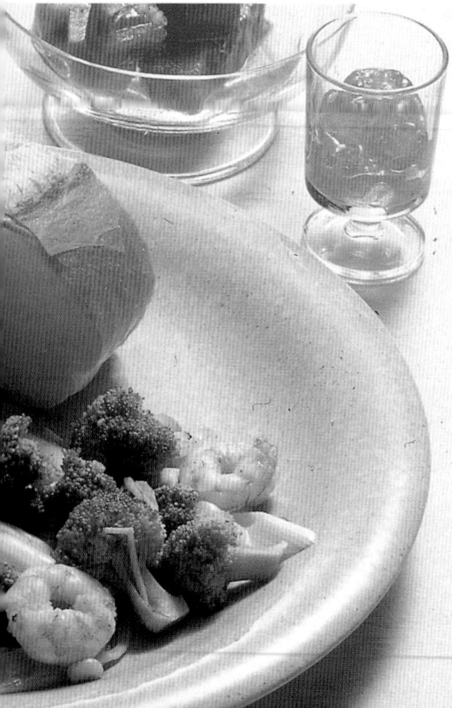

午餐

花椰菜炒蝦
番茄沙拉
文蛤濃湯
麵包加果醬乳瑪琳

●

以含有豐富菜碼的湯為主角，為適合冬天的西式菜單。麵包塗抹乳瑪琳，湯使用奶油增添風味。雖然不能在麵包上塗抹奶油，但偶爾改變方式使用也能產生效果，這也是長久持續食物療法的重點之一。

作法見第116頁

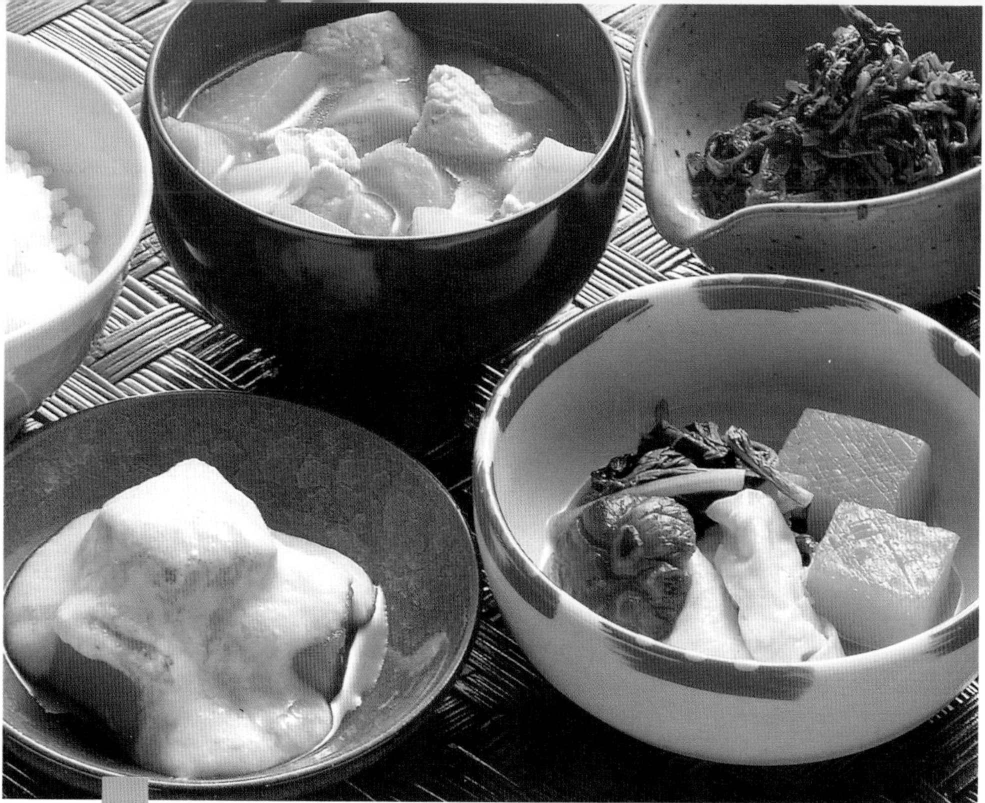

晚餐

鮪魚淋山藥汁
豆腐皮煮蒟蒻
燙茼蒿
什錦湯　飯

●

白蘿蔔和青菜等當令蔬菜豐富的菜單。豆腐皮在大豆製品中屬於甘甜味較重的食品，運用甘甜味煮出的湯汁絕不亞於肉類的美味。

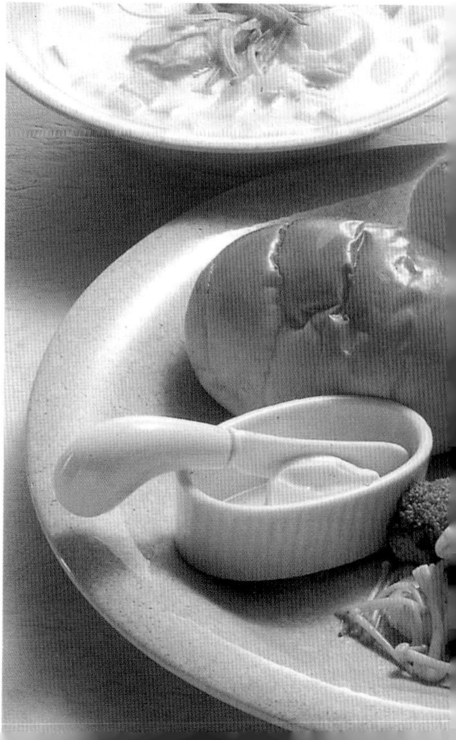

●四群點數法營養價

	♠	♥	♣	♦	合計
早餐	0.0	0.8	0.3	3.5	4.6
午餐	1.1	0.7	1.7	7.0	10.5
晚餐	0.0	1.9	0.9	4.6	7.4
點心	1.5	0.0	0.6	0.0	2.1
合計	2.6	3.4	3.5	15.1	24.6

尿酸值較高者冬天的菜單②

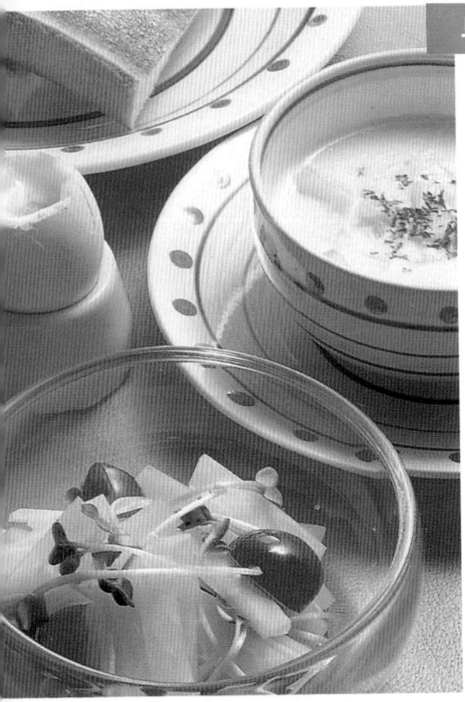

早餐

半熟蛋
白蘿蔔豌豆苗沙拉
馬鈴薯湯
蜂蜜吐司

●

清脆爽口的白蘿蔔沙拉，添加馬鈴薯湯。利用馬鈴薯煮湯具有鄉村風味。在忙碌的早晨，將其丟在鍋中慢慢煮毫不費時。

點心

蘋果

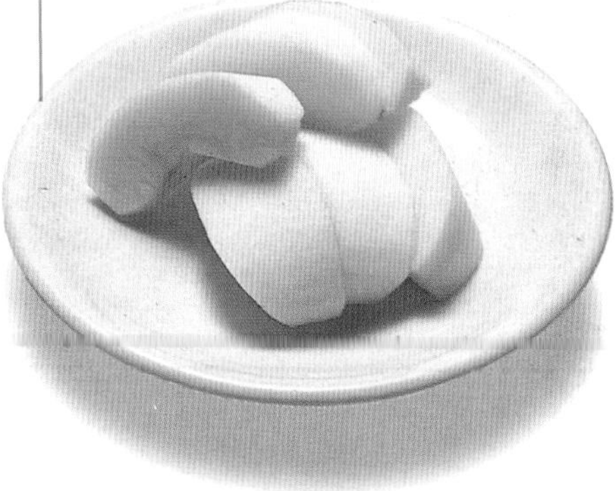

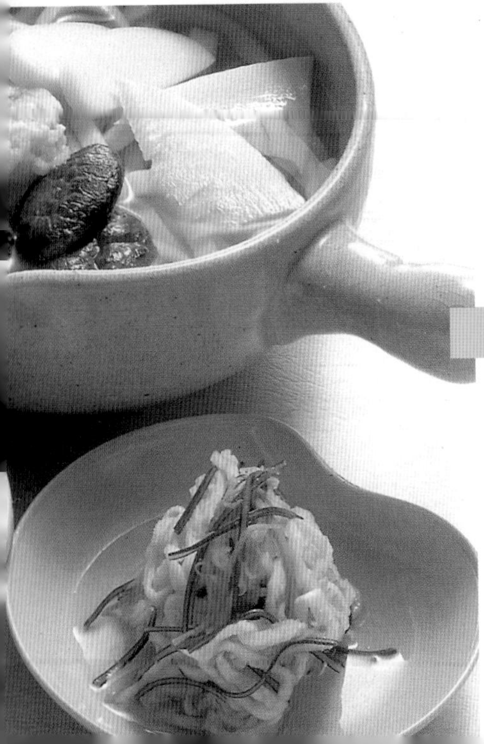

午餐

鍋燒烏龍麵
拌牛蒡
甜醋漬蘿蔔乾

●

鍋燒烏龍麵可利用前一天吃剩的炸食。當然也可以添上副菜。拍過的牛蒡用甜醋醃漬，可當成常備菜使用，有空的時候多做一些，用起來較方便。

作法見第118頁

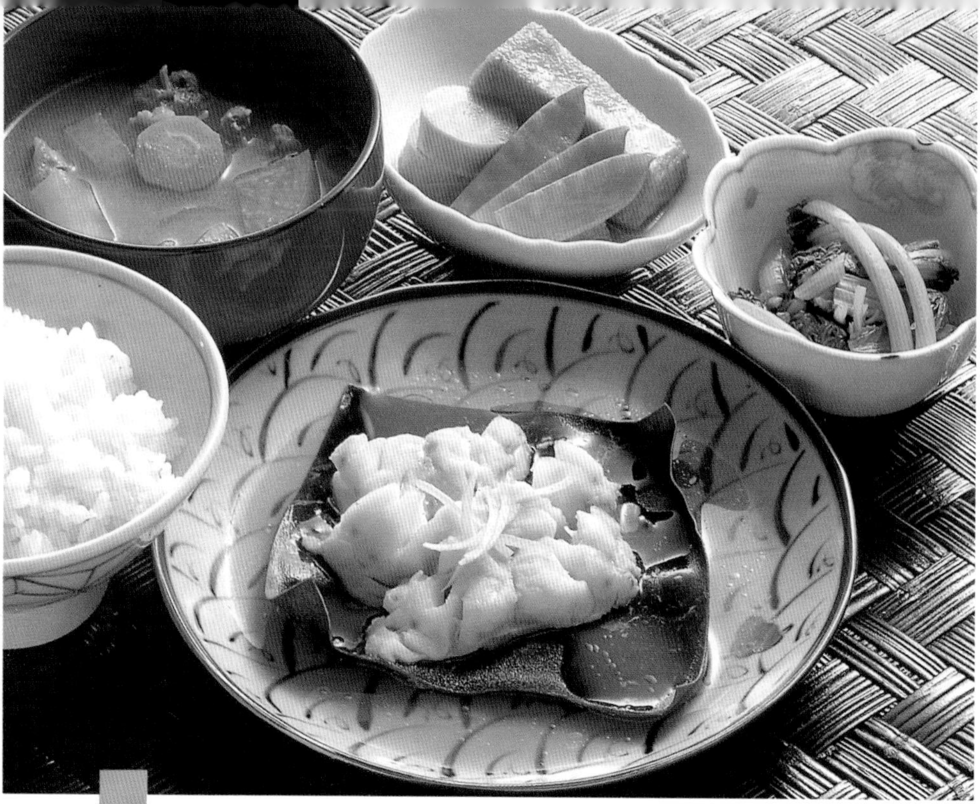

晚餐

酒蒸白肉魚
煮生麩
燙小油菜
甘薯湯　飯

●

酒蒸白肉魚是低鹽分、低熱量的代表料理。運用昆布的甘甜味蒸出的湯汁略為勾芡後，再添加柚子的香氣。生麩含有豐富的植物性蛋白質。炸來吃具有肉類的甘甜味。

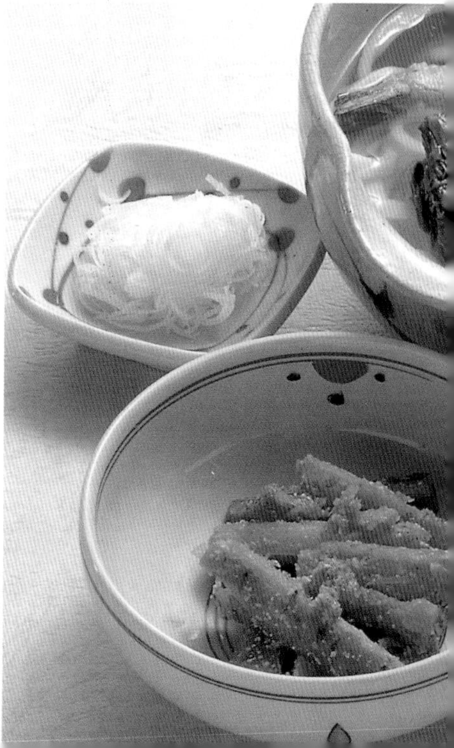

●四群點數法營養價

	♠	♥	♣	♦	合計
早餐	2.1	0.0	1.1	5.4	8.6
午餐	0.1	0.6	1.0	4.7	6.4
晚餐	0.0	1.4	0.9	6.0	8.3
點心	0.0	0.0	0.9	0.0	0.9
合計	2.2	2.0	3.9	16.1	24.2

早餐

乳酪吐司
蔬菜沙拉
檸檬茶

●

乳酪是動物性脂肪含量較多的食品，必須遵守適量的原則，注意午餐和晚餐時不要攝取過多的動物性脂肪，就不用擔心了。

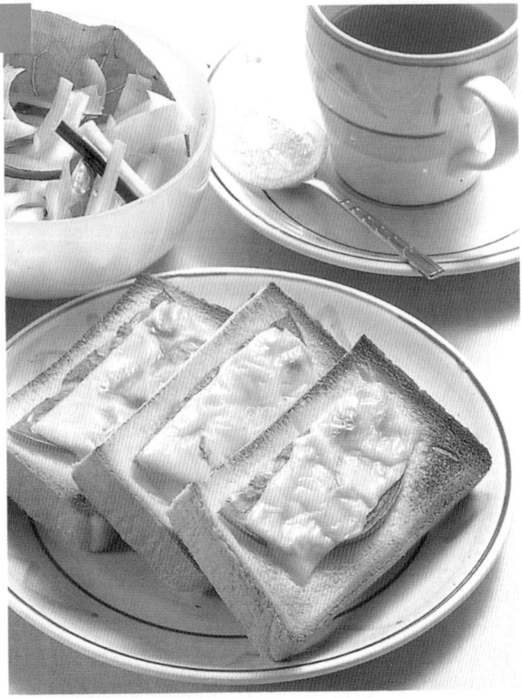

午餐

豆腐煮雞肉
燙鴨兒芹
蔬菜湯
飯

●

蔬菜湯可以使用前一天煮好的款冬和蠶豆等，再加上其他的蔬，菜做起來就很方便了。

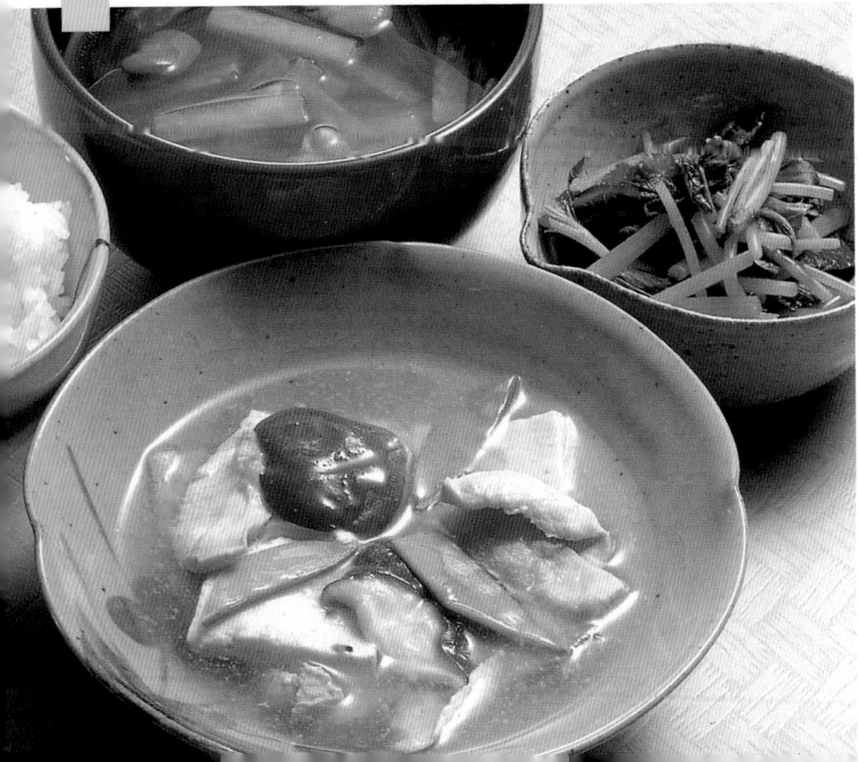

作法見第120頁

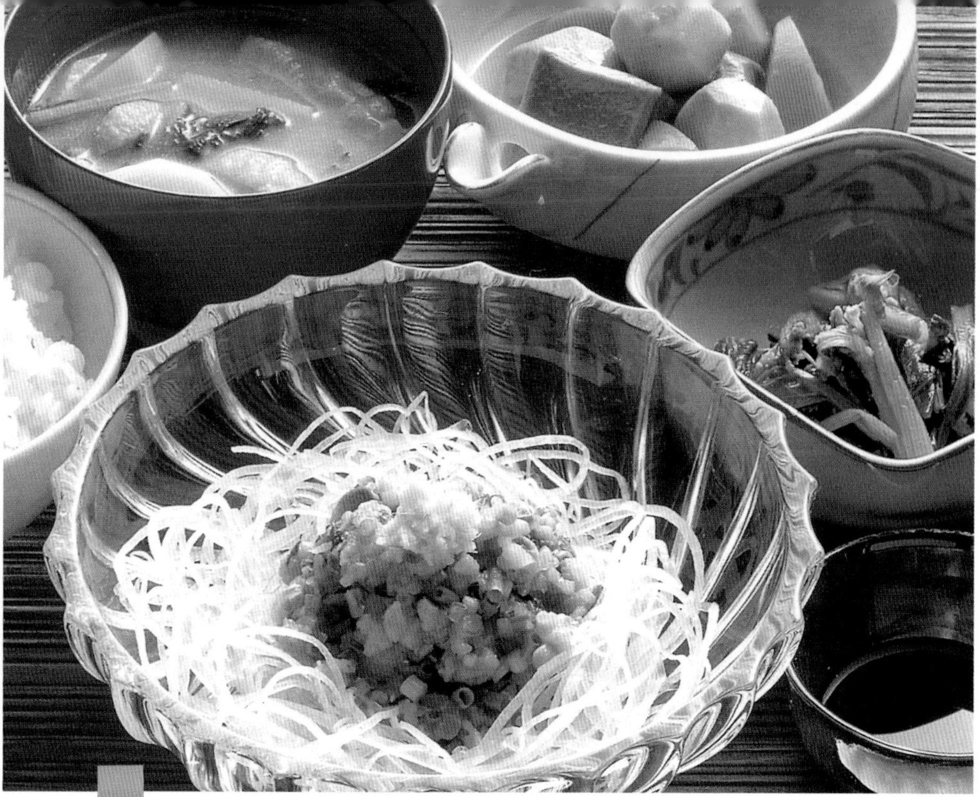

晚餐

新鮮鯵魚末
小芋頭煮生麩
油菜拌芥末
蕪菁油豆腐包湯　飯

●

同樣屬動物性，但是魚的脂肪含有較多不飽和脂肪酸，尤其青魚或紅肉魚的脂肪中含有豐富的ＥＰＡ，能夠減少中性脂肪或血中膽固醇。除了鯵魚外，也可以使用醋漬沙丁魚或鰹魚。

點心

草莓奶

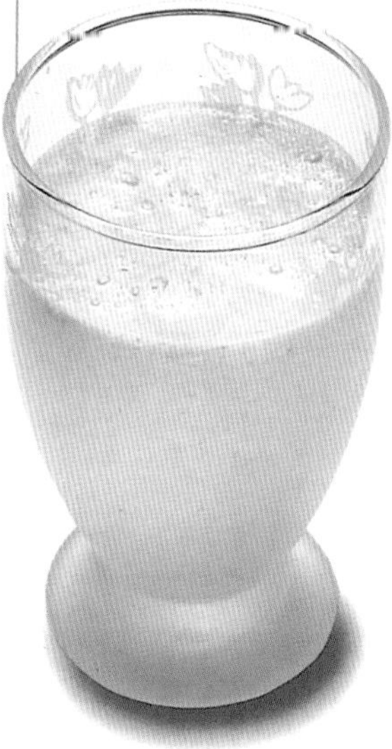

●四群點數法營養價

	♠	♥	♣	♦	合計
早餐	0.8	0.0	0.3	3.5	4.6
午餐	0.0	1.4	0.6	4.1	6.1
晚餐	0.0	1.6	0.9	5.0	7.5
點心	1.3	0.0	0.4	0.0	1.7
合計	2.1	3.0	2.2	12.6	19.9

早餐

烤魚肉山芋丸子
醬油醋煮海帶絲
菠菜拌魩仔魚
馬鈴薯味噌湯　飯

●

魚肉山芋丸子的鹽分較多。烤來吃能增添香氣。

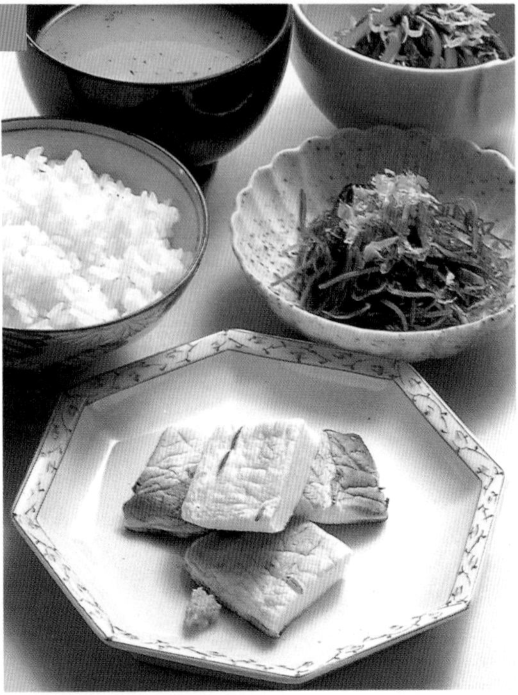

午餐

日式雞肉
豆腐漢堡
茶碗蒸
芝麻醋淋茄子
拌滑子菌
飯

●

漢堡的脂肪和熱量為普通漢堡的一半以下。

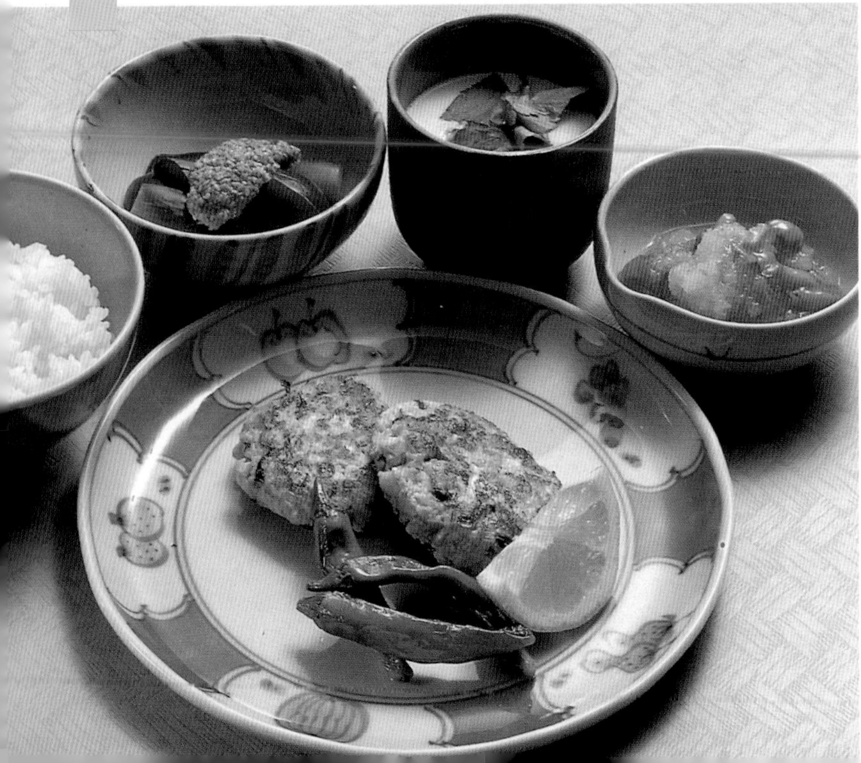

合併高脂血症者的秋天菜單

作法見第122頁

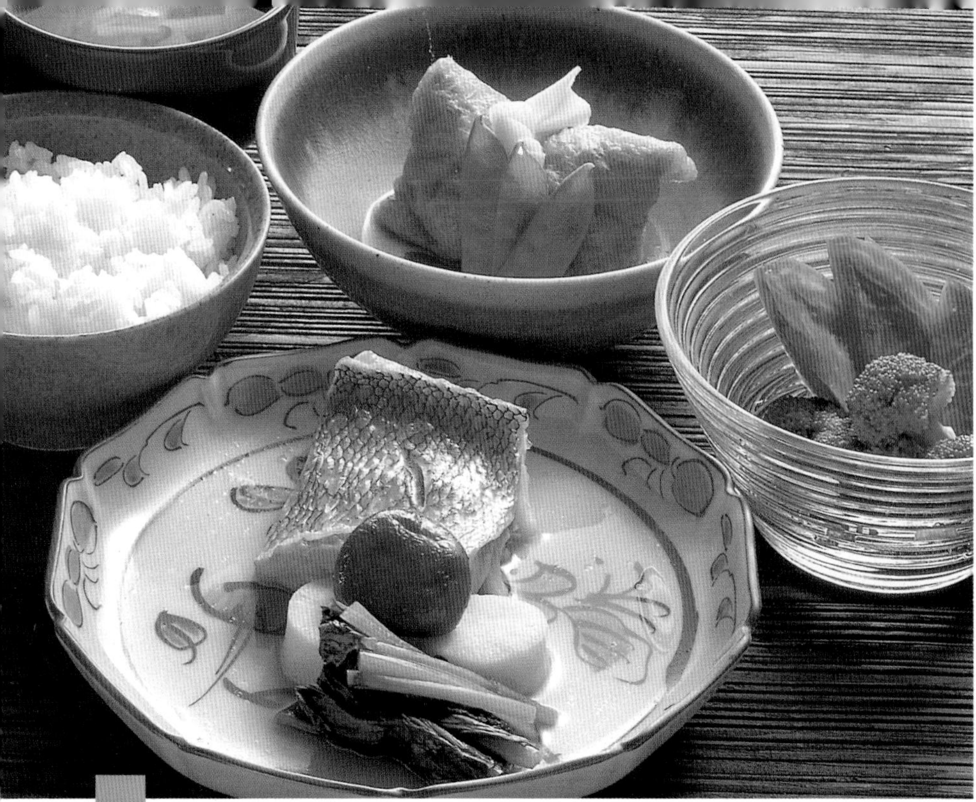

晚餐

方頭魚煮蔬菜
蒟蒻粉條胡蘿蔔油豆腐包
日式番茄花椰菜沙拉
白蘿蔔玉蕈湯
飯

●
方頭魚是腥臭味較少的白肉魚。和蔬菜一起煮也兼具副菜的價值。有2 道煮物，另一道則選用去除甜味的沙拉，吃起來較為爽口。

點心

原味酸乳酪

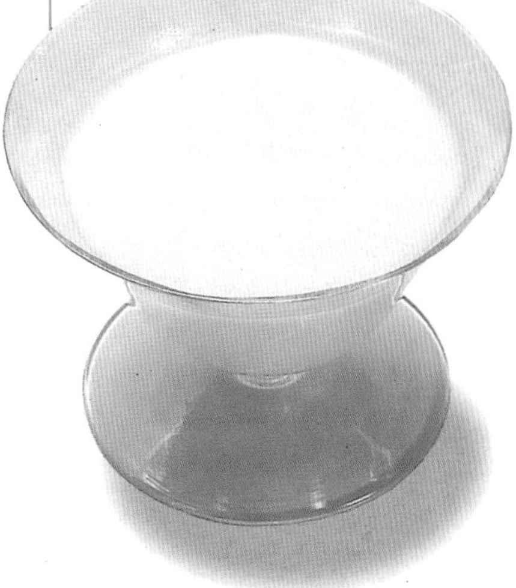

●四群點數法營養價

	♠	♥	♣	♦	合計
早餐	0.0	1.3	0.6	3.7	5.6
午餐	0.5	1.2	0.4	5.0	7.1
晚餐	0.1	1.5	0.7	5.2	7.5
點心	0.8	0.0	0.0	0.0	0.8
合計	1.4	4.0	1.7	13.9	21.0

早餐

烤罐頭魚與馬鈴薯泥
菊苣西洋芹沙拉
白菜牛奶湯
麵包捲

●

充分攝取牛乳和蔬菜，是非常適合清新早晨的菜單。

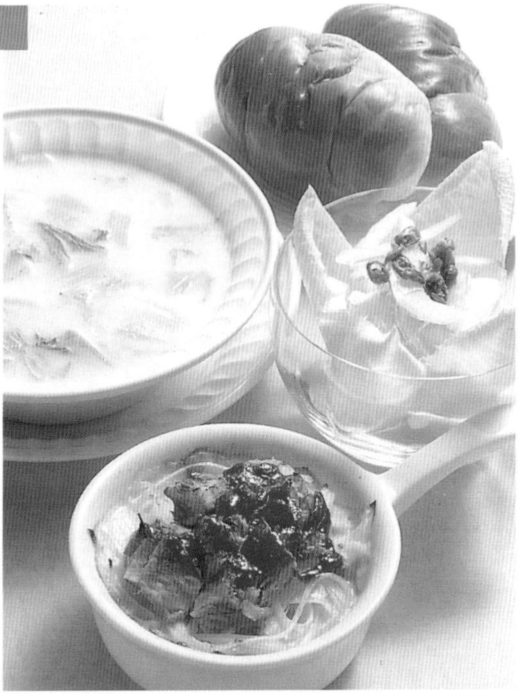

午餐

烤雞肉蔬菜串
加甜煮甘薯
蔬菜火腿
拌芝麻蛋黃醬
白蘿蔔煮海帶絲
蕪菁湯　飯

●

串燒可供大家一起享用。

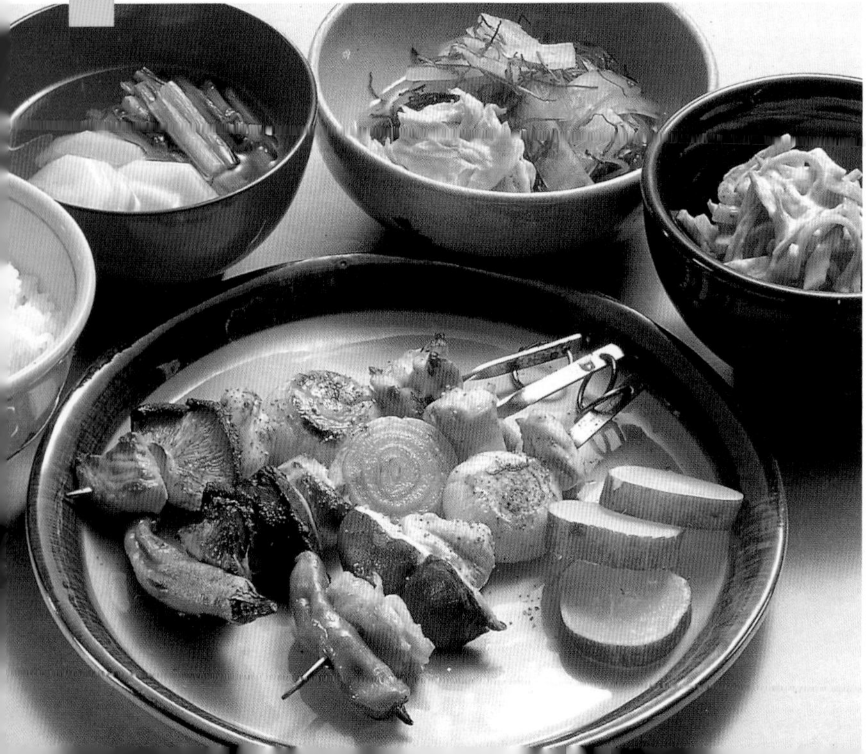

作法見第124頁

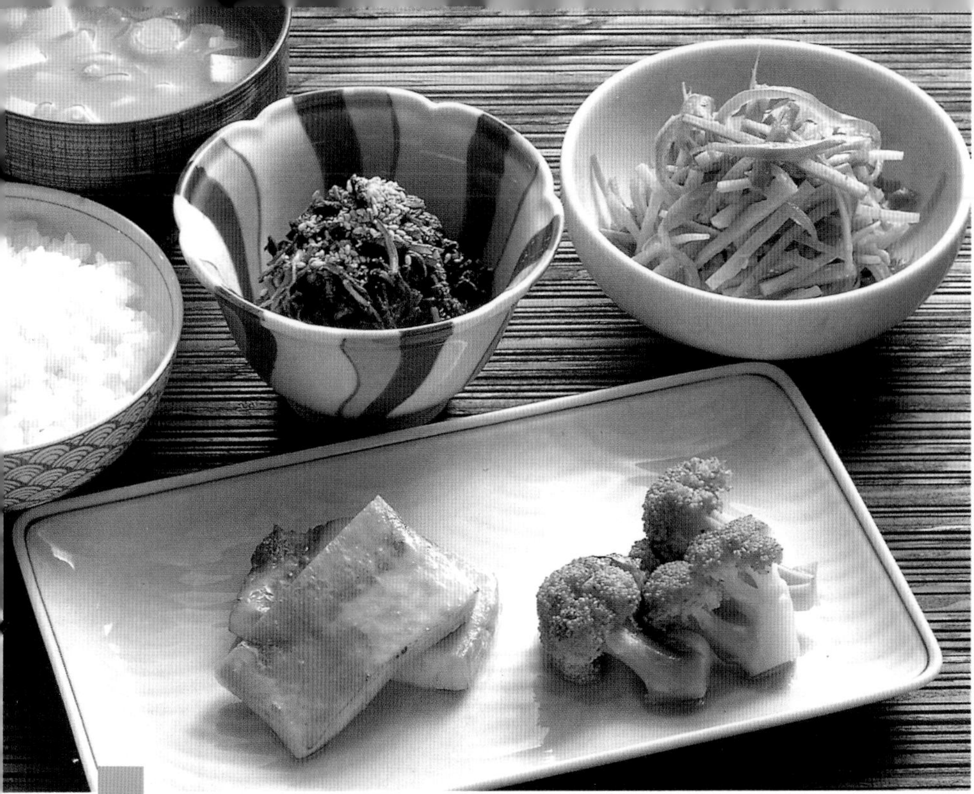

晚餐

照燒旗魚
花椰菜拌芥末
金平蔬菜
茼蒿拌芝麻
納豆湯　飯

金平料理不僅限於牛蒡和胡蘿蔔而已，加入竹筍和青椒更富於變化。能增添風味，提升魅力，一次多做些，可當成食物纖維的供給源，是珍貴的常備菜。

點 心

原味酸乳酪
橘子

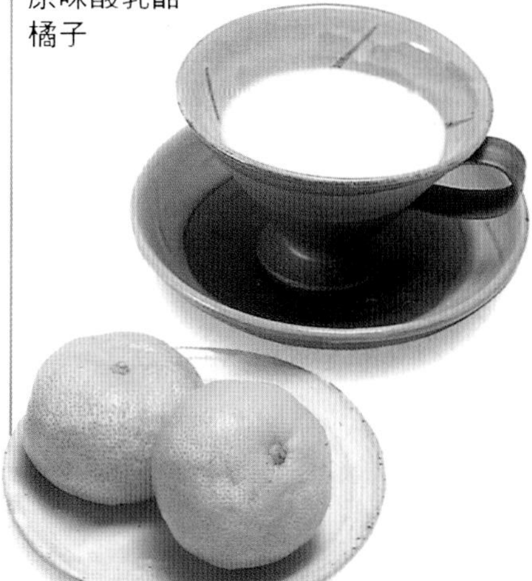

●四群點數法營養價

	♠	♥	♣	♦	合計
早餐	1.0	0.7	0.8	4.0	6.5
午餐	0.0	1.2	1.1	5.8	8.1
晚餐	0.0	1.9	0.7	5.2	7.8
點心	0.8	0.0	0.6	0.0	1.4
合計	1.8	3.8	3.2	15.0	23.8

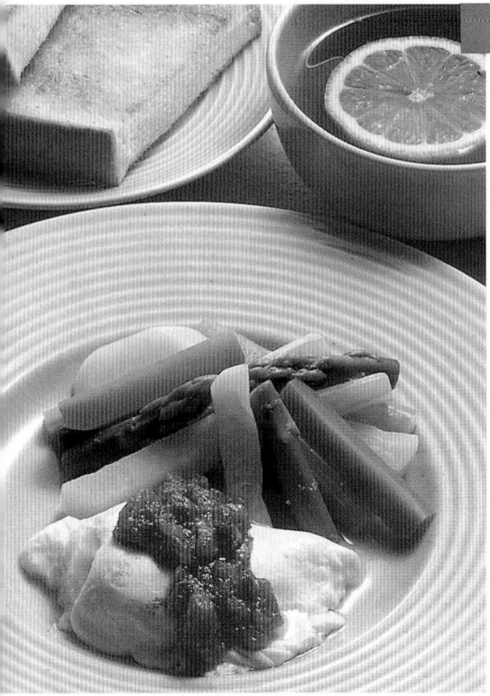

早餐

水煮荷包蛋配蔬菜
檸檬茶　吐司

●

水煮荷包蛋需要花一些時間烹調，但是煮蛋的風味完全不同，淋上番茄醬更美觀。

午餐

煮鰈魚配蒟蒻粉條
高麗菜捲湯
日式土當歸鴨兒芹沙拉
海帶芽洋蔥味噌湯　飯

●

低熱量的飲食看起來好簡陋。除了熱量的問題外，可以選擇量較豐富的素材和調理法，就能滿足眼睛的食慾。沙拉的調味醬也可以使用葡萄酒和醬油調配。

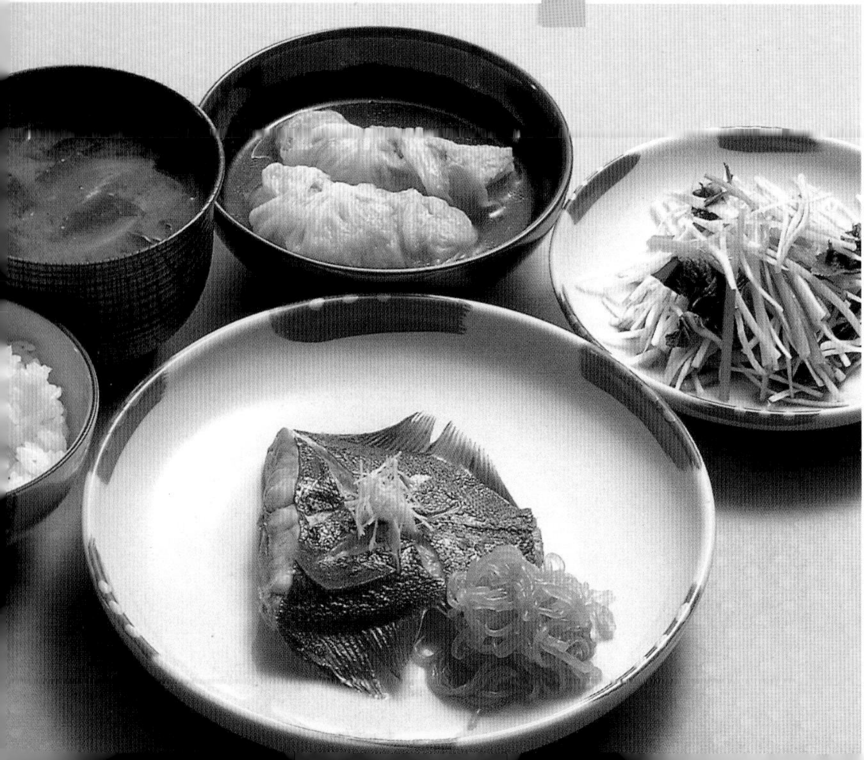

作法見第126頁

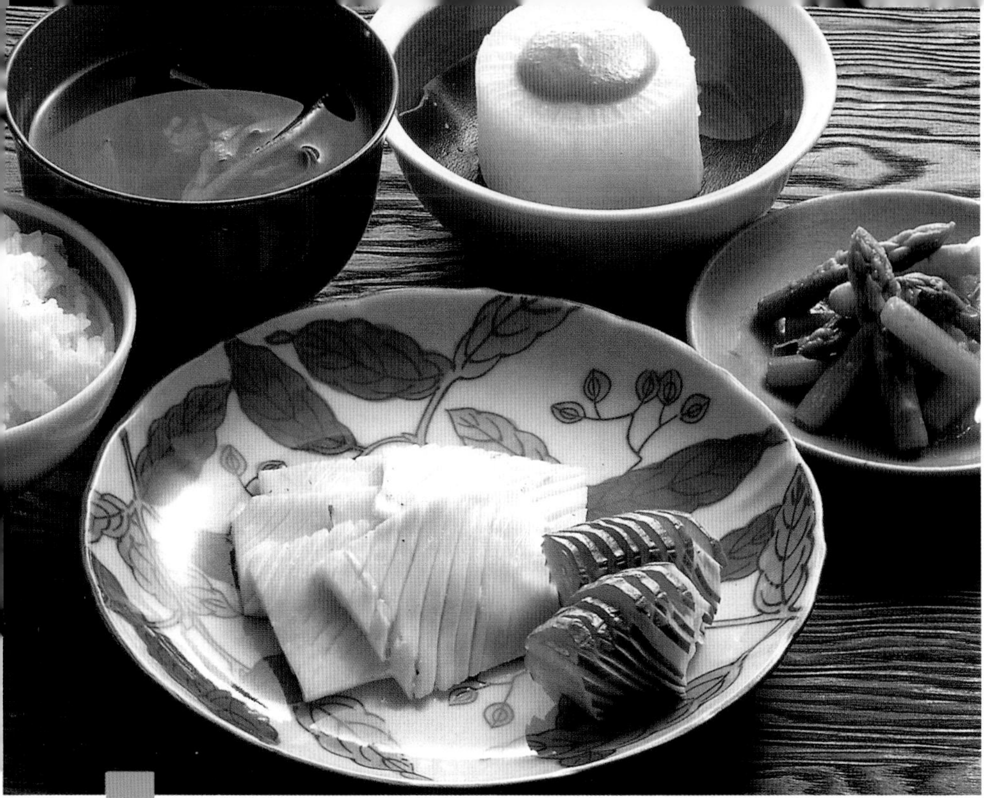

晚餐

酒鹽燒花枝配小黃瓜
白蘿蔔昆布淋柚子汁味噌
芥末拌蘆荀
油菜土當歸湯　飯

●
選擇低熱量的素材，控制油和砂糖的量而調理，就能產生豐富的量感。飯 1 次吃 110g。直徑 11cm 的碗為 1 碗。利用小碗盛飯，就不會覺得太少了。

點心

牛乳
橘子

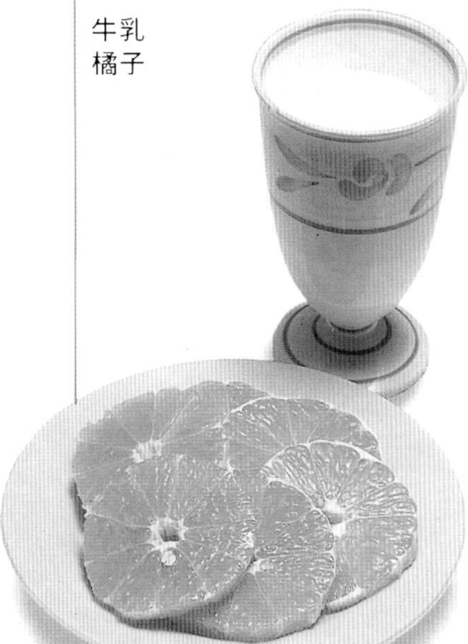

●四群點數法營養價

	♠	♥	♣	♦	合計
早餐	1.0	0.0	0.3	2.4	3.7
午餐	0.0	1.9	0.6	2.7	5.2
晚餐	0.0	1.2	0.7	2.2	4.1
點心	1.5	0.0	0.9	0.0	2.4
合計	2.5	3.1	2.5	7.3	15.4

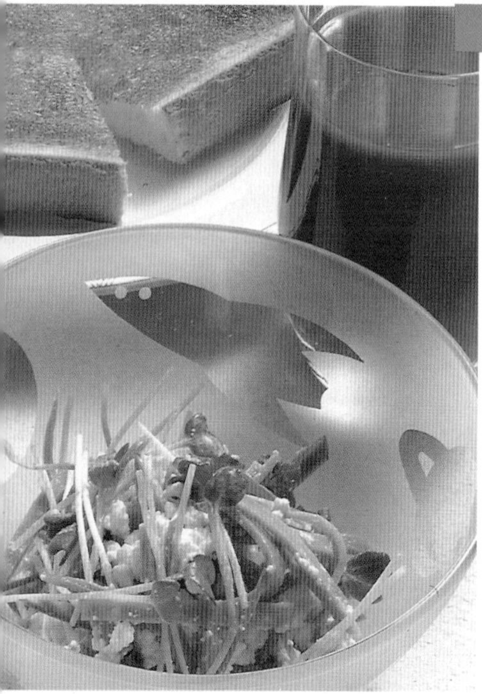

早餐

鬆軟白乾酪火腿沙拉
番茄汁　吐司

●

鬆軟白乾酪是想要控制動物性脂肪時的乳製品，建議各位可多利用。最方便的就是沙拉。調味醬的酸味和胡蘿蔔的甘甜搭配良好。

午餐

中式小黃瓜炒蝦
番茄洋蔥拌醋醬油
冬瓜湯　飯

●

植物油具有降低膽固醇的作用，但如果不注意量的攝取，反而會使熱量攝取過剩。因此，炒菜時要用少量的油來炒。利用太白粉勾芡也能吃出美味。

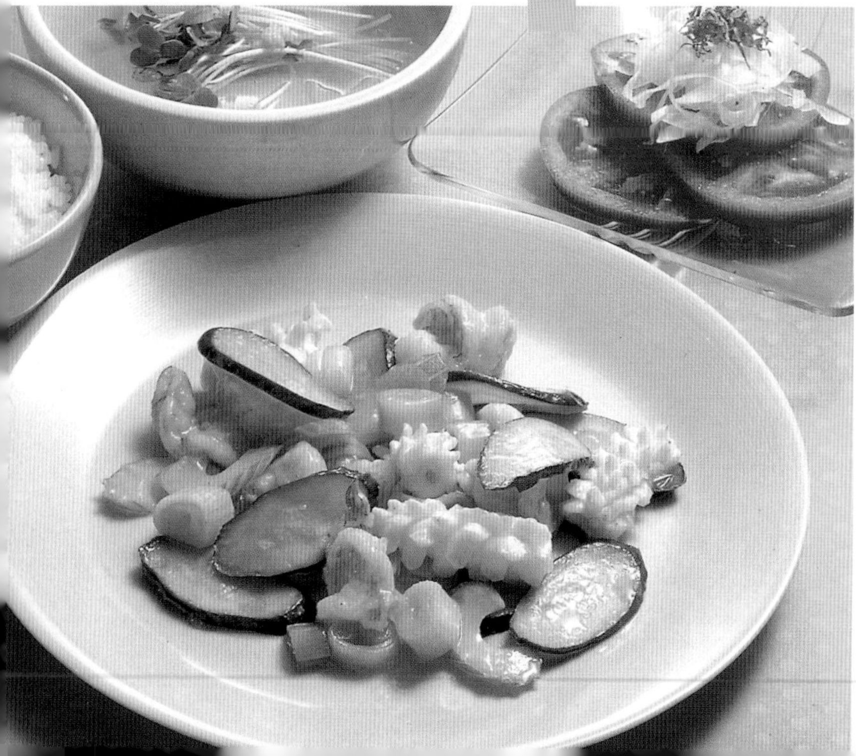

作法見第128頁

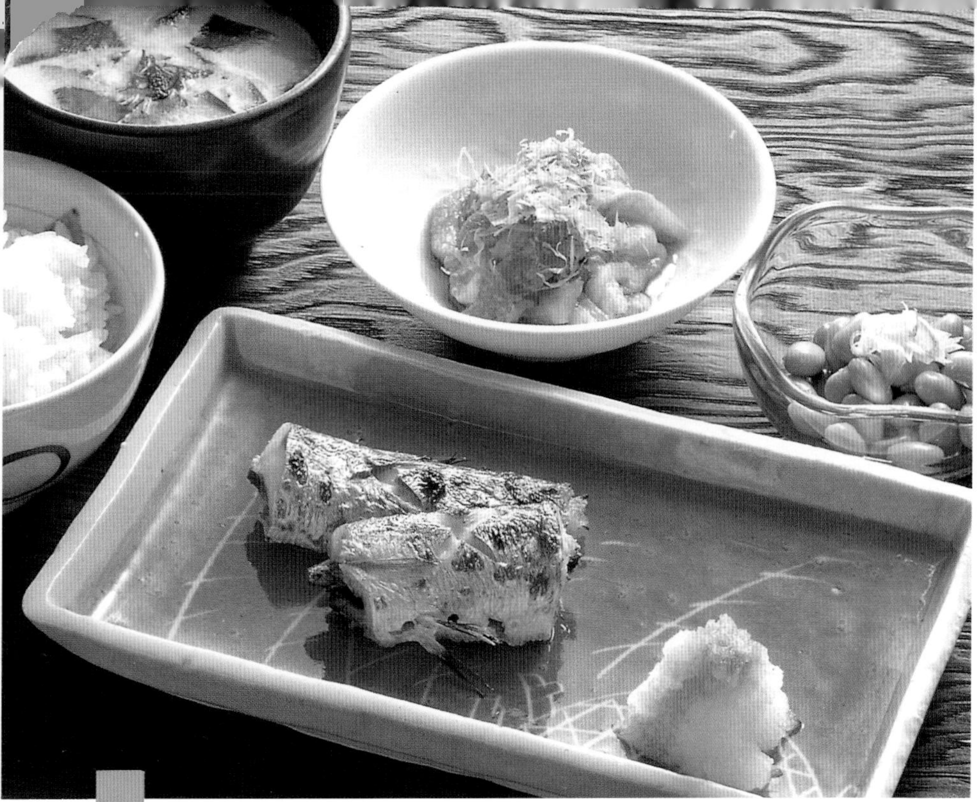

晚餐

烤梭魚　冰涼茶碗蒸
毛豆拌芥末　拌烤茄子
飯

●

早餐和午餐都使用油，因此晚餐使用沒有油的日式菜單。茶碗蒸以海帶芽為菜碼，冰涼後再吃。比蛋豆腐更方便的就是味噌。

點心

牛乳
蘋果

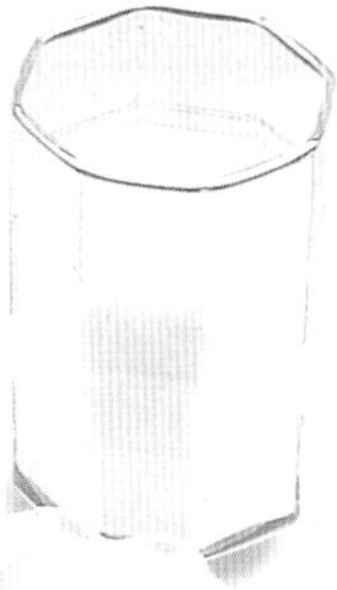

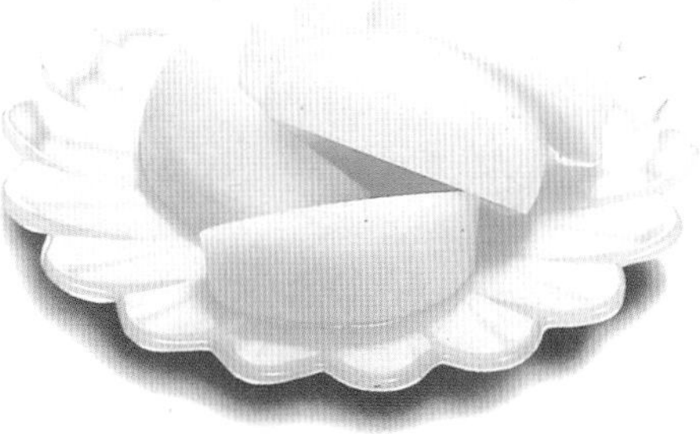

●四群點數法營養價

	♠	♥	♣	♦	合計
早餐	0.5	0.5	0.5	3.0	4.5
午餐	0.0	0.9	0.5	3.5	4.9
晚餐	0.5	1.5	0.2	2.6	4.8
點心	1.5	0.0	0.6	0.0	2.1
合計	2.5	2.9	1.8	9.1	16.3

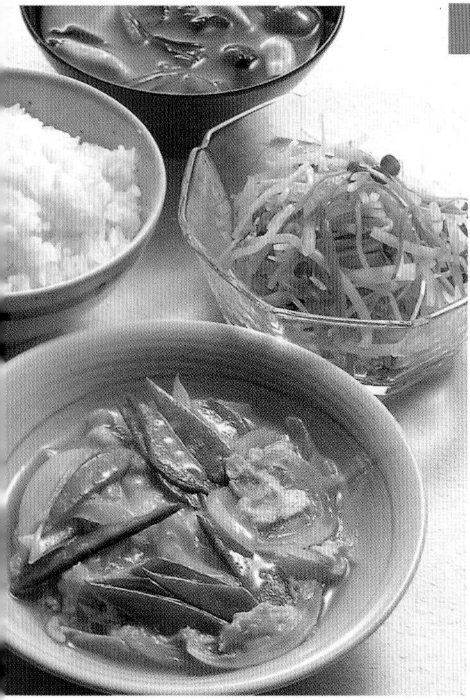

早餐

洋蔥豌豆片煮蛋
日式蔬菜沙拉
玉蕈小油菜味噌湯　飯
●
沙拉只需更換材料就會產生截然不同的風味。控制油攝取量的調味醬，加入醬油等帶有香氣的調味料也不錯。

午餐

煮豬肉配蔬菜芥末醬油
馬鈴薯煮蛋沙拉
胚芽麵包
咖啡
●
豬肉要選擇瘦肉，可以吃60g。蘸汁中加入喜歡的香辛料。胚芽麵包比白麵包含有更豐富的食物纖維和礦物質，吃慣之後就會吃上癮了。

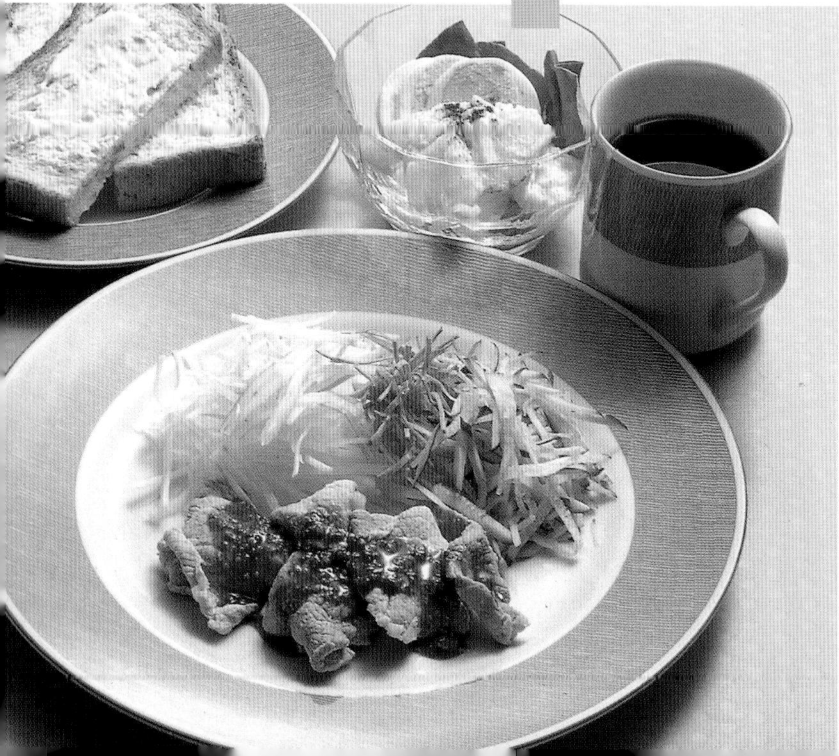

作法見第130頁

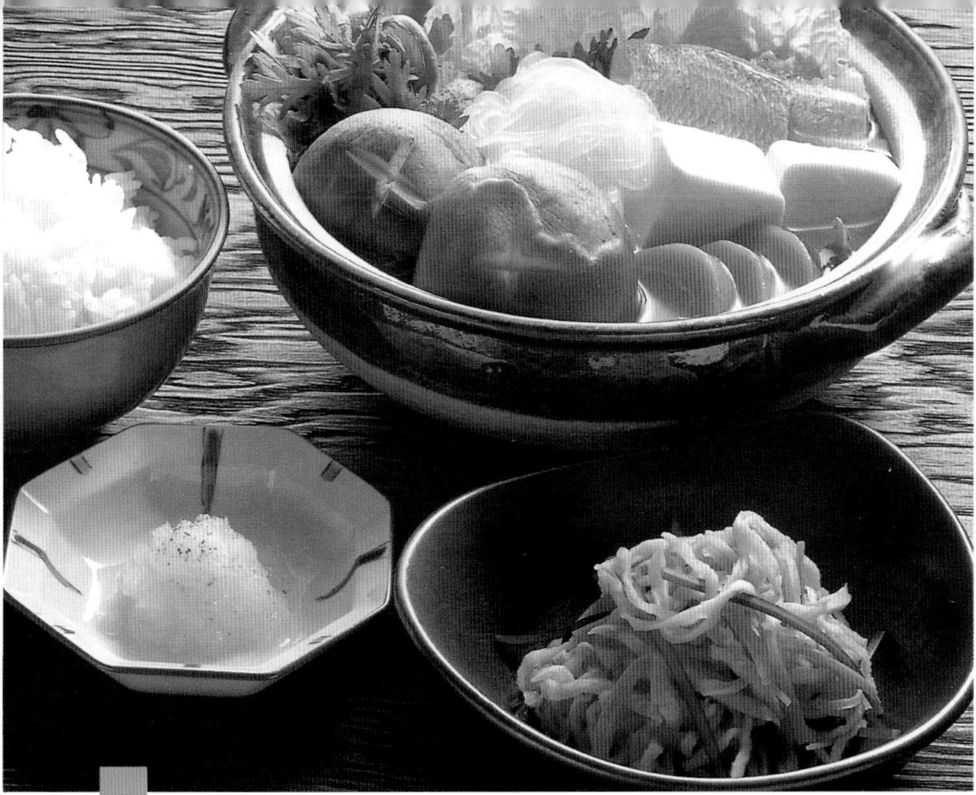

晚餐

火鍋
即席漬蘿蔔乾昆布
飯
●
火鍋是主菜和副菜一起調理，所以營養均衡，適合當成冬天的低熱量料理。必須弄清楚 1 人份的份量，不要吃太多。

點心

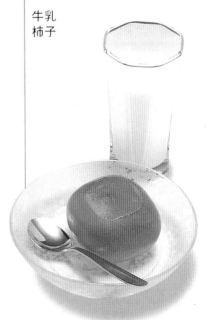

牛乳
柿子

●四群點數法營養價

	♠	♥	♣	♦	合計
早餐	1.0	0.2	0.5	3.7	5.4
午餐	0.5	1.0	0.7	4.8	7.0
晚餐	0.0	1.6	0.8	3.1	5.5
點心	1.5	0.0	1.2	0.0	2.7
合計	3.0	2.8	3.2	11.6	20.6

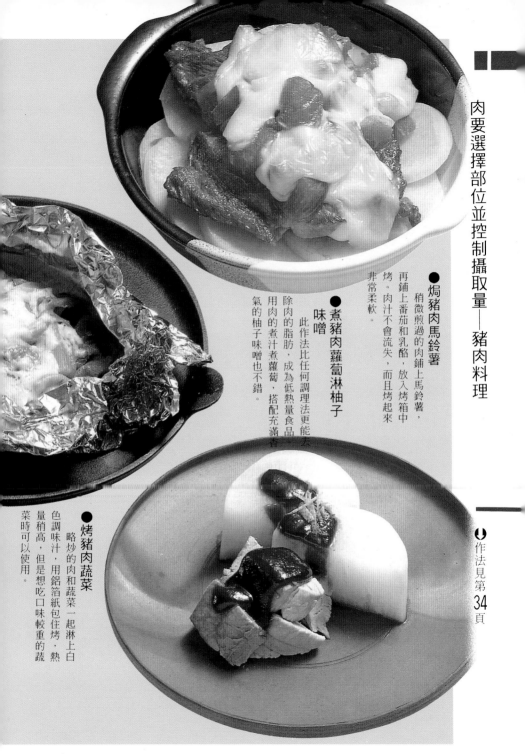

肉要選擇部位並控制攝取量—豬肉料理

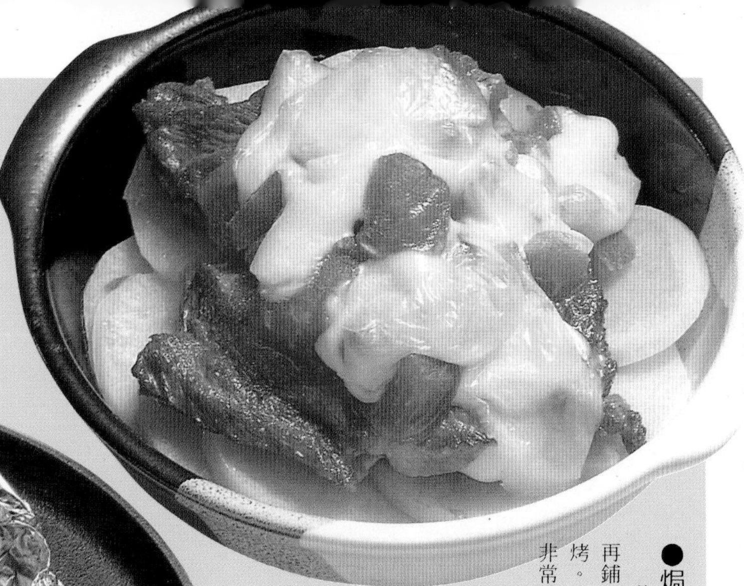

●焗豬肉馬鈴薯

稍微煎過的肉鋪上馬鈴薯，再鋪上番茄和乳酪，放入烤箱中烤。肉汁不會流失，而且烤起來非常柔軟。

●煮豬肉蘿蔔淋柚子味噌

此作法比任何調理法更能去除肉的脂肪，成為低熱量食品。用肉的煮汁煮蘿蔔，搭配充滿香氣的柚子味噌也不錯。

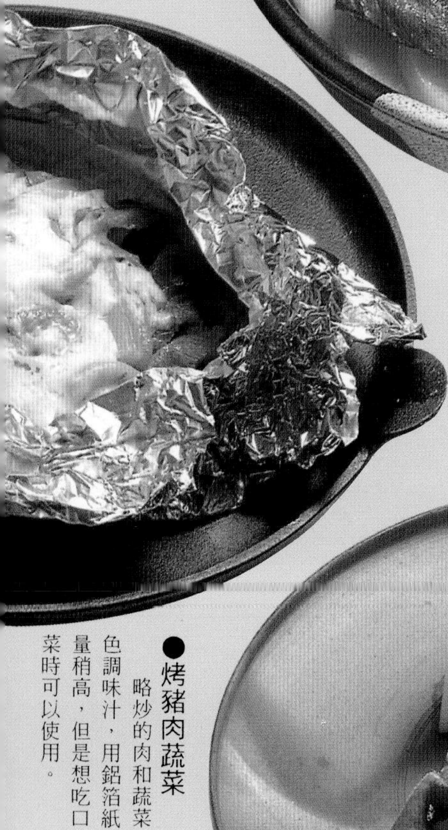

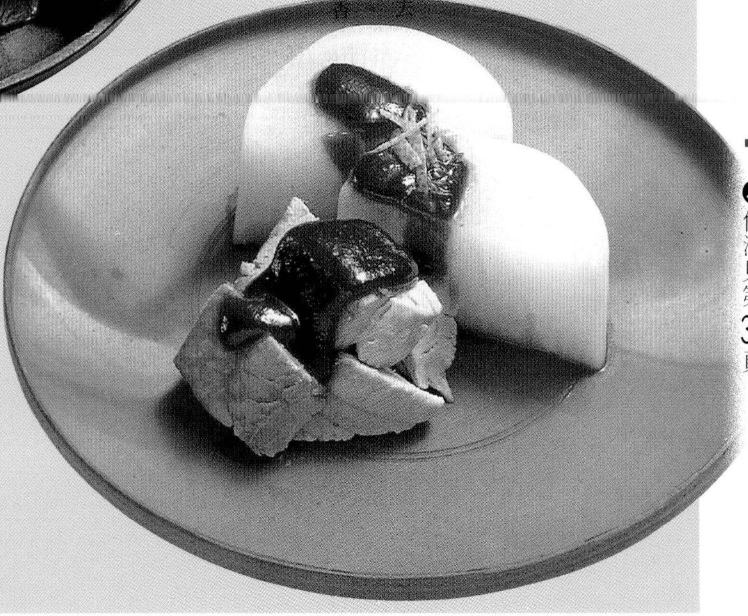

作法見第34頁

●烤豬肉蔬菜

略炒的肉和蔬菜一起淋上白色調味汁，用鋁箔紙包住烤，熱量稍高，但是想吃口味較重的蔬菜時可以使用。

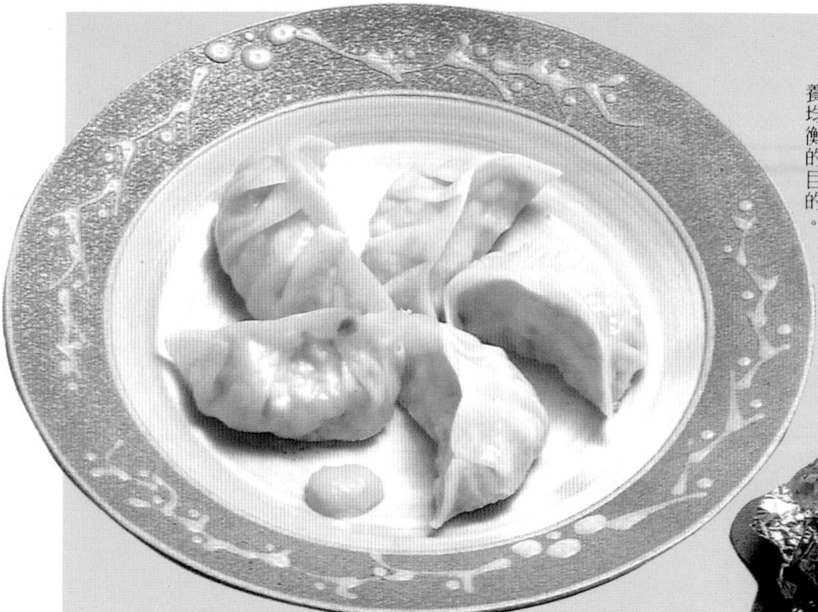

●豬肉豆腐餃子

豬肉和豆腐各半搭配作成的餃子。高麗菜或竹筍等蔬菜也一併放入，可達到營養均衡的目的。

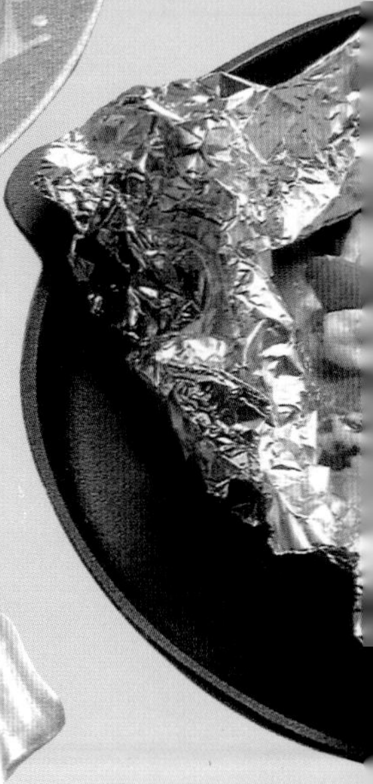

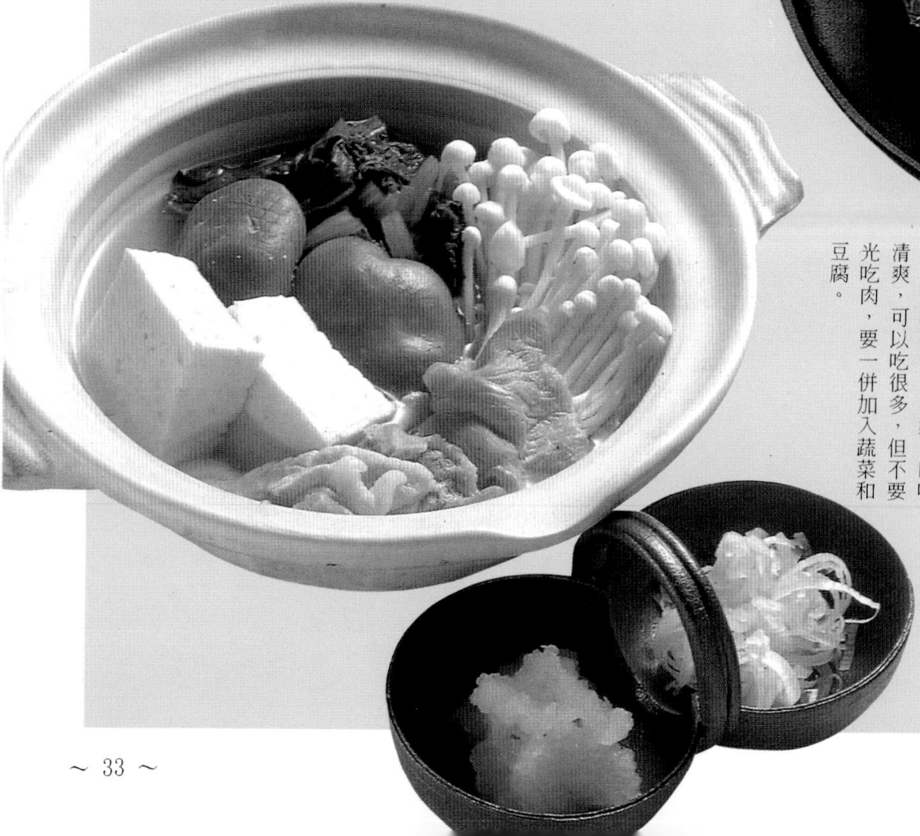

●豬肉火鍋

是豬肉的涮涮鍋。口味清爽，可以吃很多，但不要光吃肉，要一併加入蔬菜和豆腐。

參考32頁

[焗豬肉馬鈴薯]

①豬肉撒上鹽和胡椒。

②煎鍋中熱油，放入①，煎至兩面呈金黃色為止。

③馬鈴薯切成3㎜厚的半月形或圓片，用水煮軟後瀝乾水分。

④番茄去皮，切成5㎜正方形，撒上鹽、胡椒。

⑤耐熱皿中薄薄塗上一層奶油（分量外），一面排馬鈴薯，鋪上豬肉和番茄，一面淋上乳酪。

⑥放入加熱到二百度的烤箱中，烤至乳酪溶化為止。

[煮豬肉蘿蔔淋柚子味噌]

①整塊豬肉加入蔥、薑、酒、鹽，放入滾水中煮。用竹籤刺，如果出現混濁的液體後就可以了。煮汁不要倒掉。

②白蘿蔔切成3~4㎝厚的半月形，去除稜角，內側略劃幾刀，排入鍋中。

③放入①的煮汁，加入水蓋滿白蘿蔔，煮到竹籤能穿透蘿蔔為止。

④柚子以外的柚子味噌材料放入小鍋中，加入少許白蘿蔔的煮汁共煮，一邊用木片調拌，一邊煮至黏稠，離火，加入削薄的柚皮。

⑤豬肉切成易吃的大小，和蘿蔔一起盛盤，淋上④的柚子味噌，再用柚皮裝飾。

[烤豬肉蔬菜]

①肉切成一口大小，撒上鹽、胡椒。

②洋蔥切成薄片。

③蘆筍去除硬的根部，用滾水煮過，切成3㎝長度。玉蕈分為小株。

④煎鍋中倒入半量的油加熱，用大火略炒豬肉，變色後取出。倒入剩下的油，放入洋蔥炒到熟透為止，再加入玉蕈、蘆筍一起拌炒。

⑤鍋中熱奶油，加入麵粉炒，不可炒焦，炒乾之後加入肉湯調拌，再加入牛乳混合，黏稠之後用鹽、胡椒調味，再續煮一會兒。

⑥鋁箔剪成三十㎝正方形，作成船形，中央薄薄地塗上一層奶油（分量外），放入豬肉和④的蔬菜，淋上⑤的白色調味醬。

⑦放入一五〇~一八〇度的中溫烤箱中，烤三~四分鐘，烤到充分溫熱為止。

☆不使用鋁箔紙而直接放入耐熱皿中烤也可以。

[豬肉豆腐餃子]

①豆腐略切，放入滾水中煮，

浮上來後撈起放入簍子裡瀝乾水分，用布包住擰乾水分。

②高麗菜煮軟後剁碎、擰乾水分。

③香菇用水浸泡還原、去蒂，切碎。

④竹筍切碎、細香蔥切成蔥花。

⑤碗中放豬絞肉和①～④，加入薑碎、鹽、醬油、芝麻油充分攪拌，分為五等分，用餃子皮包。

⑥煎鍋中熱油，將⑤擺入煎，倒入少量滾水，蓋上蓋子略悶。沾芥末與醬油一起吃。

【豬肉火鍋】

①豆腐切塊。

②菠菜用滾水煮過，放入冷水中浸泡後撈起，切成3～4㎝長度。

③金菇去除根部。香菇去蒂。

④白蘿蔔擦碎，略為擰乾水分，依個人喜好可加入紅辣椒。蔥切成蔥花。用水略浸泡。

⑤醬油和柚子擠汁一起作成蘸料。

⑥在餐桌用的鍋中放入水煮滾，將豬肉和①～③的菜碼端上餐桌煮，以蘿蔔和蔥當成藥味，沾⑤的橙醋一起吃。

材料・1人份

焗豬肉馬鈴薯

- 豬腿肉 …… 50g
- 番茄 …… 40g
- 鹽 …… 1迷你匙弱(0.9g)
- 胡椒 …… 少量
- 馬鈴薯 …… 70g
- 油 …… ¾小匙(3g)
- 乳酪(能溶化型) …… 20g

煮豬肉蘿蔔淋柚子味噌

- 豬腿肉(肉塊) …… 50g
- 白蘿蔔 …… 100g
- 蔥、薑皮 …… 各少量
- 鹽、酒 …… 各少量
- 柚子味噌
  - 紅味噌 …… 1小匙(6g)
  - 砂糖 …… ½小匙(1.5g)
  - 米酒 …… ½小匙(3g)
  - 柚子皮 …… 少量

烤豬肉蔬菜

- 薄片豬腿肉 …… 50g
- 鹽 …… 少量
- 胡椒 …… 少量
- 洋蔥 …… 30g
- 蘆筍、玉蕈 …… 各30g
- 油 …… 1½小匙(5g)
- 奶油 …… 1¼小匙(5g)
- 麵粉 …… ½大匙強(5g)
- 肉湯 …… ¼杯
- 牛乳 …… 70g
- 鹽 …… ½迷你匙(0.5g)
- 胡椒 …… 少量

豬肉豆腐餃子

- 豬絞肉瘦肉 …… 25g
- 豆腐 …… 25g
- 高麗菜 …… 30g
- 竹筍 …… 15g
- 細香蔥 …… 10g
- 乾香菇 …… 1朵(1g)
  - 薑屑 …… 少量
  - 鹽 …… ½迷你匙(0.5g)
  - 醬油 …… ½小匙(3g)
  - 芝麻油 …… 少量
- 餃子皮 …… 5張
- 油 …… 少量
- 醬油 …… 1小匙(6g)
- 芥末 …… 少量

豬肉火鍋

- 火鍋專用薄片豬腿肉 …… 60g
- 豆腐 …… 70g
- 菠菜 …… 100g
- 金菇 …… 70g
- 新鮮香菇 …… 2朵(20g)
- 白蘿蔔 …… 30g
- 蔥 …… 10g
- 醬油 …… 2小匙(12g)
- 柚子擠汁 …… ⅙個分

肉要選擇部位並控制攝取量——雞肉料理

作法見第38頁

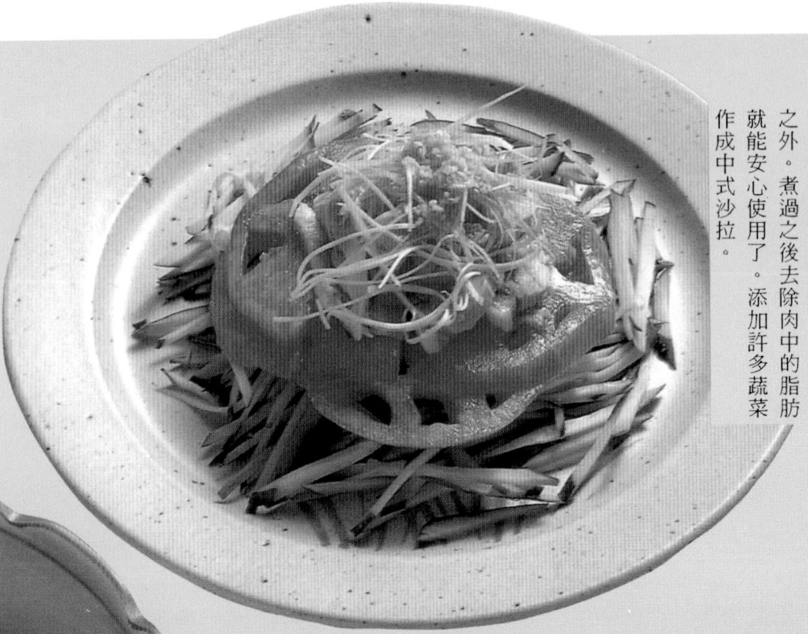

●雞肉蔬菜拌芝麻醬油

雞肉的脂肪很多，出乎意料之外。煮過之後去除肉中的脂肪就能安心使用了。添加許多蔬菜作成中式沙拉。

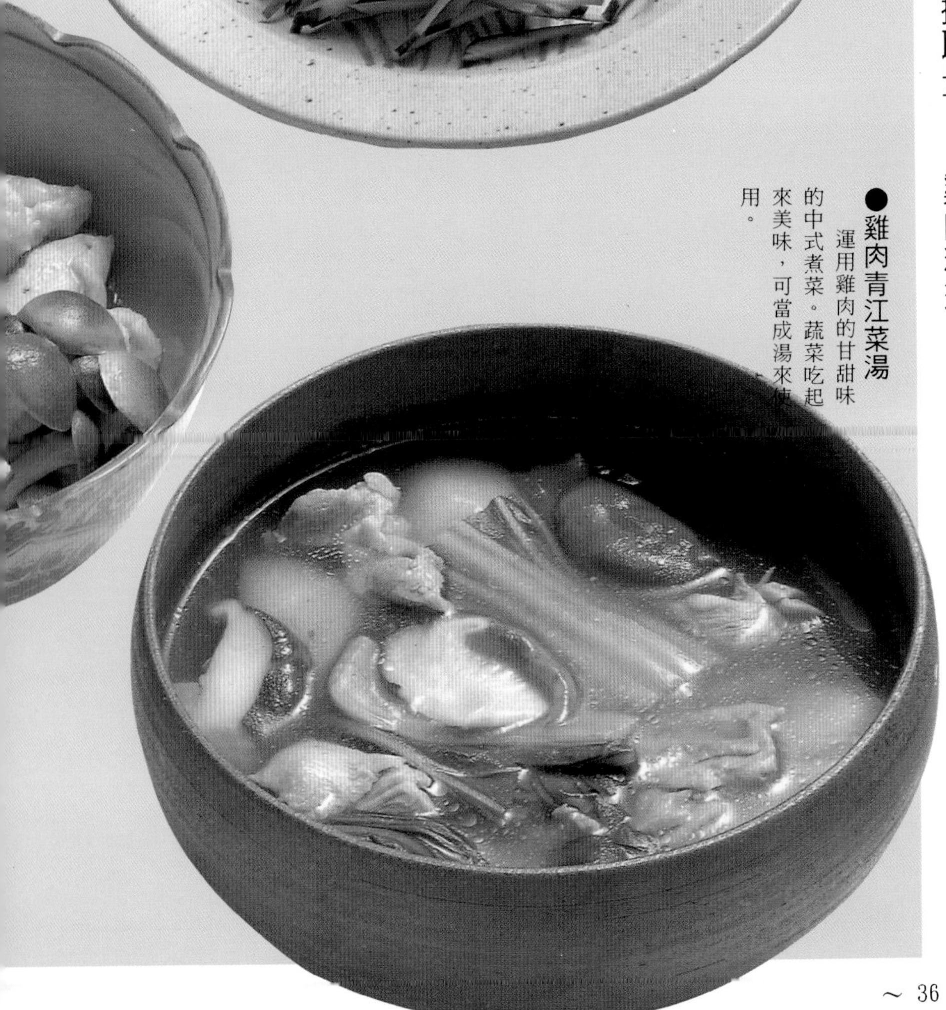

●雞肉青江菜湯

運用雞肉的甘甜味的中式煮菜。蔬菜吃起來美味，可當成湯來使用。

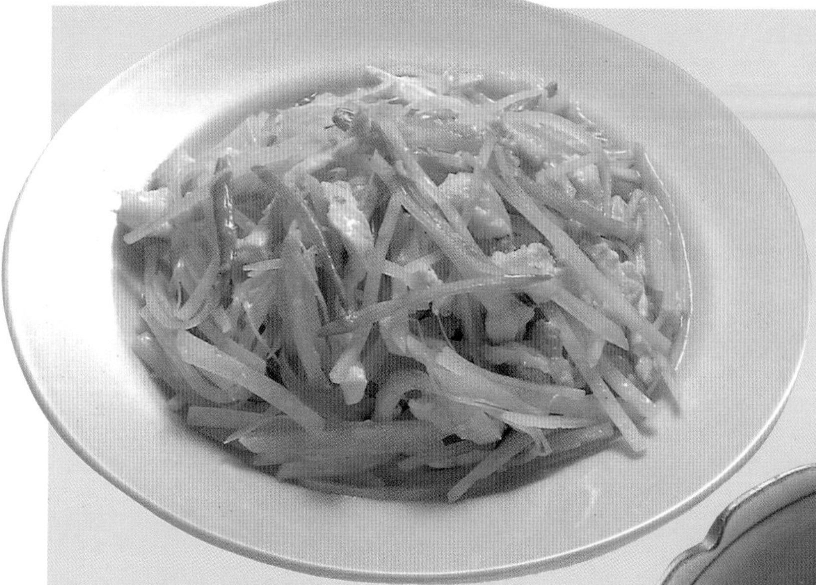

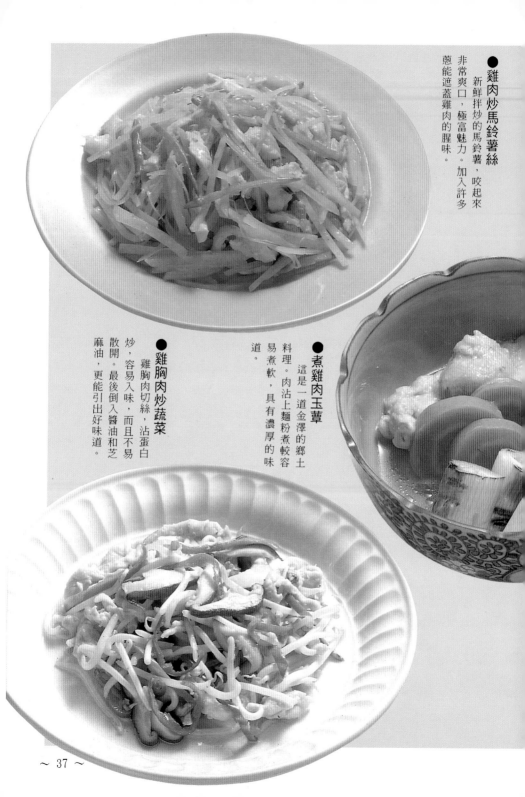

●雞肉炒馬鈴薯絲

新鮮拌炒的馬鈴薯，咬起來非常爽口，極富魅力。加入許多蔥能遮蓋雞肉的腥味。

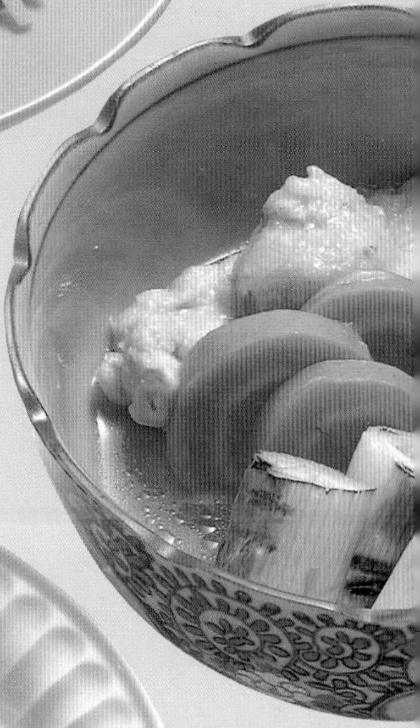

●煮雞肉玉蕈

這是一道金澤的鄉土料理。肉沾上麵粉煮較容易煮軟，具有濃厚的味道。

●雞胸肉炒蔬菜

雞胸肉切絲，沾蛋白炒，容易入味，而且不易散開。最後倒入醬油和芝麻油，更能引出好味道。

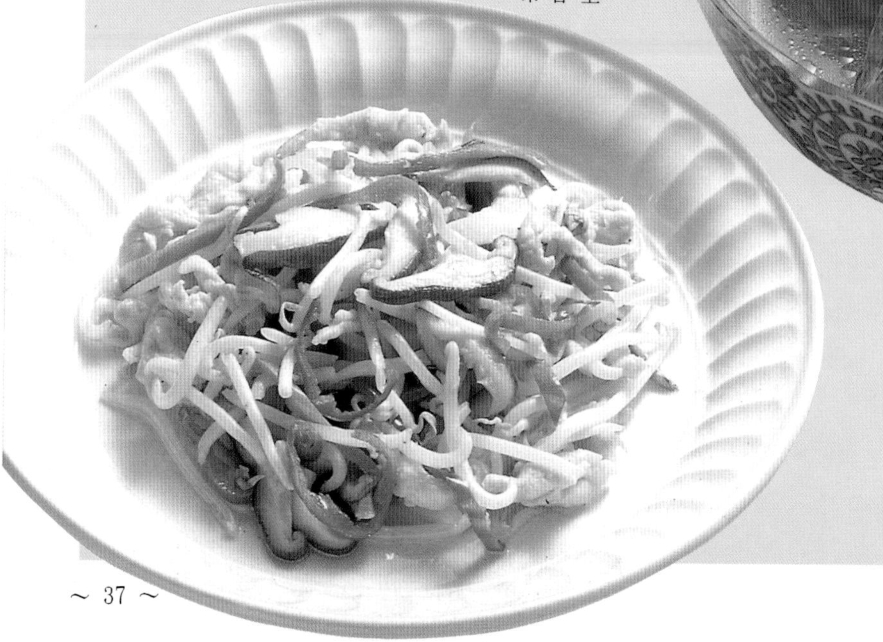

參考36頁

[雞肉蔬菜拌芝麻醬油]

①雞肉保持原有的大小，蔥綠色的部分和薄片薑一起放入鍋中，加入能蓋過肉的水，煮十～十五分鐘，關火，雞肉浸泡在煮汁中，直到煮汁冷卻為止。

②番茄切成薄圓片，去籽。小黃瓜斜切後切絲。

③蔥縱切為5㎝長度，劃幾刀，去除中間的芯，白色的部分縱切成絲，浸泡在水中。其他的部分切碎。和切碎的薑混合。

④a的材料調拌後，混入蔥、薑屑。

⑤器皿中鋪上小黃瓜，放上番茄。取出浸泡於湯汁中的雞肉，切成薄片，鋪在番茄上，用蔥絲裝飾，淋上④的芝麻醬油。

[雞肉青江菜湯]

①雞肉切成一口大小，撒上酒、醬油、薑汁略醃。

②青江菜用滾水燙出美麗的顏色，切成3～4㎝長度。香菇去蒂，切成二～三瓣。

③鍋中熱油，放入雞肉炒至表面變色後，加入青江菜拌炒。

④加入肉湯，煮滾後撈出浮起的油脂和澀液，煮到材料熟了為止，再加入鹽、胡椒、醬油調味。

⑤用½大匙的煮汁調溶太白粉，倒入湯中勾芡，最後淋上芝麻油。

☆雞腿肉的肉之間有脂肪，因此，調理前應盡可能加以去除。剩下的部分只要去除煮開後浮起的油脂，就能去除很多脂肪。

[煮雞肉玉蕈]

①雞肉切成一口大小，撒上酒擱置一會兒。

②玉蕈去除根部，分為小株。胡蘿蔔切成3～4㎜厚的圓片，煮軟。

③蔥切成3㎝長度，在鐵絲網上滾動，用火烤成焦色。

④鍋中放入高湯、酒、砂糖及醬油煮滾。

⑤雞肉瀝乾水分後，沾麵粉，放入④的煮汁中煮三～四分鐘，雞肉煮熟後再加入玉蕈和胡蘿蔔、蔥略煮。

⑥器皿中盛入雞肉和胡蘿蔔、玉蕈、蔥，淋上煮汁。

☆這種調理法的道地方法，要加入獨特的乾麩。也可以加其他的麩。此外，添加山葵更能引出風味，引出雞肉的甘甜味。

[雞肉炒馬鈴薯絲]

材料・1人份

雞肉蔬菜拌芝麻醬油

- 去皮雞腿肉 60g
- 蔥綠色的部分、薑 各少量
- 番茄 100g
- 小黃瓜 70g
- 蔥 50g
- 薑 少量
- a
  - 醋 2小匙(10g)
  - 醬油 2小匙(12g)
  - 砂糖 1小匙(3g)
  - 芝麻油 1小匙(4g)
  - 辣油 少量

雞肉青江菜湯

- 去皮雞腿肉 50g
- 酒、醬油、薑汁 各少量
- 青江菜 100g
- 新鮮香菇 2朵(20g)
- 油 ½大匙(7g)
- 肉湯 1杯(200g)
- 鹽 1迷你匙強(3g)
- 胡椒 少量
- 醬油 1小匙(6g)
- 芝麻油 少量
- 太白粉 ⅔小匙(2g)

煮雞肉玉蕈

- 去皮雞腿肉 50g
- 酒 ½小匙
- 麵粉 少量
- 胡蘿蔔、玉蕈 各20g
- 蔥 40g
- 高湯 ⅓杯(70cc)
- 酒 1小匙(5g)
- 砂糖 ⅔小匙(2g)
- 醬油 1小匙(6g)

雞肉炒馬鈴薯絲

- 去皮雞胸肉 40g
- 鹽、胡椒 各少量
- 太白粉 少量
- 馬鈴薯 1個(100g)
- 豌豆片 10g
- 蔥 5g
- 油 1¼小匙(5g)
- 鹽 1迷你匙(1g)
- 胡椒 少量
- 芝麻油 ⅓小匙(1.3g)

雞胸肉炒蔬菜

- 雞胸肉 50g
- 蛋白 10g
- 太白粉 1小匙(3g)
- 豆芽菜 50g
- 青椒 20g
- 新鮮香菇 15g
- 油 1½小匙(6g)
- 酒 1小匙(5g)
- 鹽 1迷你匙(1g)
- 芝麻油 ¼小匙(1g)
- 醬油 1迷你匙(1g)

①雞肉沿著纖維切細，撒上鹽、胡椒、太白粉。

②馬鈴薯切絲，浸泡在水中。必須換水好幾次，直到水不再混濁為止。

③豌豆片用滾水略煮，去除水分斜切成絲。蔥縱切成絲。

④煎鍋中熱油，炒雞肉，變色後取出。

⑤空出來的煎鍋中放入馬鈴薯和蔥。炒到馬鈴薯熟透為止。加入豌豆片，用鹽、胡椒調味，倒入雞肉略微拌炒，最後淋上芝麻油。

☆控制鹽的攝取量，用醬油和英國辣醬油調味，很下飯。

[雞胸肉炒蔬菜]

①雞胸肉去筋，沿著纖維切成3㎝長度。

②豆芽菜去除鬚根。青椒對半縱剖為二，去籽，縱切成細絲。香菇去蒂，切成薄片。

③鍋中倒入半量的油加熱。雞肉沾蛋白後撒上太白粉，略炒後取出。

④空出的炒鍋中倒入剩下的油，加熱後依序炒青椒、豆芽菜、香菇。

⑤倒入雞肉，用鹽、酒調味，最後淋上芝麻油和醬油。

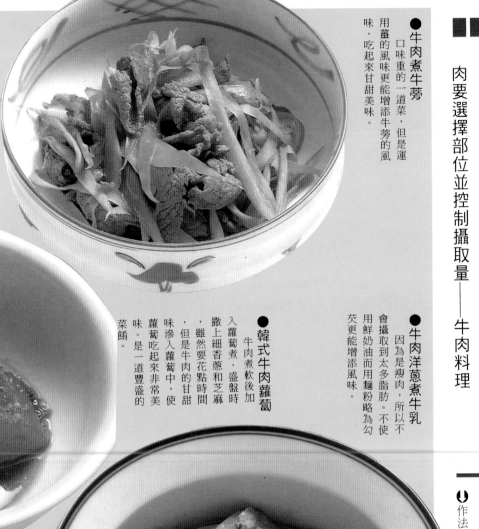

肉要選擇部位並控制攝取量——牛肉料理

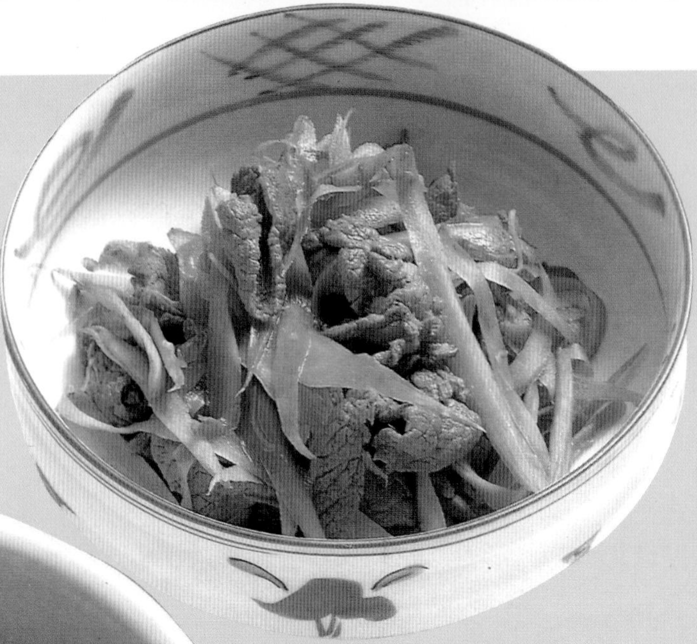

●牛肉煮牛蒡

口味重的一道菜，但是運用薑的風味更能增添牛蒡的風味，吃起來甘甜美味。

●牛肉洋蔥煮牛乳

因為是瘦肉，所以不會攝取到太多脂肪。不使用鮮奶油而用麵粉略為勾芡更能增添風味。

●韓式牛肉蘿蔔

牛肉煮軟後加入蘿蔔煮，盛盤時撒上細香蔥和芝麻，雖然要花點時間，但是牛肉的甘甜味滲入蘿蔔中，使蘿蔔吃起來非常美味。是一道豐盛的菜餚。

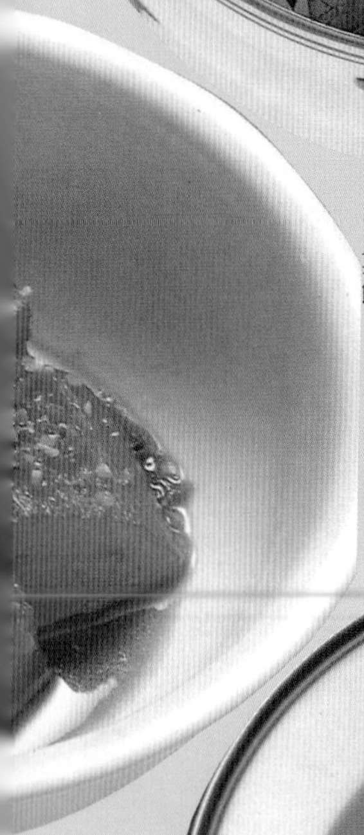

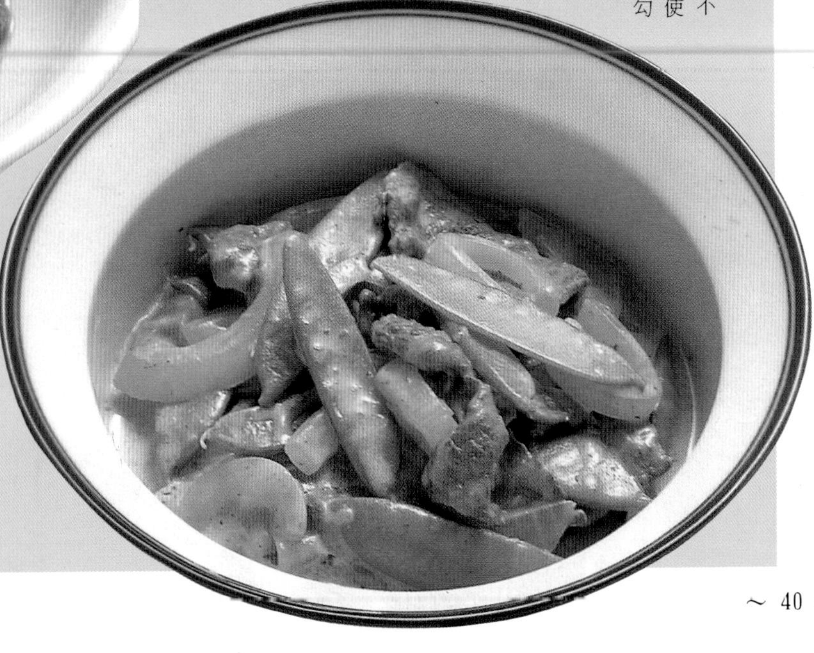

作法見42頁

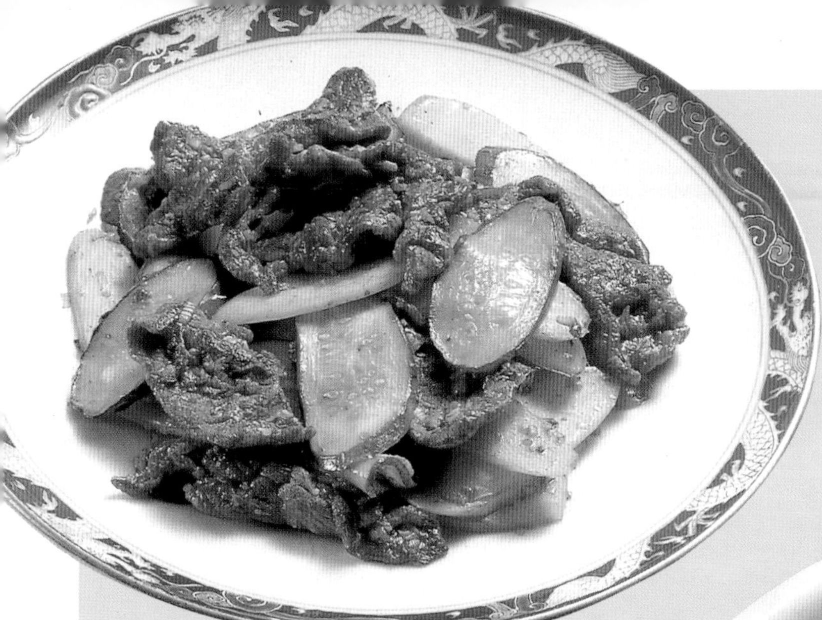

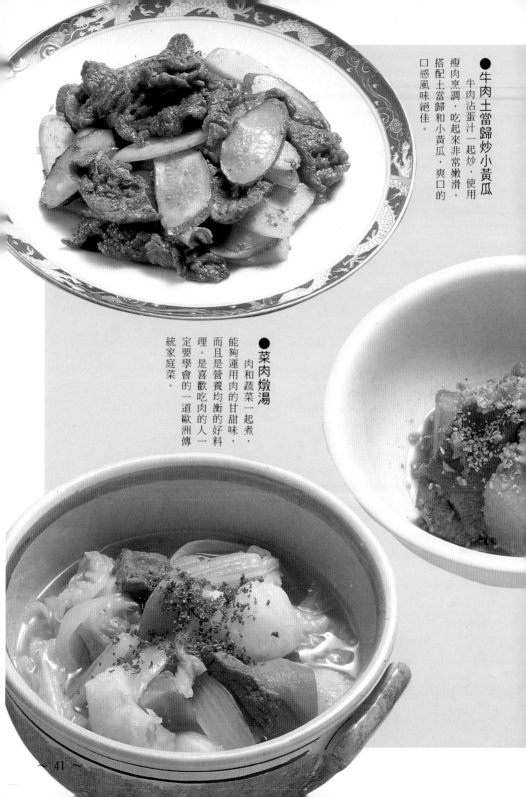

●牛肉土當歸炒小黃瓜

牛肉沾蛋汁一起炒，使用瘦肉烹調，吃起來非常嫩滑。搭配土當歸和小黃瓜，爽口的口感風味絕佳。

●菜肉燉湯

肉和蔬菜一起煮，能夠運用肉的甘甜味，而且是營養均衡的好料理。是喜歡吃肉的人一定要學會的一道歐洲傳統家庭菜。

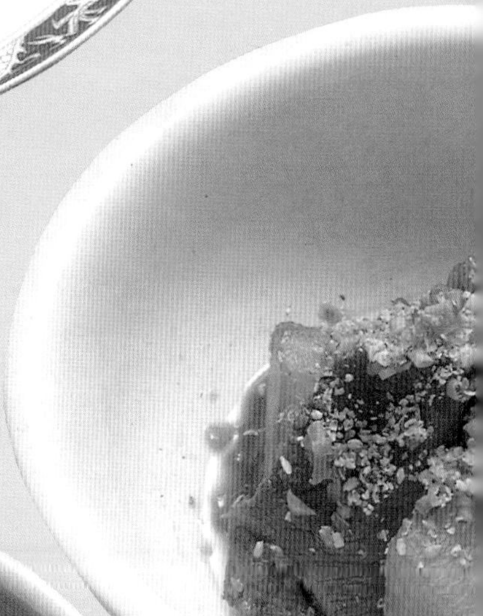

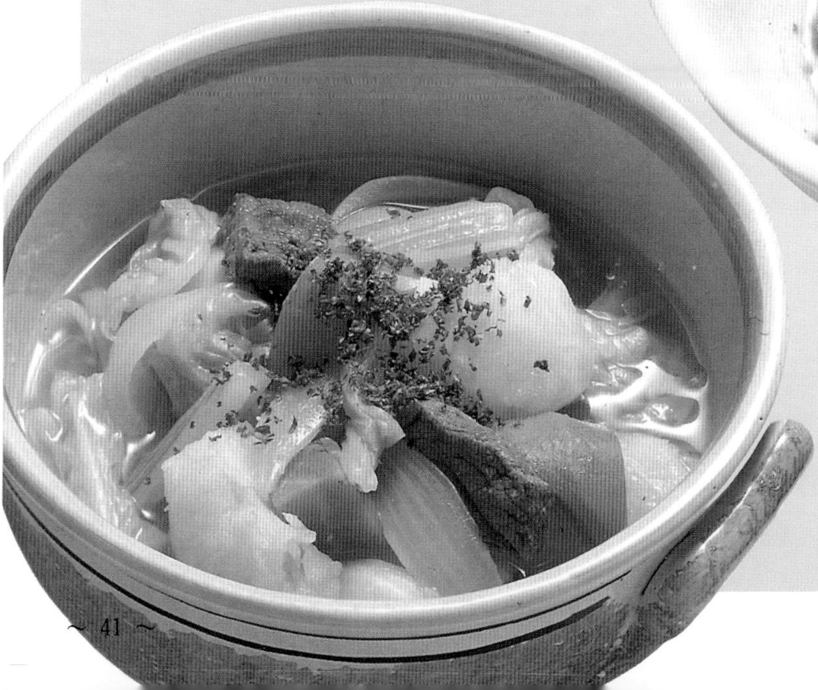

參考40頁

[牛肉煮牛蒡]

①牛肉切成3㎝寬度。

②牛蒡去皮，斜切成細絲，放入加入少量醋（分量外）的水中浸泡去除澀液。

③鍋中煮滾水，放入牛蒡煮一～二分鐘後，撈起放入簍子裡瀝乾水分。

④薑切成薑絲。

⑤鍋中放入酒、醬油、砂糖、薑，煮滾後放入牛肉和牛蒡，煮到汁收乾為止。

☆想增加量時，也可以加入冬粉或蕈類。

[牛肉洋蔥煮牛乳]

①牛肉切成一口大小。

②洋蔥切成3㎜寬的半月形。

③豌豆片用滾水略煮，瀝乾水分。

④鍋中熱油，炒洋蔥，熟透之後加入牛肉，炒到變色為止。

⑤撒上麵粉續炒，再加入肉湯和鹽、胡椒，煮滾後改小火煮，不停地攪拌續煮，煮至濃稠後倒入牛乳，加入豌豆片，略煮後關火

☆加入玉蕈或香菇時，因為蕈類的甘甜味，可使這道菜吃起來更為美味。此外，想換花樣時可加入番茄或咖哩粉，盛盤時撒上荷蘭芹或細香蔥，更為賞心悅目。

[韓式牛肉蘿蔔]

①牛肉切成一口大小。

②蘿蔔切成3㎝厚的圓片，成放射狀分成四～六等分。

③蔥和蒜切成碎屑。

④鍋中放入牛肉，加滿蓋住肉的水，煮滾後改為小火續煮，邊撈除澀液邊煮二十～三十分鐘，直到肉柔軟為止。

⑤用竹籤刺穿牛肉，能刺穿時加入蘿蔔，煮到蘿蔔變軟為止。

⑥加入蒜和蔥，用酒、醬油與砂糖調味，煮到汁收乾即可盛盤。

⑦細香蔥切成蔥花，芝麻搗碎，撒在⑥上。

☆牛肉要選擇小腿肉。到煮軟為止要花一～二小時。煮軟後比腿肉更軟，連老年人也可以吃。

[牛肉土當歸炒小黃瓜]

①牛肉切成一口大小。

②土當歸切成薄片，浸泡在醋水（分量外）中，以去除澀液。

③小黃瓜用板子磨擦後斜切成薄片。

④蔥、薑、蒜切成碎屑。

⑤炒牛肉之前在蛋中加入鹽，再加入牛肉調拌，撒上太白粉，用

手混合。

⑥炒鍋中熱油，炒④，爆香後加入牛肉拌炒。炒到牛肉變色時，加入土當歸和小黃瓜一起炒，用酒、鹽、砂糖、醬油調味。

[菜肉燉湯]

①牛肉切成容易吃的大小，撒上鹽、胡椒。

②高麗菜連蕊一起切成易吃的大小。馬鈴薯分為二～四瓣，洋蔥連蕊縱剖為六～八瓣。

③西洋芹去筋，切成4～6㎝長的塊狀。小的蕪菁可整個使用，較大的則縱剖為二～四瓣。胡蘿蔔切塊。

④鍋中放入牛肉，倒入肉湯，煮滾後改為小火，一邊撈除澀液一邊煮十分鐘。

⑤加入②與③的蔬菜，再煮一五分鐘，斟酌爐火的大小續煮。加入鹽、胡椒調味，再煮十分鐘，直到全部柔軟為止。

⑥盛盤。撒上荷蘭芹碎屑。

材料・1 人份

牛肉煮牛蒡

薄片牛瘦肉	50g
牛蒡	70g
薑	1塊
酒	1 大匙(15g)
砂糖	½大匙(5g)
醬油	½大匙(9g)

牛肉洋蔥煮牛乳

薄片牛瘦肉	50g
洋蔥	70g
豌豆片	30g
油	1 ¼小匙(5g)
麵粉	1 小匙(3g)
肉湯	¼杯(50g)
牛乳	4 ⅔大匙(70g)
鹽	少量
胡椒	少量

韓式牛肉蘿蔔

牛腿肉塊	40g
白蘿蔔	100g
蔥	15g
蒜	少量
酒	½大匙(8g)
醬油	½大匙(9g)
砂糖	1 ⅓大匙(4g)
細香蔥	15g
白芝麻	⅓ 小匙(1g)

牛肉土當歸炒小黃瓜

{薄片牛瘦肉	50g
鹽	少量
蛋汁	15g
太白粉}	1 小匙(3g)
土當歸	50g
小黃瓜	40g
蔥	15g
蒜、薑	各少量
油	1 ¼小匙(5g)
酒	2 大匙(30g)
鹽	½迷你匙(0.5g)
砂糖	1 小匙(3g)
醬油	1 小匙(6g)

菜肉燉湯

{牛腿肉塊	50g
鹽	少量
胡椒}	少量
高麗菜	100g
馬鈴薯	70g
洋蔥	50g
西洋芹、蕪菁	各 30g
胡蘿蔔	25g
肉湯	2 杯(400g)
鹽	1 迷你匙(1g)
胡椒、荷蘭芹碎屑	各少量

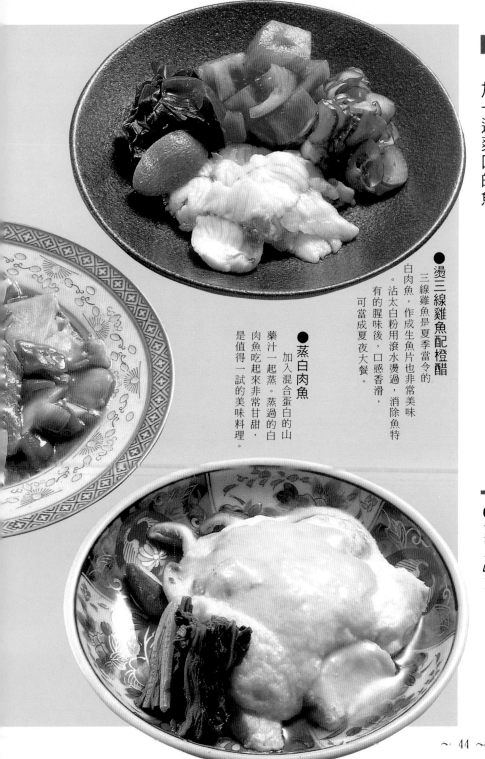

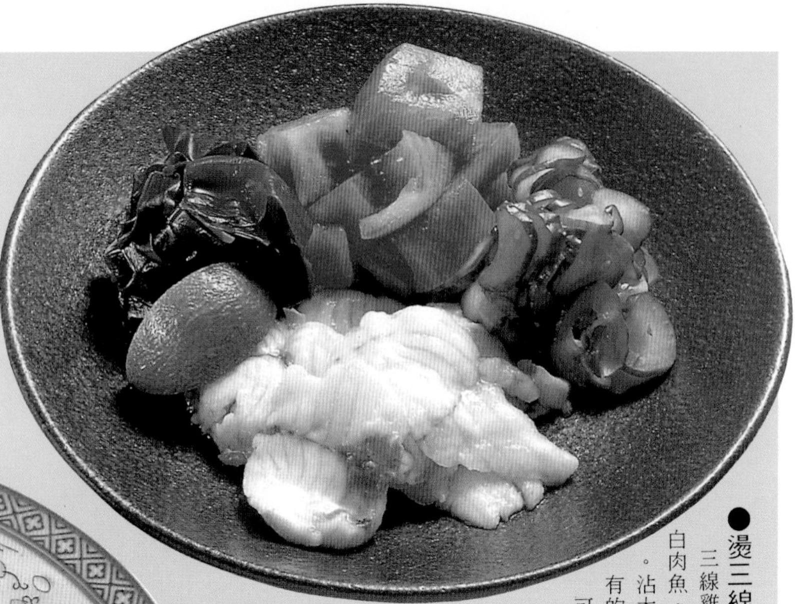

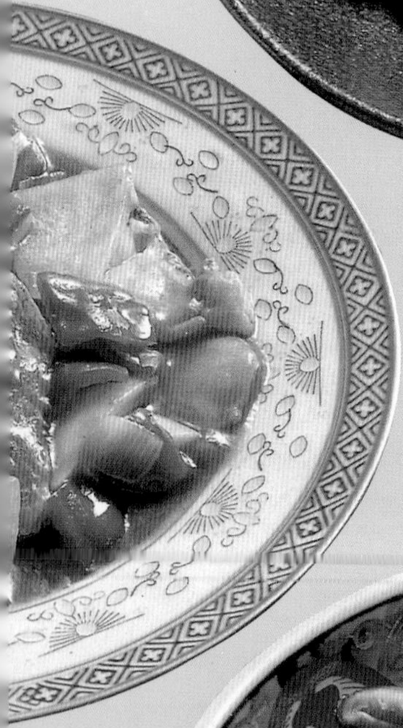

●燙三線雞魚配橙醋

三線雞魚是夏季當令的白肉魚，作成生魚片也非常美味。沾太白粉用滾水燙過，消除魚特有的腥味後，口感香滑，可當成夏夜大餐。

●蒸白肉魚

加入混合蛋白的山藥汁一起蒸。蒸過的白肉魚吃起來非常甘甜，是值得一試的美味料理。

作法見46頁

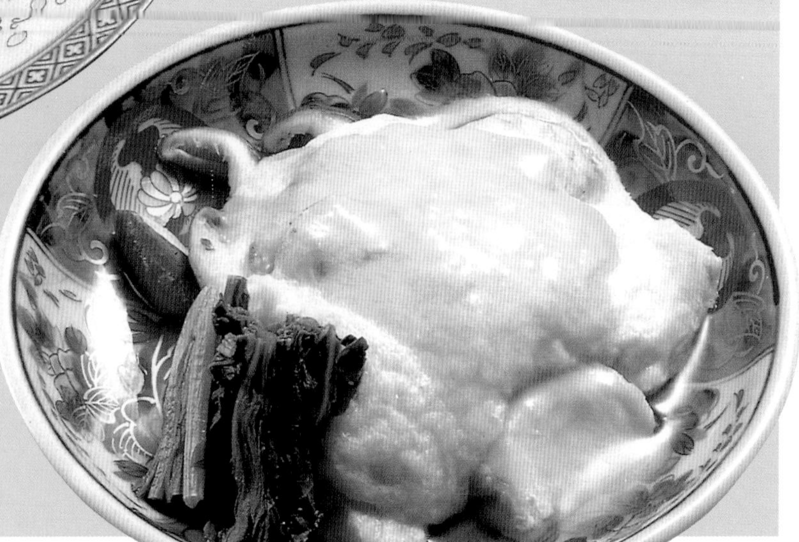

●鰺魚高麗菜捲

以甜醋醃漬的鰺魚用高麗菜捲起來，是令人耳目一新的醋漬菜。鰺魚和高麗菜是非常意外的組合，但是卻非常適合。

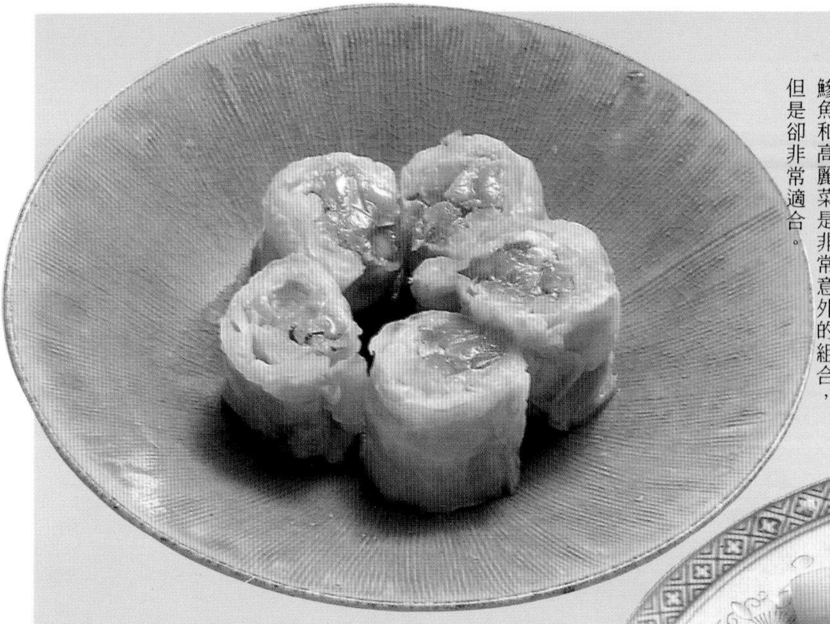

●牛乳燉白肉魚蔬菜

使缺乏甘甜味的冷凍白肉魚吃起來非常美味的作法。可當寒冬的配菜。

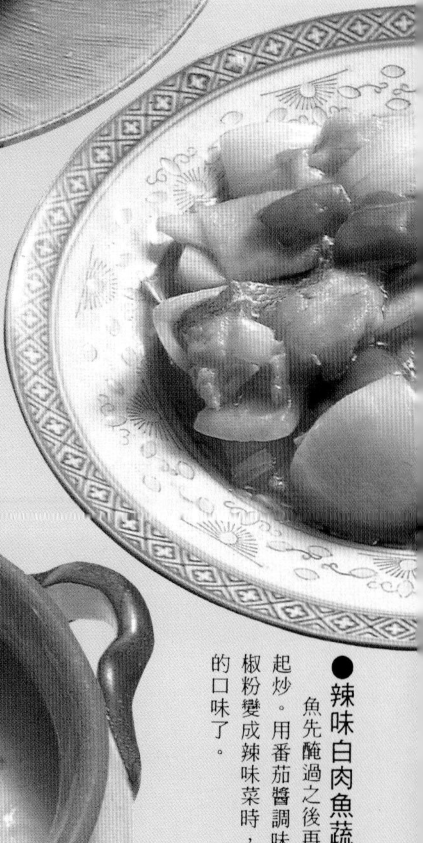

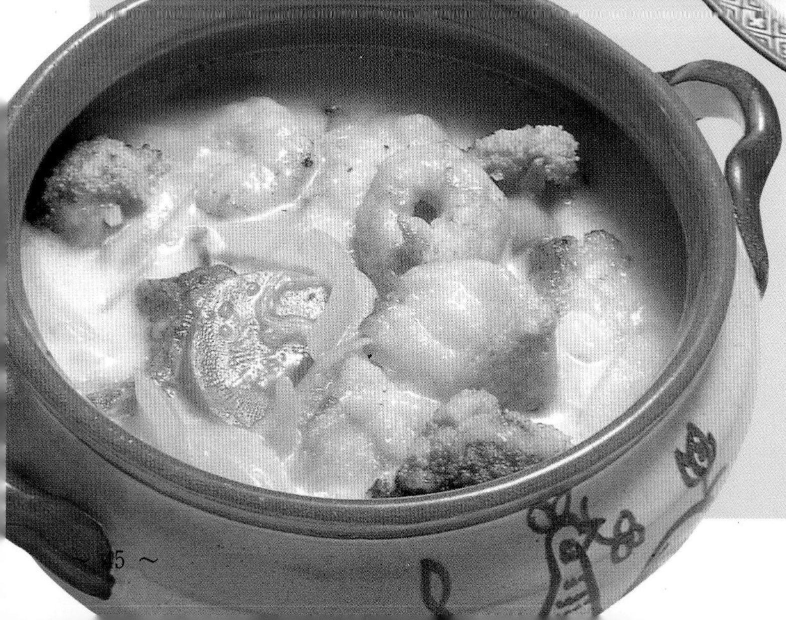

●辣味白肉魚蔬菜

魚先醃過之後再炸，和蔬菜一起炒。用番茄醬調味，如果加入辣椒粉變成辣味菜時，就是適合大人的口味了。

加一道爽口的魚的作法

↑參考44頁

[燙三線雞魚配橙醋]

①三線雞魚切成三片，去皮，斜切成一口的大小，撒上鹽和酒。

②番茄用滾水燙過，剝皮後去籽，切成2~3㎝正方形。

③小黃瓜用板子磨擦後切成薄圓片，撒上鹽擱置一旁，直到軟了為止，沖洗掉鹽分後擠乾水分。

④海帶芽浸泡還原，充分洗去鹽分後切成一口大小。

⑤去除三線雞魚的水分，沾上太白粉，用滾水略燙，變色後放入冰水中冷卻，隨後撈起放入簍子中瀝乾水分。

⑥盛盤，添加番茄、小黃瓜、海帶芽。食用時沾用柑橘類的擠汁和醬油調成的橙醋醬油。

[蒸白肉魚]

①白肉魚一塊斜切成二~三片，撒上鹽和酒。

②蝦去殼，去除泥腸，用滾水略煮，擱置一旁直到冷卻為止。

③小油菜用滾水煮過，去除水分，切成3~4㎝長度。

④香菇去蒂，斜切成二~三瓣。

⑤野山藥擦碎，與略為打起泡的蛋白混合。

⑥白肉魚撒上太白粉盛盤，周圍擺上蝦子、香菇、淋上⑤，添上小油菜。

⑦放入冒著蒸氣的蒸籠中，蒸二~三分鐘，直到山藥變硬為止。

⑧鍋中倒入高湯、鹽、米酒、酒、醬油，煮滾後，倒入用一倍的水調溶的太白粉略微勾芡，淋在⑦上。

☆加入白果、百合根、生麩等，可當成宴客菜。依照個人喜好，也可以添加山葵或木芽。

[辣味白肉魚蔬菜]

①白肉魚斜切成一口大小，撒上酒、醬油、芝麻油、胡椒略醃。

②①沾上蛋汁和太白粉，用一八〇度的炸油炸。

③洋蔥切成梳形，青椒切成3㎝正方形。

④蔥、蒜切成碎屑。

⑤肉湯和番茄醬、砂糖、鹽、芝麻、油、辣椒粉一起調拌。

⑥炒鍋中熱油，爆香蔥、蒜，放入洋蔥和青椒拌炒。洋蔥熟透後加入⑤的調味料，煮滾後倒入用一倍量的水調溶的太白粉水勾芡。

⑦⑥中放入②的魚混合。

[鰺魚高麗菜捲]

①鰺魚切成三片，切除腹骨，

撒上鹽擱置一會兒，去除水分。

②高麗菜去除粗蕊，整個用滾水煮過，撈起放入簍子裡瀝乾水分。

③薑切成薑絲。

④調拌a的材料做成甜醋，各自撒在鰺魚和高麗菜上，擱置十五分鐘。將鰺魚切細。

⑤高麗菜攤在捲簾上，將鰺魚和薑絲擱在一端，從一端開始按照捲壽司的要領捲起，調整形狀。拿掉捲簾，切成2～3㎝寬度，即可盛盤，淋上b調拌成的三杯醋。

[牛乳燉白肉魚蔬菜]

①白肉魚切成一口的大小，蝦去除泥腸，個別撒上鹽和胡椒擱置一會兒，瀝乾水分後撒上麵粉。

②馬鈴薯切成5～6㎜厚的圓片或半月形，浸泡在水中。洋蔥切成1㎝寬的梳形。胡蘿蔔切成4～5㎜厚的圓片。

③花椰菜用滾水煮過。

④鍋中放入奶油，溶化後炒魚和蝦，撒上酒，煮滾後取出。

⑤空出來的鍋中加入油，炒馬鈴薯和洋蔥、胡蘿蔔，加入肉湯，煮到柔軟為止。

⑥放入牛乳，倒回④的魚和蝦，放入花椰菜煮五～六分鐘，用鹽和胡椒調味，最後倒入用一倍量的水調溶的玉米澱粉水勾芡。

材料・1 人份

燙三線雞魚配橙醋

- 三線雞魚 60g
- 酒 1小匙(5g)　鹽 少量
- 太白粉 1小匙(3g)
- 番茄 70g　小黃瓜 50g　鹽 少量
- 新鮮海帶芽 10g
- 橙醋(柑橘類的擠汁) 1小匙(5g)
- 醬油 1小匙(6g)

蒸白肉魚

- 白肉魚 1塊(60g)
- 酒 1小匙(5g)　鹽 少量
- 太白粉 ½小匙(1.5g)
- 小蝦 30g
- 小油菜 20g
- 新鮮香菇、野山藥 各10g
- 蛋白 15g
- 高湯 ¼杯(50g)　鹽 少量
- 米酒 1小匙(6g)　酒 1小匙(5g)
- 醬油 ½小匙(3g)　太白粉 ⅓小匙(1g)

辣味白肉魚蔬菜

- 白肉魚 60g
- 酒 1小匙(5g)　醬油 1小匙(6g)
- 芝麻油 ⅓小匙(1g)
- 胡椒 少量
- 蛋汁 10g
- 太白粉 ½小匙(1.5g)
- 炸油 適量
- 洋蔥 50g
- 青椒 30g
- 蔥 20g
- 蒜 少量
- 油 ½大匙(7g)
- 肉湯 2大匙(10g)
- 番茄醬 1大匙強(20g)
- 砂糖 1⅓小匙(4g)
- 鹽 少量
- 芝麻油 ⅓小匙(1g)　辣椒粉 少量
- 太白粉 ½小匙(1.5g)

鰺魚高麗菜捲

- 鰺魚(生食用) 40g
- 鹽 少量
- 高麗菜 80g
- 薑 少量
- a
  - 醋 1大匙(1.5g)
  - 砂糖 ½小匙(1.5g)
  - 鹽 少量
- b
  - 醋・高湯 各1小匙(5g)
  - 醬油 1小匙(6g)
  - 砂糖 ¼小匙(0.7g)

牛乳燉白肉魚蔬菜

- 白肉魚 60g
- 新鮮蝦仁 20g
- 鹽 少量　胡椒 少量
- 麵粉 ½小匙(1.5g)
- 馬鈴薯 60g
- 洋蔥 30g
- 胡蘿蔔、花椰菜 各20g
- 奶油 ½大匙(7g)　酒 1大匙(15g)
- 肉湯 ¾杯(150g)
- 牛乳 ½杯(100g)
- 鹽 ⅓小匙(1.7g)　胡椒 少量
- 玉米澱粉 1大匙(9g)

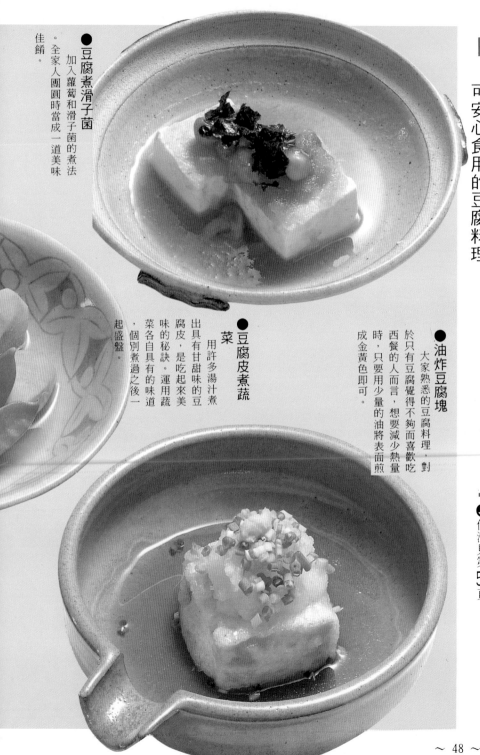

可安心食用的豆腐料理

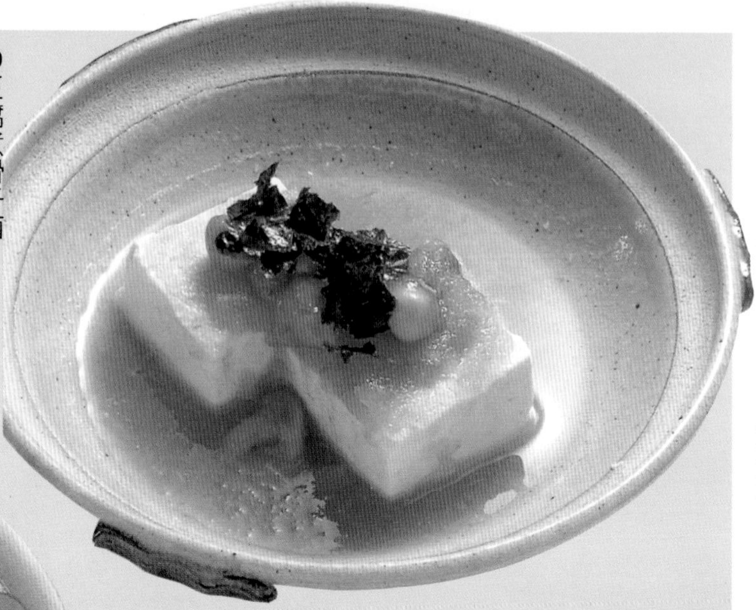

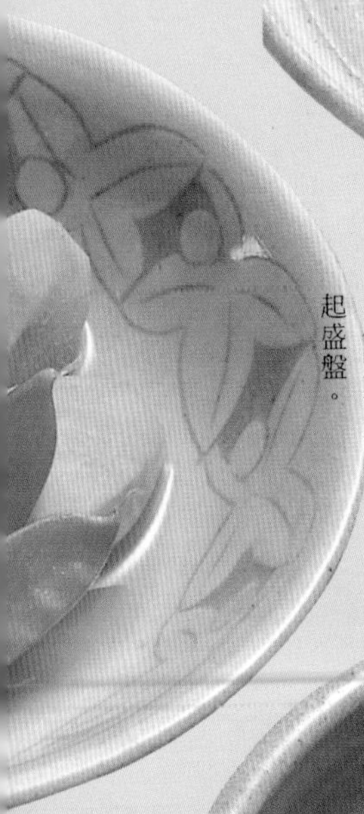

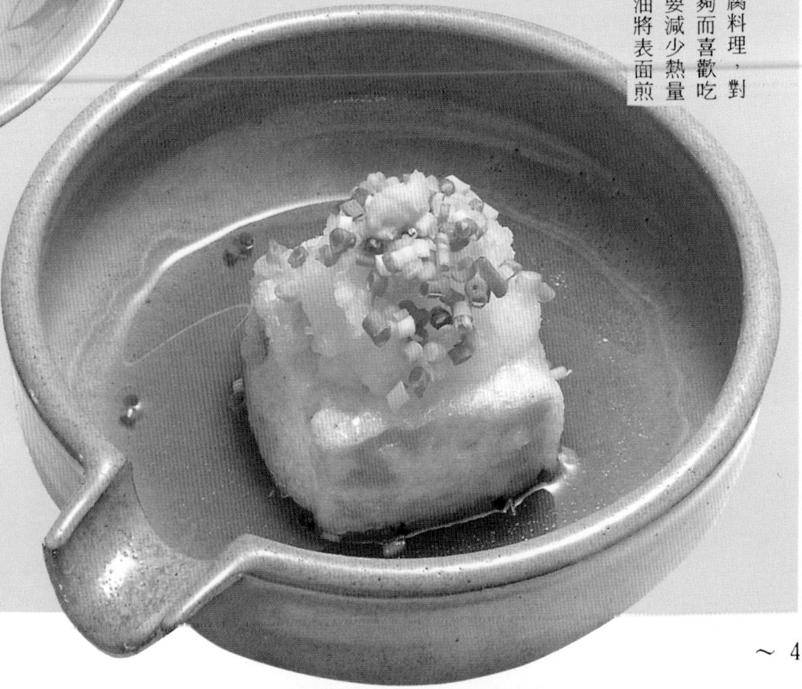

●油炸豆腐塊

大家熟悉的豆腐料理，對於只有豆腐覺得不夠而喜歡吃西餐的人而言，想要減少熱量時，只要用少量的油將表面煎成金黃色即可。

●豆腐皮煮蔬菜

用許多湯汁煮出具有甘甜味的豆腐皮，是吃起來美味的秘訣。運用蔬菜各自具有的味道，個別煮過之後一起盛盤。

●豆腐煮滑子菌

加入蘿蔔和滑子菌的煮法。全家人團圓時當成一道美味佳餚。

作法見第50頁

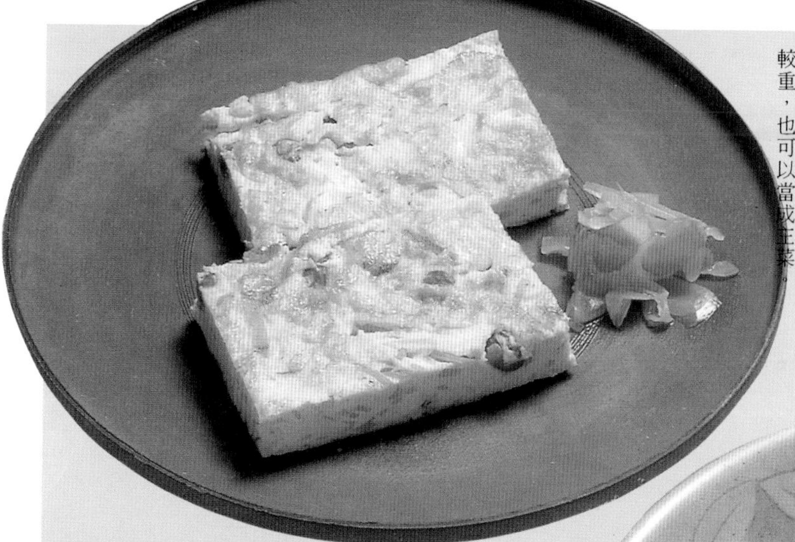

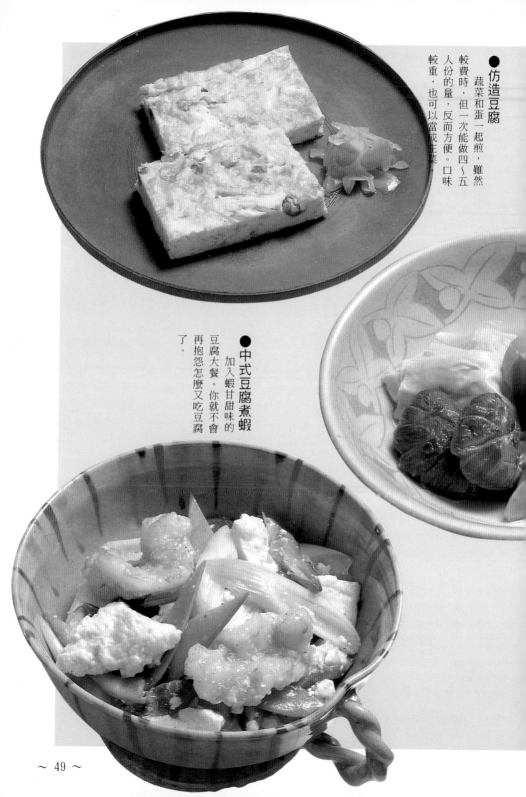

●仿造豆腐

蔬菜和蛋一起煎，雖然較費時，但一次能做四~五人份的量，反而方便。口味較重，也可以當成主菜。

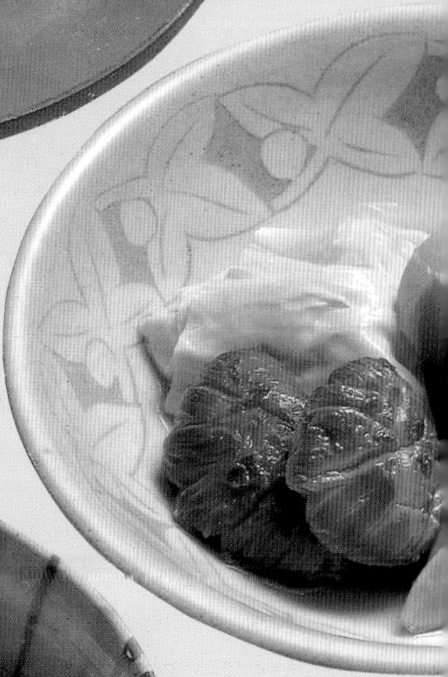

●中式豆腐煮蝦

加入蝦甘甜味的豆腐大餐。你就不會再抱怨怎麼又吃豆腐了。

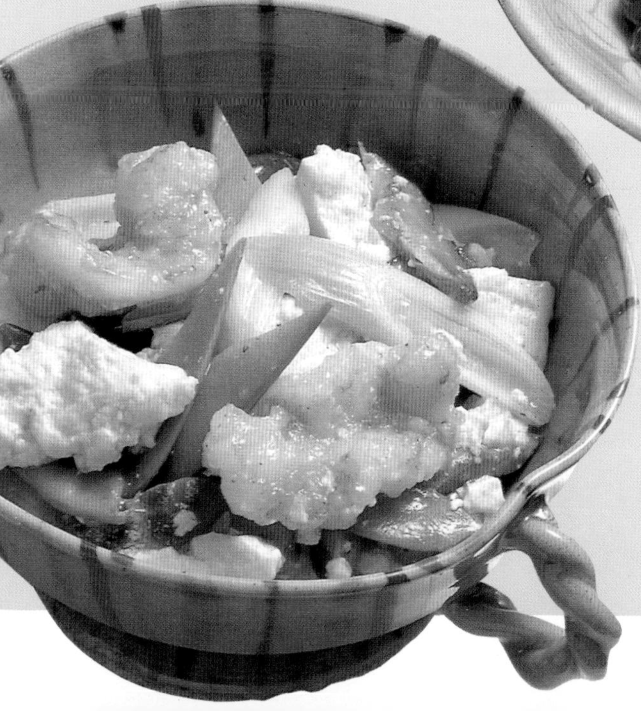

可安心食用的豆腐料理的作法

[豆腐煮滑子菌]

①豆腐切成骰子狀，放入加入大量水的鍋中煮到浮上來為止，撈起放入鋪著布的簍子裡瀝乾水分。

②白蘿蔔擦碎，擰乾水分。

③滑子菌放在簍子裡，用滾水澆淋，瀝乾水分。

④鍋中放入高湯、米酒、醬油，煮滾後放入豆腐略煮，盛盤。剩下的煮汁中放入蘿蔔泥和滑子菌，煮滾後連煮汁一起淋在豆腐上，撒上揉海苔。

[油炸豆腐塊]

①豆腐用布包住，用較輕的重石壓，去除水分。

②白蘿蔔擦碎，略為擰乾水分，細香蔥切成蔥花。

③豆腐擰乾水分後，沾太白粉，放入高溫的炸油中炸成金黃色後，撈起瀝乾油分，盛盤。

④鍋中放入高湯，砂糖、醬油，煮滾後淋在炸好的豆腐上，豆腐上添加蘿蔔泥和薑屑，撒上蔥花。

☆豆腐未充分瀝乾時，放入油中會使炸油濺起，而且炸起來不香不脆。

[仿造豆腐]

①豆腐切成3～4㎝正方形，放入水中煮滾後撈起，放入簍子中瀝乾水分。

②胡蘿蔔切絲略煮，擱置一旁。

③蔥切成蔥花。

④研缽中放入豆腐，研碎後加入蛋混合。加入胡蘿蔔、蔥、豌豆略為混合後，用砂糖、醬油、鹽調味。

⑤熱鍋，倒入油，放入④，將表面攤平後蓋上鍋蓋，用小火煎至熟透為止，翻面略煎。

⑥切成易吃的大小。添上醋薑。

☆親手製作醋薑的方法如下：薑去皮切成薄片，用水清洗去除澀液。用滾水略煮，撈起放入簍子裡，撒上鹽，冷卻後淋上三杯醋。

↑參考48頁

[中式豆腐煮蝦]

①豆腐瀝乾水分，擱置一旁。

②蝦去殼，去除泥腸，背面剖開，瀝乾水分，撒上一層薄薄的太白粉。

③蔥斜切。

④豌豆片略煮，斜切成二半。

⑤香菇用水浸泡還原，去蒂切細，薑切成薄片。

⑥炒鍋中熱油，爆香薑，放入蝦子，炒到變成紅色為止。

⑦接著加入豆腐，蔥和香菇一起拌炒。

⑧在⑦中加入④的豌豆片，用酒、鹽、胡椒調味。

⑨最後將用一倍量的水調溶的太白粉水沿著鍋邊倒入勾芡。

☆太白粉撒在蝦子上時，先用濾茶器篩過，就能撒上薄薄的一層。

[豆腐皮煮蔬菜]

①豆腐皮切成易吃的大小。高湯、砂糖、醬油調拌煮滾之後，放入豆腐皮，煮到入味為止。

②芋頭去皮，用大量的水煮，煮滾後再煮4~5分鐘，用溫水沖掉黏液。

③鍋中加入高湯、砂糖、鹽、醬油，煮滾後加入芋頭同煮，蓋上蓋子，用小火煮才不會煮破。

④香菇用水浸泡還原去蒂，較厚者劃上十字。將香菇汁倒入鍋中，煮滾後加入砂糖、米酒、醬油，再放入香菇，煮到入味為止。

⑤豌豆用滾水略煮，加入芋頭煮汁入味。

⑥將豆腐皮，芋頭、香菇、豌豆一起盛盤。

材料・1 人份

豆腐煮滑子菌

豆腐	120g
白蘿蔔	50g
滑子菌	30g
高湯	4 大匙(60g)
米酒、醬油	各 1 小匙(6g)
海苔	少量

油炸豆腐塊

{豆腐	⅓塊(100g)
太白粉	¾大匙(7g)
炸油	適量
白蘿蔔	50g
細香蔥	10g
薑屑	少量
高湯	¼杯(50g)
砂糖	1 小匙(3g)
醬油	2 小匙(12g)

仿造豆腐

豆腐	70g
蛋	大 ⅓ 個(20g)
胡蘿蔔、蔥	各 10g
豌豆	2g
砂糖	½大匙(5g)
醬油	½小匙(3g)
鹽	1 迷你匙(1g)
油	¾小匙(3g)
醋薑	1g

中式豆腐煮蝦

豆腐	70g
{蝦	25g
太白粉	½小匙(1.5g)
蔥	30g
豌豆	15g
乾香菇	1 朵(2g)
薑	少量
油	1 ¼小匙(5g)
酒	1 小匙(5g)
鹽	¼小匙(1.3g)
胡椒	少量
太白粉	1 小匙(3g)

豆腐皮煮蔬菜

{新鮮豆腐皮	40g
高湯	2 ⅔大匙(40g)
砂糖	½小匙(1.5g)
醬油	⅔小匙(4g)
{芋頭	60g
高湯	2 ⅔大匙(40g)
鹽	1 迷你匙(1)
砂糖	⅔小匙(2g)
醬油	½小匙(3g)
{乾香菇	2 朵(2g)
香菇汁	2 ⅔大匙(40g)
砂糖	½小匙(1.5g)
米酒、醬油	各 ½小匙(3g)
豌豆	10g

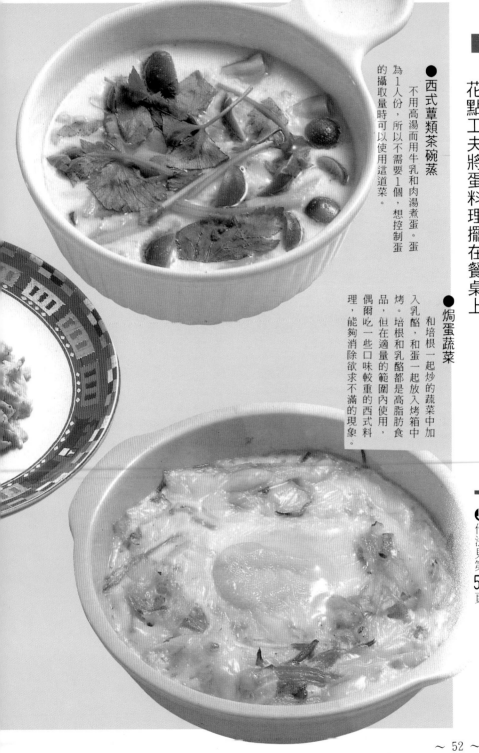

花點工夫將蛋料理擺在餐桌上

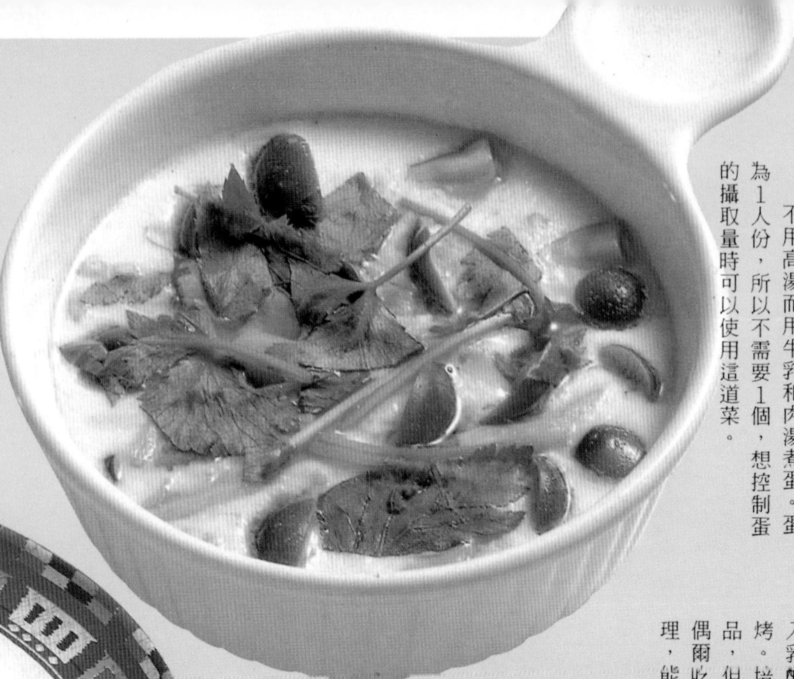

●西式蕈類茶碗蒸

不用高湯而用牛乳和肉湯煮蛋。蛋為1人份，所以不需要1個，想控制蛋的攝取量時可以使用這道菜。

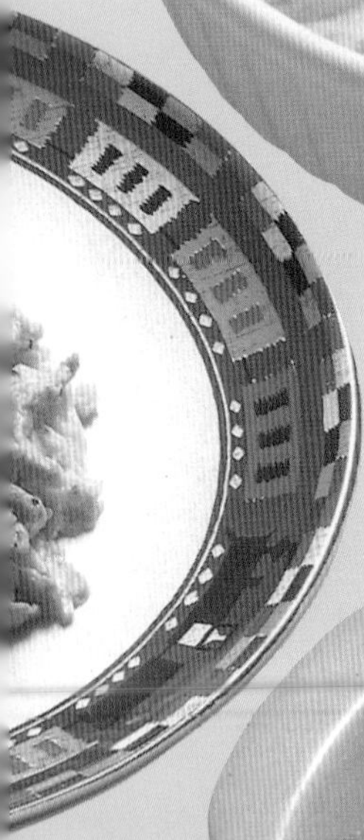

●焗蛋蔬菜

和培根一起炒的蔬菜中加入乳酪，和蛋一起放入烤箱中烤。培根和乳酪都是高脂肪食品，但在適量的範圍內使用，偶爾吃一些口味較重的西式料理，能夠消除欲求不滿的現象。

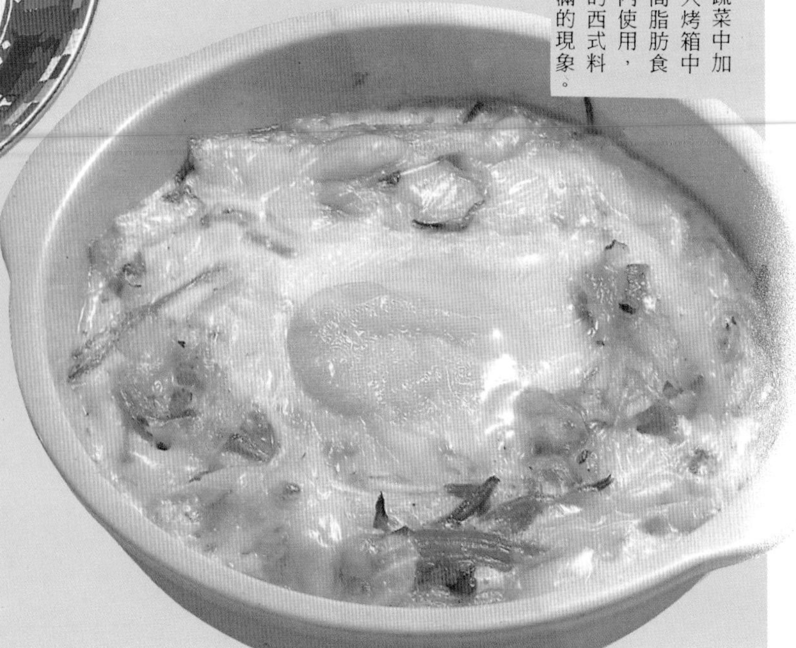

作法見第54頁

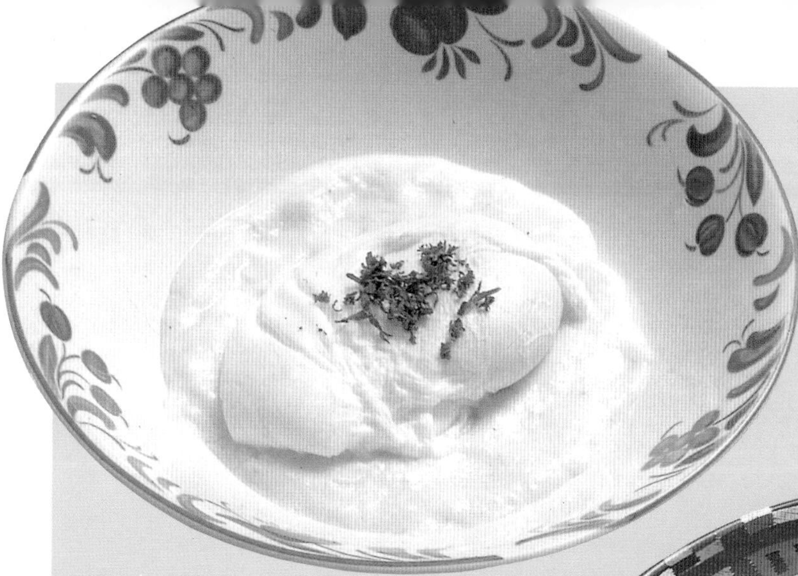

●乳酪蛋

乳酪醬只要在白色調味汁中加入乳酪屑混合即可作成。能補充強健骨骼的鈣質，是很好的一道菜。

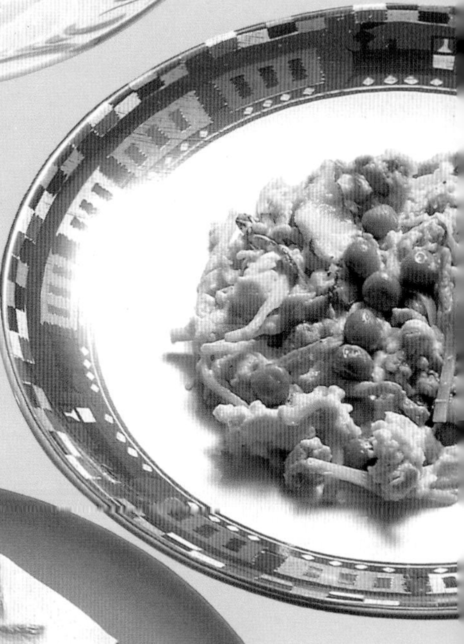

●中式炒蛋

豬肉和竹筍、香菇等一起拌炒。可當成晚餐的主菜。

●海帶芽蟹肉蛋豆腐

用海帶芽和蟹肉的顏色，條紋來裝飾切口，極具魅力。配上綠色的款冬可擺在初夏的餐桌上。

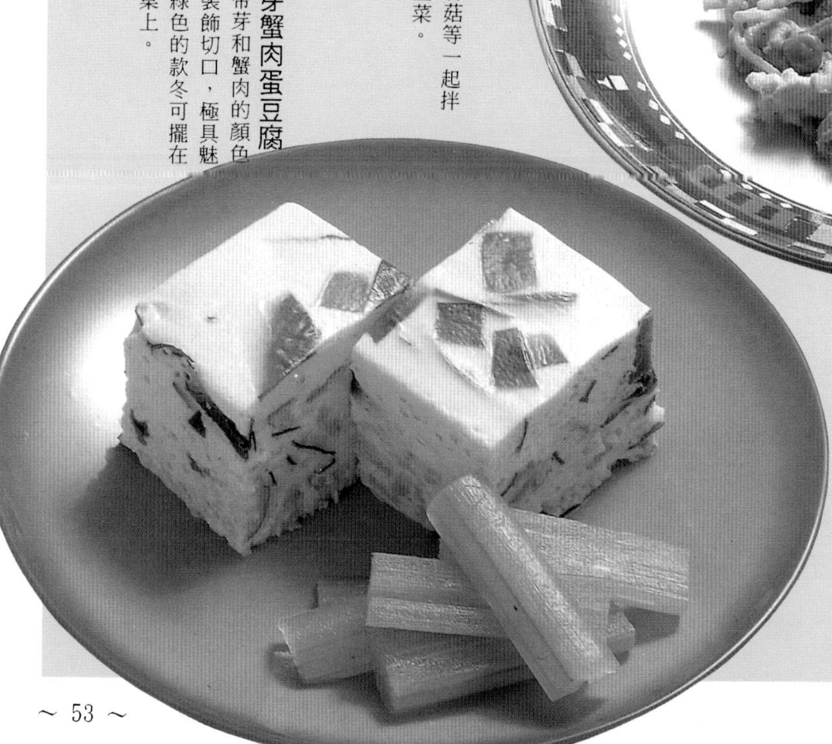

花點工夫將蛋料理擺在餐桌上的作法

參考52頁

[西式蕈類茶碗蒸]

①玉蕈和金菇去除根部並掰開，用分量的油炒，以鹽調出較淡的口味。

②將蛋打入碗中，加入肉湯、牛乳、鹽、醬油調拌。

③在茶碗中放入①的蕈類，倒入②的蛋汁，放入冒蒸氣的蒸籠中蒸十五分鐘。

④用竹籤刺，不會出現混濁的汁液時就表示蒸熟了。撒上鴨兒芹再略蒸。

[焗蛋蔬菜]

①洋蔥切成薄片。豌豆片斜切成絲。

②培根切細，放入熱鍋中用小火乾炒。直到培根的油脂炒出來後再加入油，加入洋蔥、豌豆片略炒，用鹽、胡椒調味。

③②放入耐熱皿中，中央壓凹打入蛋，撒上乳酪。上方用鋁箔紙蓋住密封，放入烤箱中烤到蛋半熟為止。

[中式炒蛋]

①豬肉、竹筍、香菇各自切絲。

②蛋打散，用鹽和胡椒調味。

③炒鍋中熱¼小匙的油，炒豬肉，變色後加入竹筍和香菇，起拌炒，醬油沿著鍋邊倒入調味。

④②的蛋中放入③的菜碼和豌豆混合。

⑤炒鍋洗淨後加熱，倒入剩下的油，油熱之後倒入④，迅速拌炒作成炒蛋。

[乳酪蛋]

①鍋中倒入奶油，溶化後放入麵粉，用小火炒，不要炒焦。乾燥後加入牛乳調溶，加入乳酪，煮到黏稠後用鹽和胡椒調味。

②鍋中煮滾水，加入少量醋（分量外），煮滾後改為小火，讓水繼續沸騰，靜靜地將蛋打入水中，用筷子使蛋白聚攏。大約煮三分鐘煮成半熟狀。撈起放入鋪著布的簍子裡瀝乾水分。

③器皿中鋪上①的乳酪醬，放上②的煮蛋，撒上荷蘭芹碎屑。

☆法國麵包切成薄片，搭配蛋和乳酪醬一起吃，適合當成早餐。

[海帶芽蟹肉蛋豆腐]

①蛋打散。

②高湯和鹽、醬油、米酒混合調拌。鹽溶解後再與打散的蛋混合。

③海帶芽充分洗淨、去除鹽分，切成一口的大小，蟹去除軟骨掰開。

④③的菜碼加入②的蛋汁中，倒入模型中，撈起浮在上方的泡沫，放入冒著蒸氣的蒸籠中。用小火蒸二十分鐘，用竹籤刺，不再出現汁液時取出冷卻。

⑤款冬去皮，切成3～4cm長度。鍋中放入高湯和調味料，煮滾後放入款冬略煮，擱置一旁冷卻。

⑥將菜刀插入④的蛋豆腐模型周圍，取出蛋豆腐，切成易吃的大小盛盤，添加⑤的綠色款冬。

☆高明的蒸蛋秘訣

●不要讓蛋起泡

將布折疊，鋪在蒸籠的板上，然後再擱置模型就不容易起泡了。

●蛋汁最好能用布過濾

用網眼較細的布過濾，能夠使蛋吃起來口感更為香滑。

●放入冒著蒸氣的蒸籠中

蒸蛋原則上要用小火蒸。但是表面形成白膜之前最好使用大火，然後再改小火蒸。

材料・1人份

西式蕈類茶碗蒸

- 蛋 ---------- 35g
- 肉湯 ---------- 4大匙(60g)
- 牛乳 ---------- ¼杯(50g)
- 鹽 ---------- 少量
- 醬油 ---------- 少量
- 玉蕈、金菇 ---------- 各25g
- 油 ---------- 1小匙(4g)
- 鹽 ---------- 少量
- 鴨兒芹 ---------- 5g

焗蛋蔬菜

- 蛋 ---------- 1個(50g)
- 洋蔥 ---------- 50g
- 豌豆片 ---------- 20g
- 培根 ---------- 5g
- 油 ---------- 1小匙(4g)
- 鹽 ---------- 少量
- 胡椒 ---------- 少量
- 乳酪(能溶化型) ---------- 20g

中式炒蛋

- 蛋 ---------- 1個(50g)
- 鹽 ---------- 少量
- 胡椒 ---------- 少量
- 薄片豬瘦肉 ---------- 20g
- 竹筍、新鮮香菇 ---------- 各10g
- 豌豆 ---------- 2g
- 醬油 ---------- 少量
- 油 ---------- ½大匙(7g)

乳酪蛋

- 蛋 ---------- 1個(50g)
- 奶油 ---------- 1½小匙(6g)
- 麵粉 ---------- 1⅔小匙(5g)
- 牛乳 ---------- 4大匙(60g)
- 乳酪屑 ---------- 10g
- 鹽 ---------- 少量
- 胡椒 ---------- 少量
- 荷蘭芹屑 ---------- 少量

海帶芽蟹肉蛋豆腐

- 蛋 ---------- 1個(50g)
- 高湯 ---------- ¼杯(50g)
- 鹽 ---------- 少量
- 醬油 ---------- 少量
- 米酒 ---------- ½小匙(3g)
- 新鮮海帶芽 ---------- 7g
- 蟹肉罐頭 ---------- 30g
- 款冬(煮過的) ---------- 30g
- 高湯 ---------- 少量
- 砂糖 ---------- 1迷你匙(0.9g)
- 鹽、醬油 ---------- 各少量

每天攝取的牛乳料理

●牛乳雜燴

雞肉和蔬菜含量豐富，用牛乳烹煮。煮得清些，吃起來口感較佳。

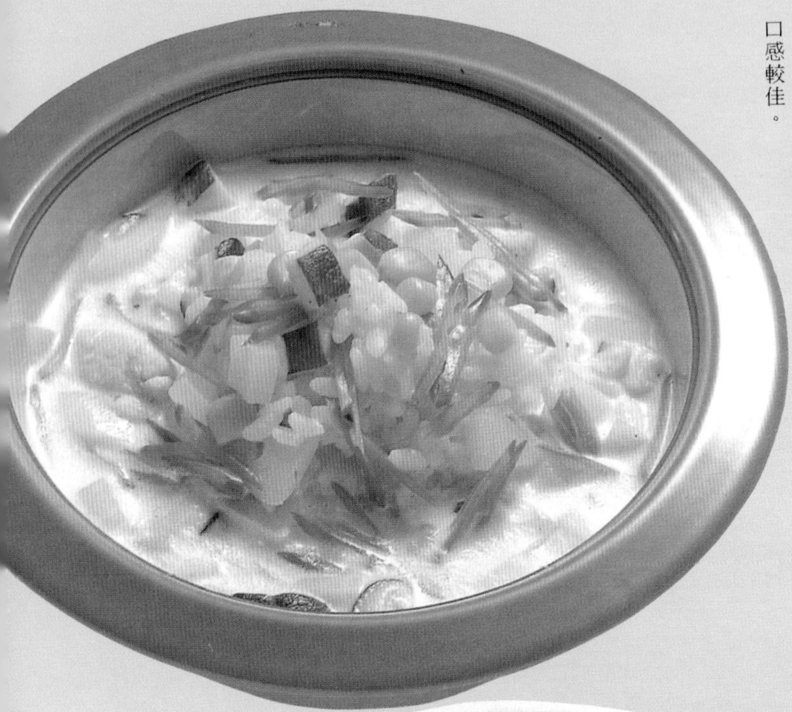

作法見第58頁

●中式牛肉煮干貝青江菜

炒過的菜碼用牛乳煮，最後用太白粉勾芡，比起西式的奶油煮菜而言，熱量更低。

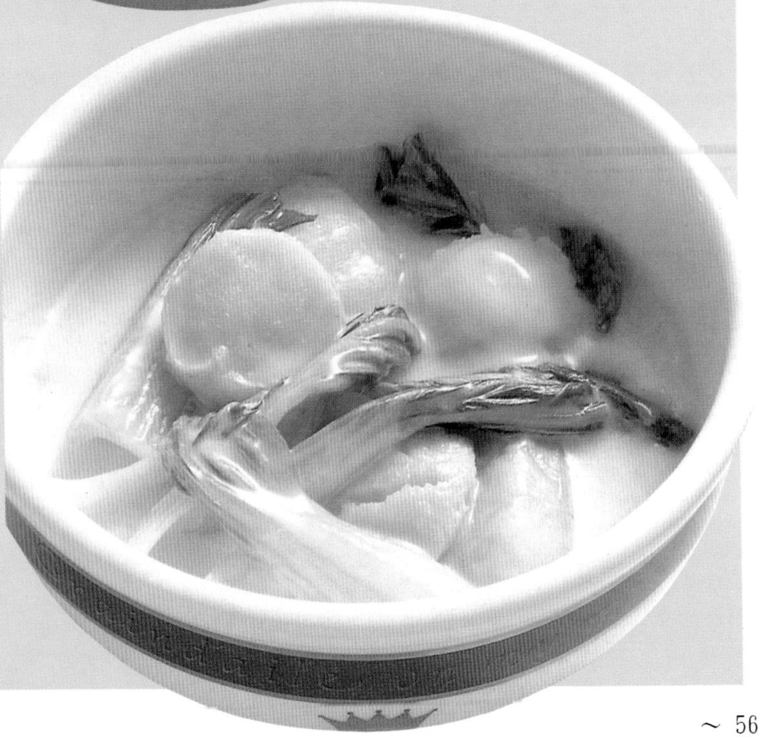

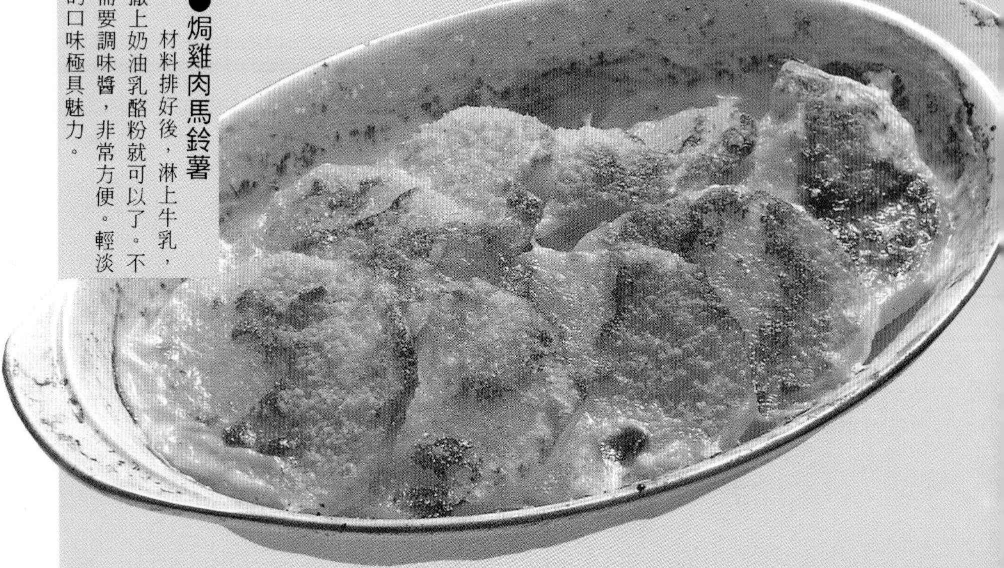

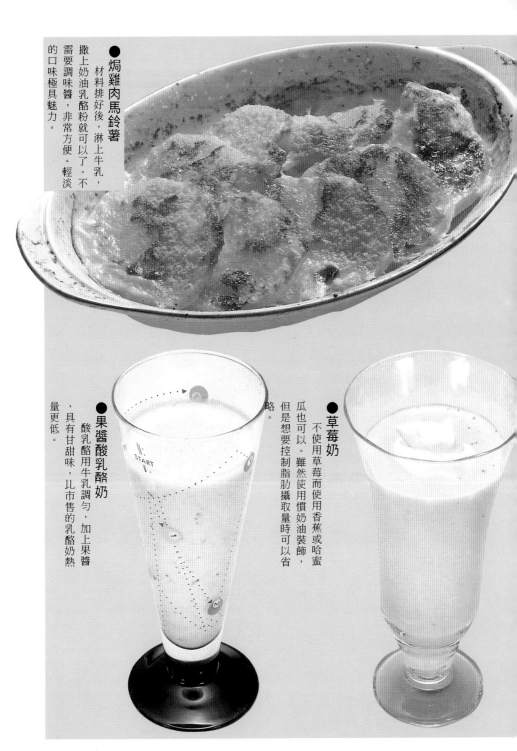

●焗雞肉馬鈴薯

材料排好後，淋上牛乳，撒上奶油乳酪粉就可以了。不需要調味醬，非常方便。輕淡的口味極具魅力。

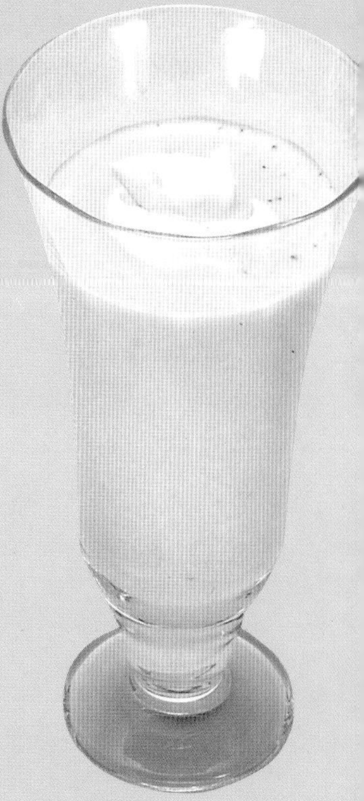

●草莓奶

不使用草莓而使用香蕉或哈蜜瓜也可以。雖然使用慣奶油裝飾，但是想要控制脂肪攝取量時可以省略。

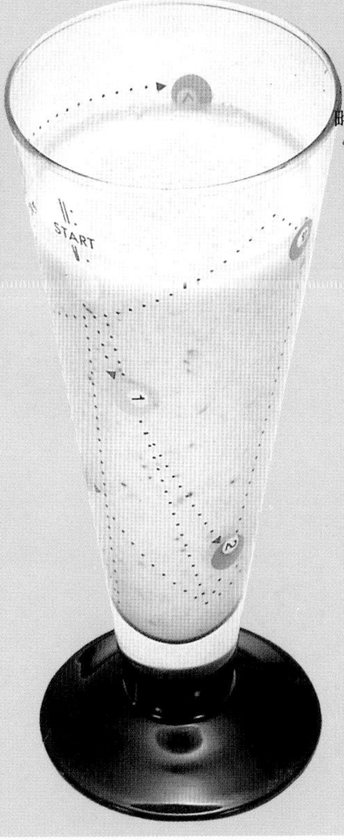

●果醬酸乳酪奶

酸乳酪用牛乳調勻，加上果醬，具有甘甜味，比市售的乳酪奶熱量更低。

每天攝取的牛乳料理的作法

參考56頁

[牛乳雜燴]

①飯放入簍子裡用水清洗，去除滑膩感，瀝乾水分。

②雞肉切丁，撒上鹽、胡椒及酒。

③洋蔥、香菇切成5㎜正方形。

④豌豆片用滾水略煮，斜切成絲。

⑤鍋中溶化奶油，放入雞肉炒到變色後，放入洋蔥、香菇、玉米拌炒，撒上少量鹽和胡椒。

⑥倒入牛乳、飯，煮滾後改為小火續煮，用鹽、醬油和胡椒調味，撒上豌豆片。

☆不用雞肉而使用蟹肉或干貝也可以。

[中式牛乳煮干貝青江菜]

①青江菜用滾水略煮，較長者對半切開。

②干貝自然解凍。

③鍋中熱油，炒青江菜，菜全部沾上油後倒入干貝一起炒，加入肉湯和酒煮滾後，加入牛乳。

④再煮滾後改為小火，用鹽和胡椒調味，用一倍量的水調溶太白粉，將太白粉水倒入鍋中勾芡

☆小油菜或蘆筍、花椰菜等也可以使用。此外，香菇、玉蕈等蕈類也可以加入。

[焗雞肉馬鈴薯]

①雞肉切成2～3㎝正方形，撒上鹽和胡椒。

②馬鈴薯切成5㎜厚的圓片或半月形，煮3～4分鐘瀝乾水分。

③耐熱皿中薄薄地塗上一層奶油，將馬鈴薯和雞肉混合後放入，撒上鹽和胡椒，倒入牛乳。放入剩

牛乳的高明選擇法

我們所說的牛乳，在超級市場的架上所看到的種類非常多，到底要選擇哪一種呢？令人感到迷惘。

最大的不同點在於乳脂肪的含有量，以牛乳的成分規格而言。乳脂肪應該占三%以上，但目前以三・四%以上者居多，此外，脂肪成分為四%左右的高脂肪濃厚牛乳受人歡迎。

但是，高脂肪不見得就是營養價較高，高脂肪牛乳加入了奶油等。是加入脂肪成分的加工乳。味道較濃、喝起來很美味，但是因為脂肪成分太多，所以是高熱量食品。

和蛋白質或維他命B群、鈣質等營養成分稍多的牛乳成分相比，脂肪含量沒什麼大差別。

值得注意的是低脂牛乳。這是加入脫脂奶粉調整成分的一種加工乳，脂肪成分為一・五%以下，維他命的含量大致相同，但蛋白質和鈣質含量非常多，可說是低脂肪、高蛋白的理想食品。擔心動脈硬化或肥胖的人，可以攝取這種

下的奶油，撒上乳酪粉。

④放入加熱到中溫的烤箱中烤十五分鐘，直到烤成金黃色為止。

☆也可以加入洋蔥或蕈類。此外，撒上洋蔥薄片一起烤時風味更佳。

[草莓奶]

①草莓去蒂，放入果汁機中，加入牛乳和½大匙的砂糖攪拌，倒入杯中。

②鮮奶中加入剩下的砂糖，打到起泡，鋪在①上。

☆沒有果汁機時，可以將草莓搗碎，放入碗中再加入牛乳和砂糖，用打蛋器調拌。

[果醬酸乳酪奶]

①酸乳酪和果醬一起調拌。

②慢慢加入牛乳，用打蛋器混合後倒入杯中。

低脂牛乳。

直接擠出的鮮乳混合大大小小不同的乳脂肪，將這些鮮乳均質化，成為2μ（微米）以下的微細粒子，稱為均化，而未經過這種調整處理的牛乳則稱為「未均化」。

成分都相同，但是均化處理過的牛乳不會引起奶油狀的分離，蛋白質的粒子較細，較容易消化。

材料・1 人份

牛肉雜燴

- 飯 ------ 140g
- 去皮雞胸肉 ------ 30g
- 鹽、胡椒、酒 ------ 各少量
- 洋蔥 ------ 40g
- 玉米 ------ 20g
- 豌豆片、新鮮香菇 ------ 各 10g
- 奶油 ------ ¾大匙(10g)
- 牛乳 ------ 1 ¼杯(250g)
- 鹽 ------ 1 迷你匙(1g)
- 醬油 ------ 1 小匙(6g)
- 胡椒 ------ 少量

牛乳煮干貝青江菜

- 青江菜 ------ 100g
- 干貝(冷凍) ------ 40g
- 油 ------ 1 ¼小匙(5g)
- 肉湯 ------ ¼杯(50g)
- 酒 ------ 1 小匙(5g)
- 牛乳 ------ ¼杯(50g)
- 鹽 ------ 1 迷你匙(1g)
- 胡椒 ------ 少量
- 太白粉 ------ 1 小匙(3g)

焗雞肉馬鈴薯

- 去皮雞腿肉 ------ 40g
- 鹽 ------ 少量
- 胡椒 ------ 少量
- 馬鈴薯 ------ 100g
- 奶油 ------ ¾匙(10g)
- 牛乳 ------ 4 大匙(60g)
- 鹽 ------ 少量
- 胡椒 ------ 少量
- 乳酪粉 ------ ¾大匙(5g)

草莓奶

- 草莓 ------ 100g
- 牛乳 ------ ¾杯(150g)
- 砂糖 ------ 1 大匙弱(8g)
- 鮮奶油 ------ 2 小匙(10g)

果醬酸乳酪奶

- 牛乳 ------ 120g
- 原味酸乳酪 ------ 60g
- 小藍莓果醬 ------ 1 大匙弱(20g)

搭配主菜的副菜

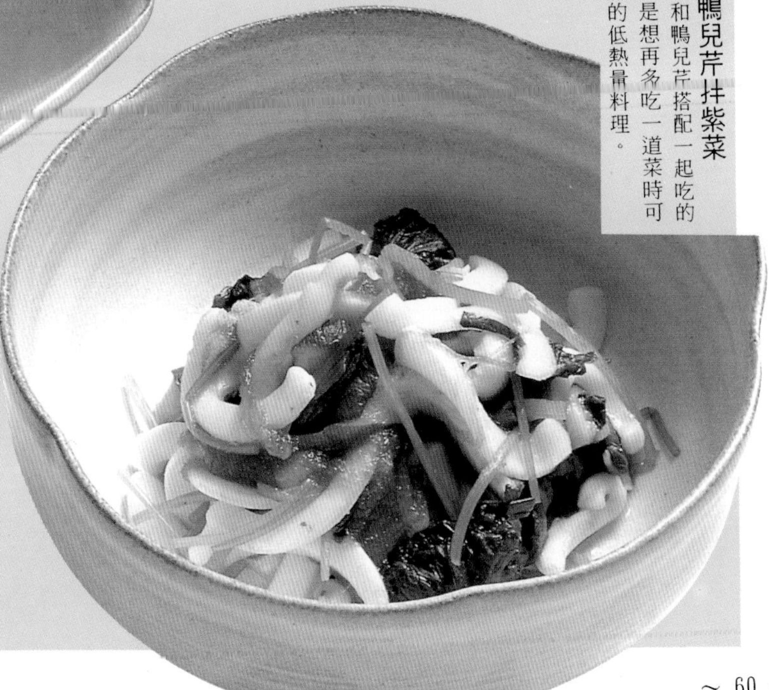

●花枝鴨兒芹拌紫菜

紫菜和鴨兒芹搭配一起吃的醋漬菜。是想再多吃一道菜時可安心添加的低熱量料理。

作法見第62頁

●青柳蘆筍淋蛋黃醋

搭配春天當令的素材，形成具有美麗色彩的涼拌菜。青柳的鐵質含量較多，因此，必須控制蛋攝取量的高脂血症的人也可以用來補充鐵質。

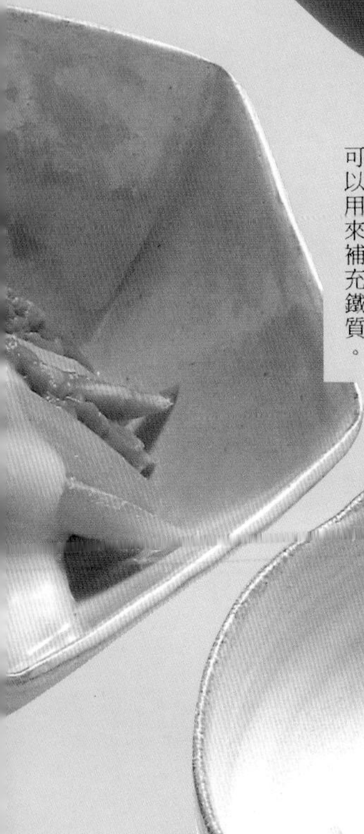

●中式醋拌雞肉洋蔥

蒸好的雞肉搭配生的洋蔥，是口感極佳的醋漬菜，可用芝麻和芝麻油的香氣點綴。

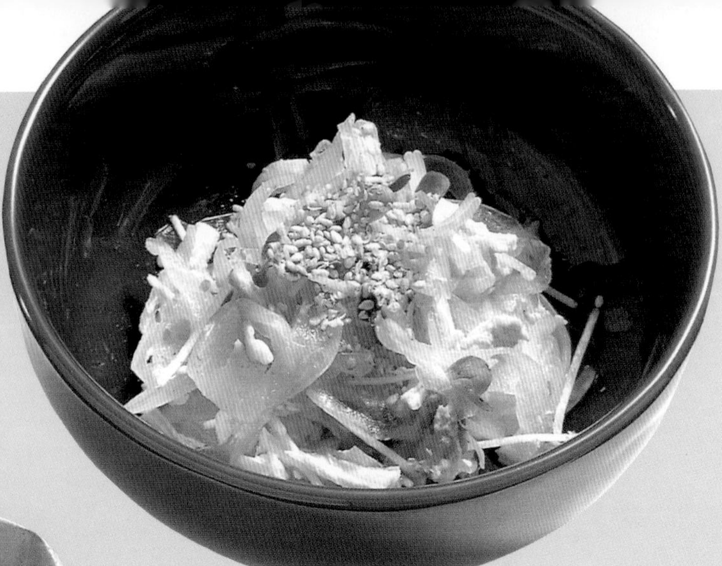

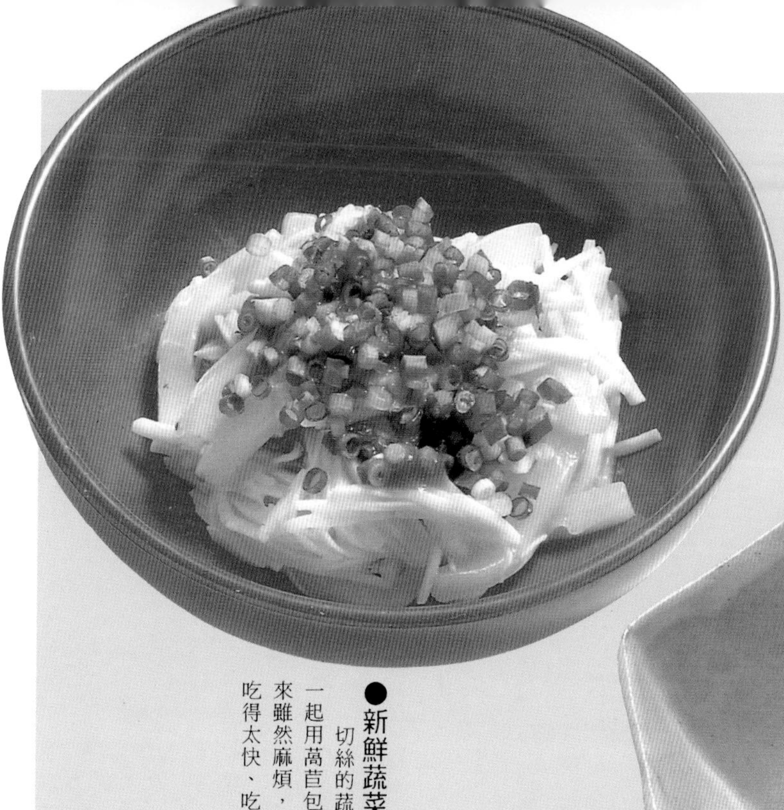

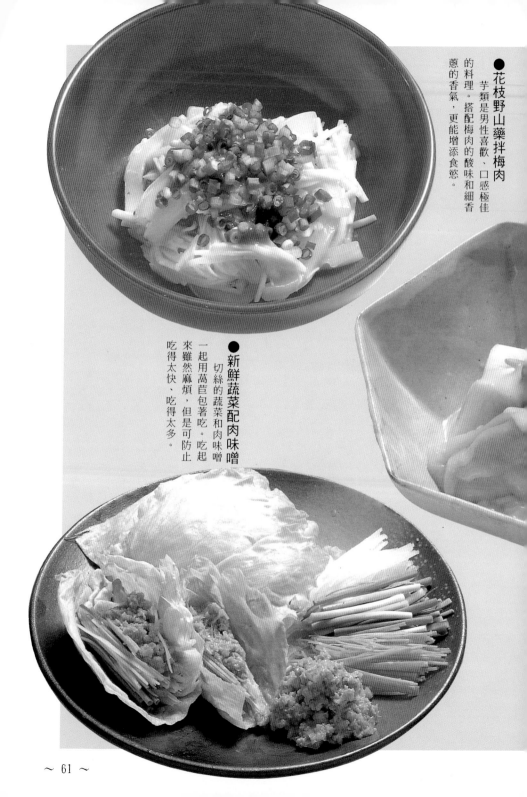

●花枝野山藥拌梅肉

芋類是男性喜歡、口感極佳的料理。搭配梅肉的酸味和細香蔥的香氣，更能增添食慾。

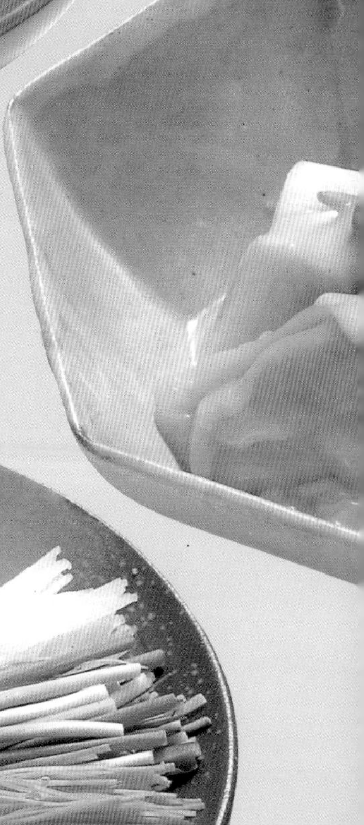

●新鮮蔬菜配肉味噌

切絲的蔬菜和肉味噌一起用萵苣包著吃。吃起來雖然麻煩，但是可防止吃得太快、吃得太多。

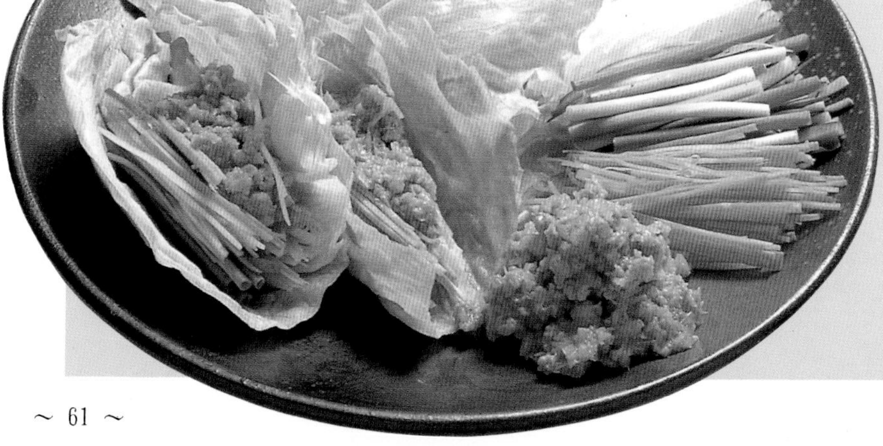

搭配主菜的副菜的作法

[中式醋拌雞肉洋蔥]

①雞肉放入盤中，撒上酒和鹽，用蒸籠蒸，或用微波爐加熱，擱置一旁，冷卻後分成細絲。

②洋蔥切成薄片，浸泡在冷水中，撈起瀝乾水分。

③豌豆苗切成2～3㎝長度。

④醋和醬油、酒、芝麻油一起混合，拌①～③，盛盤。撒上稍微研磨過的白芝麻。

☆重點是含有很多洋蔥。不過，新鮮洋蔥太辣，浸泡在水中揉捏一下就可去除辣味，較容易吃。此外，如果做給老年人吃，則先煮一下比較好。

[花枝鴨兒芹拌紫菜]

①花枝去皮切細，用滾水略燙後放入冷水中浸泡冷卻，撈起放入簍子裡瀝乾。

②鴨兒芹用滾水略燙，放入水中，冷卻後撈起，切成3㎝長度。

③香菇去蒂，放在鐵絲網上，兩面用火略烤後切細。

④大碗中放入醋、高湯、酒、鹽、砂糖、醬油調拌，加入紫菜混合，涼拌①～③盛盤。

☆除了花枝以外，也可以使用吻鱗鱵或鯒魚等肉較緊的白肉魚。魚貝類用醋涼拌較好。也可以加入青紫蘇或是豌豆苗。

[青柳蘆筍淋蛋黃醋]

參考60頁

①青柳用稀釋的鹽水（分量外）清洗，瀝乾水分。

②蘆筍去除硬的根部，用滾水煮出美麗的顏色，斜切成3㎝長度。

③土當歸剝去厚皮，浸泡在醋水中（分量外），切成小塊，再次浸泡在醋水中去除澀液，撈起瀝乾水分。

④鍋中放入蛋黃，高湯、醋、砂糖、鹽、太白粉，以小火煮，用木片調拌，煮到黏稠為止，擱置一旁冷卻。

⑤盤中放①～③，淋上④的蛋黃醋。

☆蛋黃醋如果結球時，必須用布摩擦，使其平滑。

[花枝野山藥拌梅肉]

①花枝去皮切細。

②野山藥去皮，縱切成薄片，沿著纖維切絲，用筷子混合產生黏液。

③梅肉中加入醬油和高湯調拌，涼拌花枝和野山藥，盛盤。

④細香蔥切成蔥花，撒在③上。

☆野山藥去皮後浸泡在醋水中，不會變成褐色，也不會使手發癢。

【新鮮蔬菜配肉味噌】

①剝開洗淨萵苣的每一片葉子，浸泡在冷水中，使其具有清脆感，撈起瀝乾水分。

②白蘿蔔切成3～4㎝長的筒形，沿著纖維縱切成細絲。

③小黃瓜、胡蘿蔔和白蘿蔔同樣地切成細絲。細香蔥切成與其他蔬菜同樣的長度。

④肉味噌的蔥、薑切成碎屑。

⑤鍋中熱炒④，爆香後放入絞肉拌炒，再加入高湯和調味料，煮到汁收乾為止。

⑥器皿中放入①～③的蔬菜，添加⑤的肉味噌，用萵苣包切成細絲的蔬菜和肉味噌食用。

蔬菜和蛋白質食品一併攝取

蔬菜中所含的食物纖維具有降低血中膽固醇的作用。但是，要使這個作用發揮效果，必須同時攝取膽固醇較多的食品和食物纖維較多的食品。分別攝取二者無法產生效果。不喜歡吃蔬菜的人一定要和蛋白質食品一起吃，作菜時必須在這一方面下點工夫。

材料・1 人份

中式醋拌雞肉洋蔥

- 去皮雞胸肉……30g
- 酒、鹽……各少量
- 洋蔥……50g
- 豌豆苗……5g
- 醋……2/3小匙(3g)
- 醬油……1/2小匙(3g)
- 酒……1 小匙(5g)
- 芝麻油……少量
- 白芝麻……少量

花枝鴨兒芹拌紫菜

- 花枝……30g
- 鴨兒芹……30g
- 新鮮香菇……1 朵(10g)
- 醋……3/5小匙(3g)
- 高湯、酒……各 1 小匙(5g)
- 鹽……少量
- 砂糖……1/2小匙(1.5g)
- 醬油……少量
- 紫菜……3g

青柳蘆筍淋蛋黃醋

- 青柳(生魚片用)……30g
- 蘆筍、土當歸……各 30g
- 蛋黃……5g
- 高湯……1 小匙(5g)
- 醋……1 小匙(5g)
- 鹽……少量
- 砂糖……少量
- 太白粉……少量

花枝野山藥拌梅肉

- 花枝……40g
- 野山藥……30g
- 梅肉……1/2個分(5g)
- 醬油……少量
- 高湯……1～2 小匙
- 細香蔥……5g

新鮮蔬菜配肉味噌

- 萵苣……50g
- 白蘿蔔……30g
- 小黃瓜……20g
- 胡蘿蔔、細香蔥……各 15g

肉味噌

- 豬瘦肉絞肉……30g
- 蔥……5g
- 胡椒……少量
- 油……3/4小匙(3g)
- 紅味噌……1 2/3小匙(10g)
- 高湯……1 大匙(5g)
- 砂糖……1/2大匙(5g)
- 芝麻油……少量

痛風的病態與原因

●容易引起痛風的部位

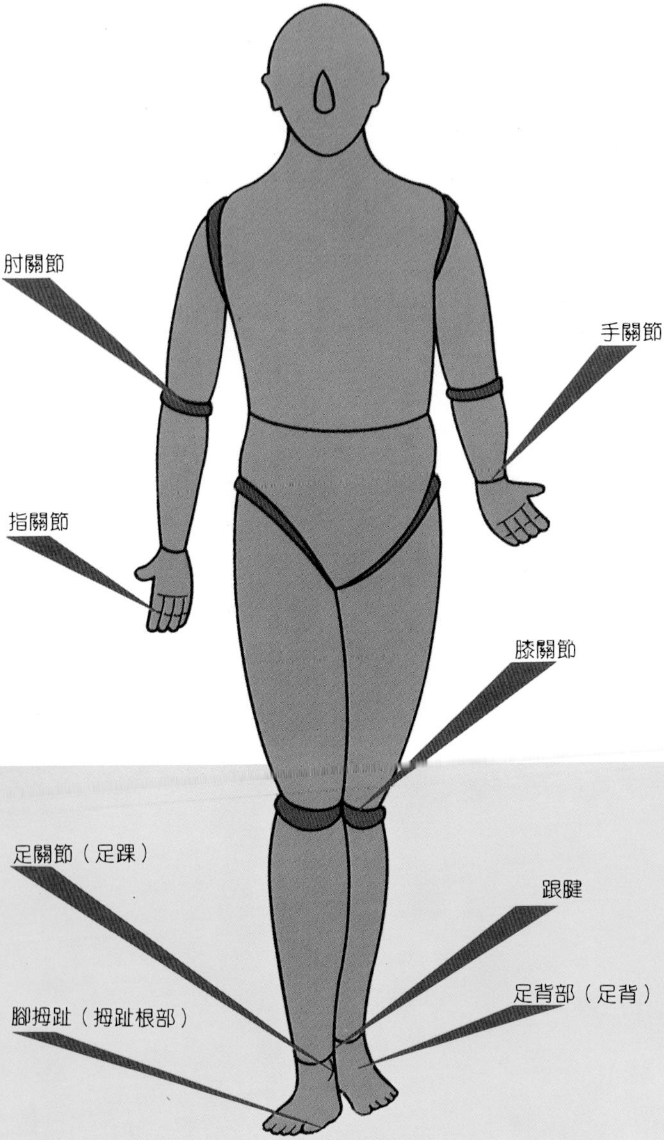

痛風最初的發作，大約 2／3 都是由腳的拇趾根部開始的。但是，足踝關節、足背、跟腱周邊和膝關節也可能會出現。雖然很少在手或手臂發作，但是手肘、手、手指關節也可能引起痛風。

何謂痛風？

痛風是何種疾病

以前認為痛風和糖尿病是富貴病。糖尿病在戰爭開始後減少，和平時由於糧食供給恢復又增加。而痛風在以前也被認為是享受「美食」的一部分富裕階層才會罹患的疾病。但是從「美食」到「飽食」時代，不管是誰、不論住在何處，都能過著同樣豐富的飲食生活，因此，痛風已從富裕階層擴展到一般大眾，都市擴展到鄉村，從壯年層擴展到青年層。

另一方面，關於痛風的發症構造已逐漸明瞭。已經知道這不單是飲食的問題，也包括了圍繞在我們身邊的各種周遭環境因子，都會導致痛風發症。但是，一般人對於痛風的誤解偏見依然存在，因此阻礙了以科學的方法所證明的正確治療法之推廣。

定義痛風這個疾病，應該是「基於熱量代謝調節障礙而形成高尿酸血症的人，因為產生過剩的尿酸而引起急性關節炎症狀的疾病」。

光是這麼說，一般的患者也許不了解，在此隱藏著了解痛風的重要關鍵。高尿酸血症、尿酸等我們會加以說明。在此首先要說明的是痛風的基礎在於高尿酸血症的狀態，尿酸與痛風的發症有密切關係。繼續進行時會引起關節的變形、破壞，甚至會引起障礙（痛風腎）、高血壓、高脂血症、虛血性心臟疾病、糖尿病、肥胖症等，一定要注意這一點。

痛風、高尿酸血症的分類

體內尿酸異常增加的狀態，也就是高尿酸血症，是痛風的重大危險因子。

如果以原因的有無別區分高尿酸血症時，則像阿斯匹靈或高血壓治療藥、白血病、腎臟病等原因，會引起續發性的高尿酸血症。此外，還有原因不明的特發性高尿酸血症。但是，原因清楚的續發性高尿酸血症只占整體的百分之幾而已，大部分都是原因不明的特發性高尿酸血症。這種高尿酸血症的分類，當然對於痛風而言也是同樣的。

也就是說，九十%以上的痛風原因不明，目前認為可能是遺傳、壓力、飲食、過度劇烈的運動、酒等為誘因而引起痛風的併發症。

除了遺傳因素外，痛風的誘因都與我們的生活有密切的關係。而且，與遺傳有關的痛風只佔全部痛風患者的一成而已。也就是說，痛風的發症與環境要因有密切關係。

引起痛風發作的方式，分辨法

何謂痛風發作

風一吹就會疼痛，有人從旁經過而引起的振動也會成為劇痛的原因，就是痛風發作。痛風到底是何種疾病呢?痛風患者大多是腳拇趾根部腫脹，會經歷一種以往的人生中從來沒有經歷過的劇痛，大約二～三天內這種疼痛就會消失。

痛風發作的構造，是組織中無法溶解的尿酸鹽沈著在關節的部分而開始的。而尿酸鹽最容易沈著的部位，就是拇趾根部的關節。因此，將近七十%的患者，其初發症狀都是出現在拇趾根部。此外，有些患者是足背部和腳跟腱的附著部位、膝關節會產生最初的疼痛感。最初在手指、手肘、肩膀等上肢關節引起發作的例子較少，但是，也有可能最初的症狀出現在手關節。

為什麼下肢和拇趾根部容易引起發作呢？據說是因為最容易承受負擔的就是拇趾根部，但是真正的理由不明。

拇趾根部的關節症狀會反映在全身。發作時抽血調查血小板沈降率時，會發現有明顯的亢進現象，或是白血球數會增加。

但是，以往從未經歷過的劇痛過了二～三天經過顛峰期後，大都在一週內會變成鈍痛，距離初期發作不到二週就能完全復原，好像從來沒有發生任何事情似地。

發作與發作的間隔因人而異。根據調查結果顯示，從第一次發作到第二次發作為止的發作間隔，最多的是一～二年。第二次的發作可能出現在頭一次的關節或是相反側的關節，反覆這種發作之後，尿酸沈著於身體內，漸漸地會縮短發作的間隔時間。

痛風發作非常劇烈，與腎結石合稱為疼痛的雙璧。疼痛本身不會致命，但是發作對個人而言，如果在重要的時刻發作，就會造成困擾。痛風是職棒選手和相撲選手較常罹患的疾病，在重要的比賽前或比賽時引起發作的例子也不少。

無症候性高尿酸血症

從尿酸的化學性質來看，一旦在體內積存到一定程度以上時，就很難溶解在血液中，會沈著於身體各處，而導致痛風發作。痛風患者幾乎毫無例外，都會有高尿酸血症的狀態，理由就在於此。但是，不見得有高尿酸血症就一定會造成痛風。

要使痛風發症，就必須確認尿酸在體內到底積存了多少，高尿酸血症的年數到底持續了多久。一般而言，放任高尿酸血症不管的話，大約經過十年就會出現關節炎的症狀（圖1）。

但是，痛風發作的自覺症狀就算出現，利用現代醫學也能遏止其進行。問題就在於尿酸會在腎或血管造成障礙型的痛風。尿酸鹽沈著於腎臟，幾乎不會出現自覺症狀。腎障礙的特徵是如果沒有惡化到相當嚴重的地步，是不會出現症狀的。就算沒有關節炎而有腎障礙存在，就會形成所謂痛風腎。此外，尿酸會引起血管障礙、心肌梗塞。目前心肌梗塞的患者中，高尿酸血症所占的比例為二十～三十%，非常地高，此外，罹患心肌梗塞後，才知道有高尿酸血症的例子也不少。

由此可知，痛風發作可以算是警告個人尿酸蓄積在體內的警鐘。

●圖1　痛風的臨床經過

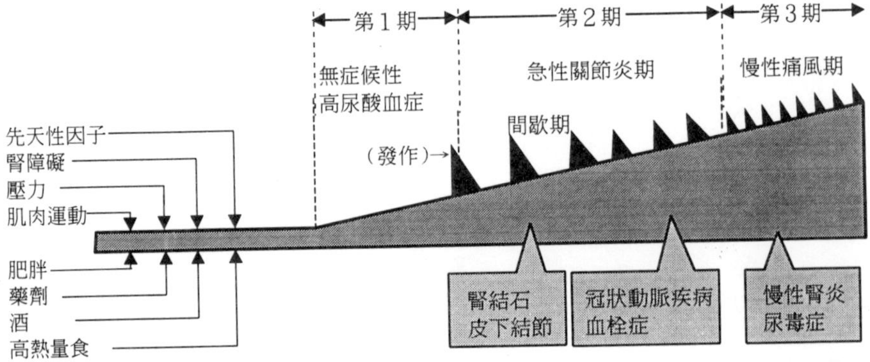

發作的確非常劇烈、痛苦，但是真正可怕的是不知道尿酸蓄積而造成腎臟受損，或是罹患心肌梗塞。

最近，職業場所進行的團體檢查測量尿酸值的機會增多了。因此，如果醫師指出罹患了高尿酸血症時，即使是無症候性的，也必須向醫師詢問高尿酸的原因，藉著生活改善而降低尿酸值。

痛風發作的分辨方式

痛風發作的症狀，先前已敘述過了。以下敘述醫師如何診斷痛風。

基於由患者身上所得到的情報，有一些方法可以分辨，最基本而重要的情報就是從問診開始的。

醫生首先要對於患者症狀的程度，及以往曾罹患的疾病加以詢問。基於對患者問診而得到的情報，可建立今後治療計畫的基礎，必要的情報必須努力地以邏輯的方式詢問出來。而患者希望醫師能了解自己因痛風而承受的痛苦，所以對於醫師的邏輯態度，也許會表現出冷淡，如此一來會使醫師和患者的關係惡化，所以，一定要了解雙方想要些什麼？使醫師和患者的關係更順暢才行。像痛風這種需要長期管理的疾病，醫師和患者之間的關係一定要順暢。

●圖 2　痛風診斷所需要的情報

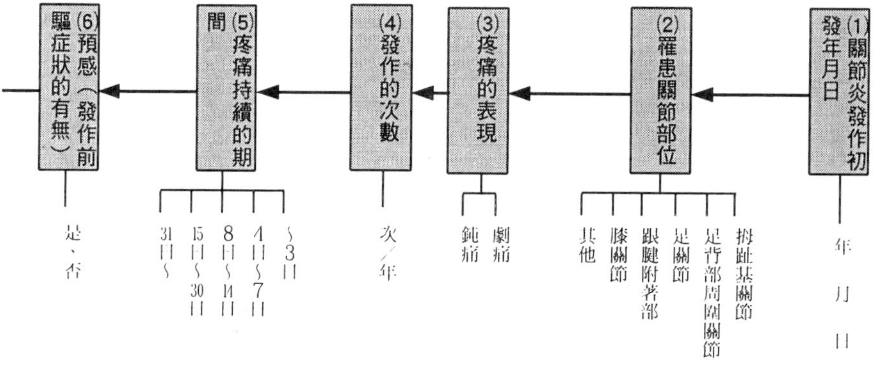

痛風的診斷必要的情報如圖2所示，醫師基於問診，最初詢問的是關節炎症狀的有無。出現發作的年月日、引起症狀的關節部位、疼痛的程度和症狀持續多久、一年出現幾次疼痛的情形等等，都必須詢問。此外，過去曾罹患何種疾病，目前除了痛風外是否罹患其他疾病、服用哪些藥物等都必須詢問。因為高血壓、心臟病、腎臟疾病、尿路結石、結核、糖尿病、膽結石症和痛風都有密切的關係，如果合併這些疾病時，一定要告知醫師。

當然，從患者處問出的情報也許會伴隨一些不正確的程度。但是，對患者而言，知道自己服用何種藥物非常重要。所以平常就要關心這一方面的問題。

何謂尿酸？

尿酸是什麼

相信各位已經了解痛風的發症與尿酸有密切關係。為了讓各位能正確地了解痛風，以下說明尿酸在我們體內到底具有何種作用。

生物不斷地合成新的物質，排泄不必要的物質，這個過程稱為

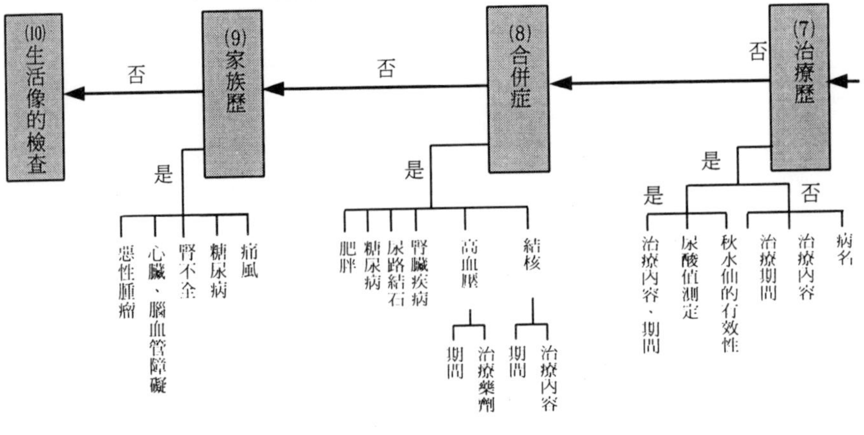

代謝，痛風是在各種物質的代謝過程當中，尿酸的代謝經路出現毛病而發症的疾病。

我們的身體是由數量龐大的細胞所構成的，將這些細胞一一加以細分時，就知道是由細胞膜、細胞質、細胞核等三個成分所構成的。尤其核中有核酸來負責遺傳情報的物質存在。核酸必須畫出遺傳的設計圖，因此親子兄弟長得很像、老鼠只會生下老鼠等等的遺傳現象，必須由核酸掌管，龐大的情報必須由核酸負責。

核酸中有核糖核酸（RNA）與脫氧核糖核酸（DNA）等二種，這些核酸的構成單位稱為核苷酸，其中之一是嘌呤核苷酸物質。嘌呤核苷酸是尿酸合成時的素材，因此與痛風有密切關係的尿酸的根源，就藏在生物的神秘構造中。

嘌呤核苷酸是存在於食物中的核酸與蛋白質結合所形成的核蛋白，以體內的核酸分解產物、氨基酸和高熱量的磷酸化合物所生成的嘌呤核苷酸為供給源，用來合成核酸。沒有被利用的嘌呤核苷酸會分解為尿酸，但是我們體內的尿酸具有各種不同的面貌。

腎功能與尿酸的排泄

正常人一天製造的尿酸為七〇〇㎎。體內經常有一二〇〇㎎的尿酸貯存庫，但是一天生產的量與等量的尿酸，主要由腎臟排泄，因此，能夠保持尿酸貯存庫，維持穩定（圖三）。在我們的腰的兩側各有一個腎臟，如蠶豆狀握拳般大，重量一二〇～一七〇g。

一天排泄的尿酸，七十％是由腎臟排泄到尿中。腎臟以外的經路就是成為消化液分泌到腸管，藉著汗排出體外。

腎臟的主要作用，是將血液中的老廢物和不需要的物質取出，成為尿排泄掉。尿酸在腎小球過濾後由尿細管再吸收，或是排泄到尿中，在再吸收的過程與排泄過程中，如果出現毛病，就會使尿中的尿酸排泄量產生變化。

以往被視為痛風基礎的高尿酸血症，是因為尿酸在體內過剩合成，或是在腎臟的排泄機能減退而造成的。但是最近發現兩者的交界含混不清。也就是說，外表看起來好像是排泄機能減退，也許其根底就在於尿酸的過剩產生，否則也許不會形成高尿酸血症，現在這已經是主力想法了。

熱量代謝調節障礙

以往認為飲食中所含的嘌呤體攝

●圖 3　體內的尿酸儲存庫

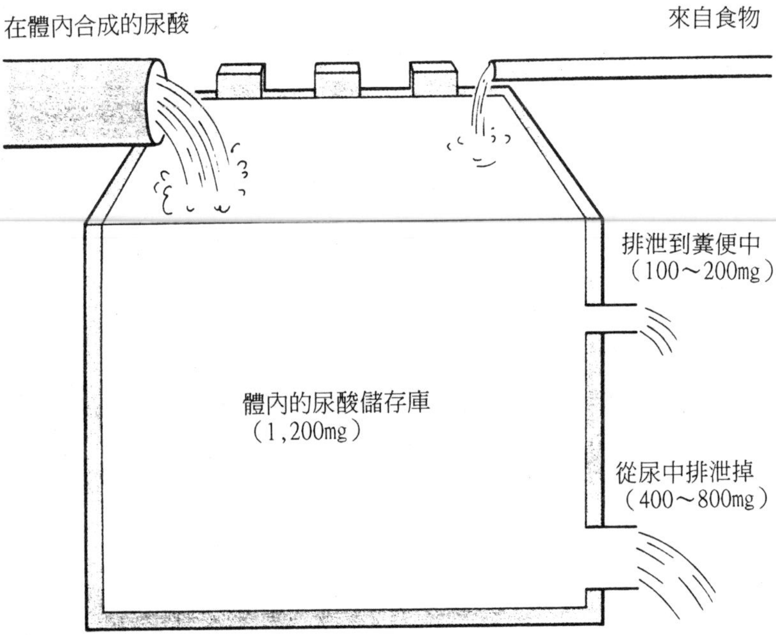

取過剩會導致高尿酸血症。不過，最近發現高尿酸血症的原因不是那麼單純，在體內合成的嘌呤核苷酸的合成調節構造露出破綻時，才會引起高尿酸血症。

遺傳性的高尿酸血症，先天上嘌呤代謝異常。體內有避免尿酸過剩產生，控制尿酸調節構造的酵素，其中之一就是一種HGPRT酵素，一旦遺傳上缺少這種酵素時，就產生一種叫做雷休奈漢病的遺傳性疾病，這個疾病根據×染色體性劣性遺傳的法則，是只有男性才會在遺傳上欠缺這種酵素，因此，如果家中有二個兄弟，可能其中一人會罹患痛風。

不過，大多數的痛風患者是由於長期攝取高熱量食（例如空肚子喝酒等）、壓力、劇烈的肌肉運動等，造成嘌呤核苷酸過剩產生而形成的。過剩產生的嘌呤核苷酸最後合成尿酸，而在血液中游離的尿酸由腎小球過濾後，由尿細管再吸收，因此，尿酸貯存庫增大而形成高尿酸血症。

以往據說高尿酸血症大部分是腎臟很難排泄尿酸的「排泄減退型」，但是現在發現這只不過是表面的現象而已。

尿酸值的看法

痛風的檢查最重要的就是血清尿酸值。血清尿酸值是了解能否巧妙控制痛風的基礎高尿酸血症的重要指標。

血清尿酸值即使是沒有自覺症狀，也就是所謂的「健康人」，以及男女或是年齡的不同，都會造成差距。此外，即使同一人在一天當中也會出現一定範圍內的變動。這種差距稱為生理的變動幅度，完全沒有問題。

圖4是一dℓ血液中所含的尿酸量當成指標，進行的正常到高尿酸血症的分類。正常範圍為六・五mg／dℓ以下，到七・五mg／dℓ以下為生理的變動幅度，到八・五mg／dℓ以下為境界型高尿酸血症，超過這個範圍以上就是需要治療的高尿酸血症了。血清中的理論尿酸溶解度為六・四mg／dℓ，超過這個範圍後，尿酸鹽無法溶解。

痛風就是因為尿酸鹽蓄積在身體各部位引起的疾病，主要特徵是反覆出現急性關節炎發作，而血清尿酸值愈高時，痛風發症的頻度也愈高。

因此，境界值超過八・五mg／dℓ時，無論症狀有無，都需開始治療。

最近，在公司或地區進行的健康診斷中，測定血清尿酸值的機會增加

●圖4　高尿酸血症在何種程度下應該開始治療

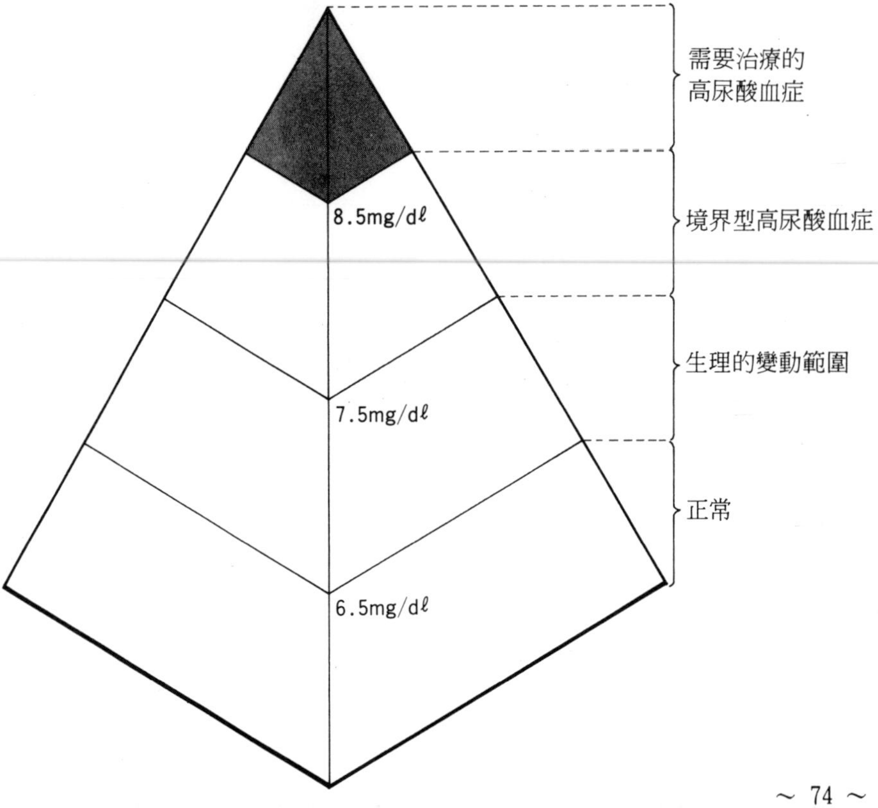

了，因此，即使在無症狀時，如果醫師指出罹患高尿酸症，必須趕緊接受專門醫師的治療。此外，就算是境界型高尿酸血症，也要接受專門醫師的診治，聽從醫師的建議。

痛風的疫學

日本的痛風患者

目前在日本國內的痛風患者數據說有近四十萬人。東京女子醫科大學風濕痛風中心，針對三重縣伊勢灣的離島、答志島進行調查，從一九七〇年開始進行疫學調查，發現痛風的有病率為〇・四%。也就是說，每十萬人口中，有四〇〇人為痛風患者。後來，我們在東京進行同樣的調查，得到與答志島疫學調查同樣的結果。由這個資料推測，日本將近有四十萬名的痛風患者。

這個患者數與慢性關節風濕的估計患者數相匹敵（慢性關節風濕的患者數約五十萬人），每年有數百人會成為新的痛風患者，登錄於某處的醫療機構中。

痛風在國內過去是很罕見的疾病。中年以後的醫師在學生時代幾乎沒有接受過痛風的課程。在一九七〇年以後，痛風患者為何會急速增加呢？的確令人難以了解。

根據後來的研究，發現並不是以往國內的痛風患者較少，而是因為知識和調查不夠，無法掌握患者數所致。

痛風是自古希臘時代就已經為人所知的古老疾病，歷史上的人物，如馬其頓帝國的統治者亞歷山大大王、米開朗基羅，進行宗教改革的路德、萬有引力的發現者牛頓、『進化論』的作者達爾文等都有痛風的煩惱。這些都是歐洲人，現在痛風並沒有民族差。我們的疫學調查成績與歐美的調查一致。如果有民族差，則不是由於這個民族所具有的固有體質所造成的，而是圍繞民族的生活環境的原因所造成的。

性別、年齡、遺傳

沒有任何代謝性疾病比痛風更具有性別的差異。接受痛風治療的患者大部分為男性。女性所占的比例不到一％。

事實上，前往東京女子大學風濕痛風中心受診的患者，大都是風度翩翩的中年紳士，在社會上頗為活躍的人士，為充滿活力的中年男性。感覺腳的拇趾劇痛時，首先必須懷疑可能是痛風，因為中年男子較常罹患的疾病就是痛風。

關於痛風的男女差，到目前為止還不太明白。但是，尿酸的絕對量男性比女性更多，這也可以當成說明男女差的一種想法。

圖5是尿酸值的性別與年齡分布圖，男性尿酸值的分布曲線從青春期開始到達顛峰。而女性則在到達生產年齡時降低，停經後有上升的傾向，整體而言，還是比男性低了一・〇～一・五㎎／dℓ。

●圖5　國人血清尿酸值的性別及年齡別的分布

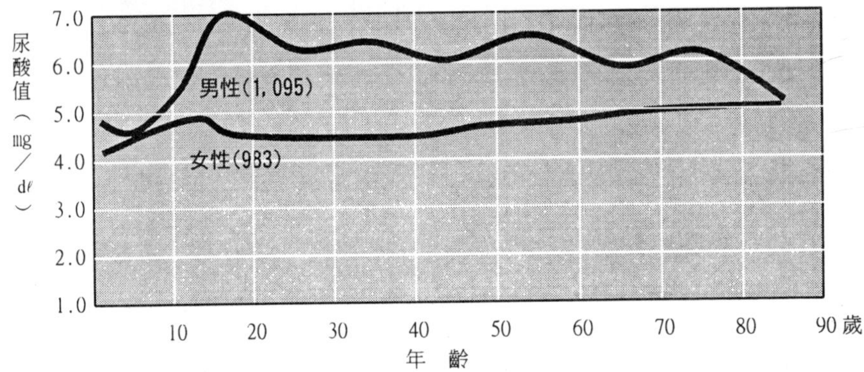

痛風的一大特徵是中年性較常罹患。不過最近二十~三十幾歲的發症患者也增加了。圖6是痛風的年齡別有病率，到一九七四年為止，二十~三十幾歲的發病患者不到二十%，但是後來年輕的痛風患者有增加的傾向。尤其最近噻嗪系利尿劑和瀉藥，被年輕女性用來減肥，造成尿酸再吸收加速進行，瘦的女性較容易出現高尿酸血症。而進行激烈肌肉運動的職業運動選手和業餘選手，也有高尿酸血症頻度擴大的情況出現。

另一方面，痛風與遺傳的關係如何呢？自古以來認為痛風是遺傳性疾病，在歐美也發現了的確與遺傳有關的家族系統，不過在日本卻很難證明與遺傳的關係。根據我們的調查，將近二五〇〇名的痛風患者中，明顯具有遺傳背景的只有八%而已。

其中也有經過幾代以後仍有痛風發症的濃厚遺傳背景的家族系統，不過，大多數的痛風似乎與遺傳無關。

痛風者的死因

沒有人因為痛風而死去。以前認為痛風的病態會導致腎荒廢而因尿毒症而死亡，但是現在幾乎很少看到痛風↓腎不全↓尿毒症死亡經過的患者了。其理由是因為優良的尿酸控制藥出現所致。但相反地，

●圖6　痛風年齡別有病率

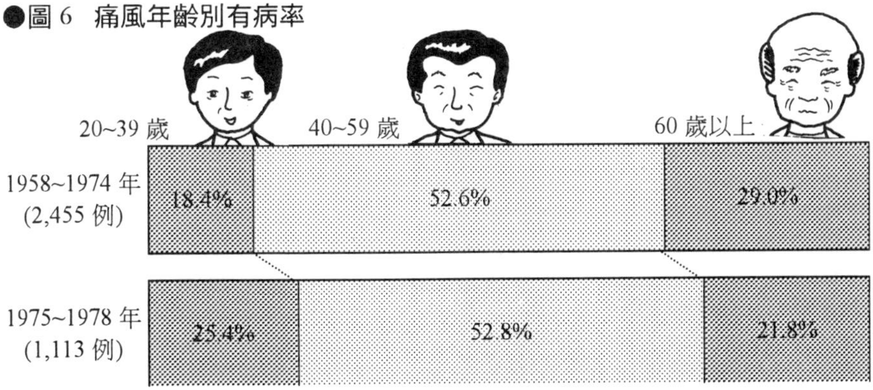

今日基於動脈硬化的腦、心臟血管障礙等原因而死亡的痛風患者卻增加了。在治療章中會為各位詳細敘述關於痛風合併症的問題，在此先敘述到底有多少人會因為腦、心臟血管合併症而死亡。希望藉此而讓各位了解痛風治療的目的之一，就是必須防範這些合併症於未然。

日本痛風患者的死因調查報告比較少，根據我的調查發現，腦梗塞等腦中風或狹心症，心肌梗塞等虛血性心臟疾病所造成的死亡數超過六十%。而且平均死亡年齡為六十六歲，比國人的平均壽命更低。並沒有進行廣泛的調查，所以不能夠確定。但是，如果這些人能夠好好地控制尿酸，也許生存壽命就不會比國人的平均壽命短了。

觀察痛風初診患者的心電圖，將近半數有心電圖異常的現象。為一般患者的二倍數字，由此可知，高尿酸對於心臟而言，的確是非常危險的。

痛風的治療

痛風發作的對症療法

痛風治療的最大目的，就是要控制成為痛風基礎的高尿酸血症，並預防伴隨高尿酸血症的各種併發症。但是，同時對於發作也要加以治療，才能緩和患者的疼痛，這一點非常重要。

對於痛風發作，大都是利用秋水仙鹹或非類固醇系抗發炎藥治療。秋山仙鹹是從百合科的秋水仙的種籽和球根所得到的物質，自古以來當成痛風發作的特效藥。在痛風發作的早期服用的話，效果非常大，但是有胃痛、水樣性下痢、脫毛等副作用，所以必須避免長期連續使用。如果預感到會發作時，可以服用一錠秋水仙鹼。大部分患者在劇烈的痛風發作出現之前會有「抽痛」、「覺得有點腫脹」的發作的預感。痛風的發作經驗過二～三次後，就能掌握這種預感，只要在這時服用一錠秋水仙鹼就可以了。

對於痛風發作具有有效性的非類固醇系的抗發炎藥有很多，像 Indometacin（商品名＝Indocin）或 Naproxen（商品名＝Naxen）等，屬於副作用少，容易使用的藥劑。

Indometacin 除了痛風發作以外，對於慢性關節風濕或腰痛症的疼痛也有效。使用方法是在痛風發作時期每隔三個小時服用三顆，共服用三次。稱為「三原則」，利用這個方法在發作極期也可以進行治療。

包括 Indometacin 在內非類固醇系抗發炎藥，大都具有胃腸障礙的副作用，不過一九七〇年由美國所開發的 Naproxen 所引起的胃腸障礙較少。根據實驗發現，具有約阿斯匹靈八倍的鎮痛效果，對於痛風發作的鎮痛效果與 Indometacin 相同。

痛風發作的藥物療法原則如下：

①有發作前兆時，服用一顆秋水仙鹼。

②過了前兆期出現發作時，短期間內要遵循「三原則」，服用非類固醇系抗發炎藥。

③發作減輕後，服用常用量的非類固醇系抗發炎藥。

④在沒有發作的寬解期，則不要服用任何非類固醇系抗發炎藥。

高尿酸血症的治療

利用以上的藥物療法寬解痛風發作的現象後，就要開始進行痛風的原因療法，即高尿酸血症的治療了。高尿酸血症的治療如果進行順暢，痛風就不會頻頻發作。由這個意義來看，高尿酸血症的治療很重要。

圖7是痛風治療的一般過程，而進行高尿酸血症治療的患者必須注意的是，首先，高尿酸血症治療並不是對於痛風發作的治療。

此外，開始進行高尿酸血症治療後，不久反而容易引起痛風發作。可是持續治療後就漸漸不會發作，此外，在治療法上下工夫，也能減輕發作的症狀。

那麼，為什麼治療高尿酸症容易引起發作呢？

因為血中的尿酸降低時，關節組織中的尿酸鹽遊離，而出現痛風的發炎反應，因而引起發作。也就是說，要使蓄積在關節內的尿酸鹽減少，需要花相當長的時間。但是，如果能夠慢慢降低血液中的尿酸，就能夠使得發作的症狀減輕。

同樣是發作，如果放任高尿酸症不管所造成的發作而治療所引起的發作程度完全不同。血清尿酸值能保持在一定範圍內，痛風就

圖7　痛風的治療過程

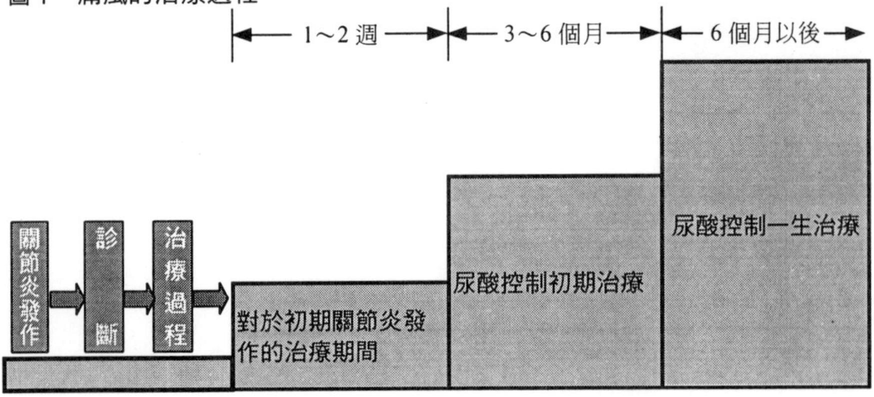

不容易發作。痛風治療的最大目標是控制高尿酸症，因此，一定要好好服用醫師指示的藥物。

治療高尿酸血症的藥劑很多，以下簡單敘述主要的藥劑。

控制尿酸的藥劑，包括促進尿酸排泄，以及阻礙生物體內尿酸合成，藉此降低血中尿酸程度的藥物。

其中，尿酸排泄藥的代表是羧苯磺丙胺，使用了將近四十年，安全性極高，是容易使用的藥劑。羧苯磺丙胺一天約五〇〇～一〇〇〇mg，分二次，間隔十二小時服用。副作用方面，則是偶爾有的患者會出現發疹或胃腸障礙，但是為輕度的，而且頻度非常少。

少量就具有優良降低尿酸作用的就是Benzbromarone，比羧苯磺丙胺的副作用更小，而且具有強力尿酸排泄效果。

另一方面，阻礙尿酸合成的代表藥物就是別嘌呤醇。這種藥物長期使用時，會使大型的痛風結節（積存在皮下的尿酸塊）在數年內減少。一天服用二〇〇～四〇〇mg，分二次服用。

到底該選擇何種藥劑？必須配合患者的病情決定。因此，A患者使用的藥劑不見得就適合B患者。痛風的專門醫師會選擇對患者就適合的藥劑。如果對藥物感到懷疑時，可以直接詢問醫師，不可按照自己的判斷而中止服用。

高尿酸血症的治療必須一生持續。但是尿酸值穩定後，就可以漸漸地減少藥量。不可自己任意變換藥物的服用方法，否則尿酸值無法保持穩定。專門醫師開出處方時，是基於嚴格的基準而開處方的，所以，不要自己任意地加減藥量。

高尿酸血症的治療目標

高尿酸血症的治療是否順利，有幾項判斷標準。其中之一就是是否出現痛風發作，如果能夠抑制痛風發作，就表示高尿酸血症治療成功了。

此外，也要定期檢查血清尿酸值，其值在一定範圍內維持穩定非常重要。血清尿酸值要保持在六・〇㎎／dℓ以下的一定範圍內。

食物療法

日常生活中占極大比重的飲食，對於尿酸的穩定而言也非常重要。以前認為食品中所含的核酸在體內分解、氧化所產生的嘌呤體會造成問題，因此進行嚴格的飲食限制（嘌呤體限制食），含有大量嘌呤體的魚肉類被限制攝取，使得患者對於飲食感到非常不滿。

但是，最近由於尿酸代謝的研究進步，此外，控制尿酸的藥劑也不斷開發出來，因此，以嘌呤體限制食為主軸的食物療法被認為是：

①容易產生營養偏差。

②會增大患者的精神痛苦。

③食品中的嘌呤體大部分在腸管內會由細菌分解掉而消失。

基於以上的理由，不再進行這種食物療法了。

最近的食物療法，是基於痛風合併症的預防、治療的觀點而進行的。也就是說，痛風容易伴隨高血症、虛血性心臟疾病、糖尿病、高脂血症、腦血管障礙、肥胖等合併症出現，因此，為了治療及預防這些疾病，而進行食物療法。實際進行食物療法的重點有以下五項：

①遵守一天攝取的熱量

痛風以肥胖者較常罹患，因此要限制總熱量。利用理想體重、標準體重來計畫一公斤的體重攝取二五～三十kcal的飲食。不是特別肥胖，一天只要攝取一八〇〇kcal就足夠了。

②攝取營養均衡的飲食

醣類、蛋白質、脂質、各種維他命、礦物質，在一天的飲食中一定要均衡地分配。標準如下：

醣　類　一日二〇〇g。

蛋白質　一日六〇～七〇g。但是罹患痛風腎時，必須限制蛋白質的攝取量。

脂　質　三十～五十g。

此外，還要充分補充維他命、礦物質。

③充分攝取水分

以前罹患尿路結石的人，或是服用尿酸排泄藥的人，為了預防尿路結石或腎障礙，必須充分補給水分。標準是要補充能使一天的尿量增加到二ℓ以上的水分。

但是，腎臟的腎小球出現毛病，或是心不全的患者，不能喝太多的水。

④鹽分不可攝取過多

國人的飲食生活具有攝取過多鹽分的傾向。結果，高血壓性腦溢血的頻度增高，以前國人死因的第一位是腦溢血等腦中風疾病。現在各地進行減鹽療法，因此，因為腦溢血而造成的死亡也減少了。

但是，與歐美人士相比，國人的鹽分攝取量還是很多，容易合併高血壓的痛風患者，必須過著控制鹽分攝取的飲食生活。即使未罹患高血壓，一天的鹽分攝取量也必須控制在十g以下。如果已經合併高血壓時，更要控制鹽分的攝取量。一天的鹽分攝取為四～六g時，就能使血壓下降。

⑤控制飲酒

酒精飲料會使尿酸的生合成亢進。一日量日本酒一壺、啤酒一小瓶、威士忌六十ml以內，不會對尿酸造成影響，但是攝取酒食，必須控制攝取的熱量為一日總熱量的十％以內。

以上為進行食物療法的五項重點。這並不是病人食，而是健康食。健康的人為了預防成人病，也可以進行這種食物療法。食物療法會讓人感覺食物好像索然無味，若是將其當成健康食，就必須很有耐心地持續進行。

容易與痛風合併出現的疾病

糖尿病被稱為合併症的百貨公司，是容易引起各種合併症的疾病。因此，糖尿病的治療目的，也包含在合併症的預防中。痛風也和糖尿病一樣，擁有很多併發症。

●糖尿病

糖尿病患者容易合併痛風出現，或相反地，罹患痛風時也容易合併糖尿病出現。糖尿病是控制血糖的胰島素荷爾蒙作用不足，糖的處理不良，持續高血糖而產生的病態。尿酸值和血糖值之間具有明顯的相關關係。也就是說，尿酸值愈高時血糖值愈高，血糖質愈高時則尿酸值愈高。

糖尿病分為自己沒有辦法分泌胰島素，必須注射胰島素的Ⅰ型糖尿病，以及由於肥胖、過食等要素而引起的胰島素分泌障礙，胰島素作用不足的Ⅱ型糖尿病。會合併痛風的糖尿病，是不需要胰島素治療的Ⅱ型糖尿病，只要藉著適當的食物療法控制體重，就能抑制血糖值的上升，伴隨痛風的糖代謝異常，為了加以改善，消除肥胖是非常重要的關鍵。

●高血壓

僅次於糖尿病，合併頻度較高的疾病是高血壓。下表表示正常血壓與高血壓，或正常與高血壓的交界範圍。血壓和尿酸值同樣地，會因精神壓力或個人的活動狀態而產生變動。因此，光靠一次的測定沒有辦法斷定是否為高血壓，必須換個日子或測定幾次，取得平均值以診斷是否為高血壓。反過來說，光靠一次的測定，而且是剛爬過樓梯後而測量的血壓，則就算最高血壓（收縮期血壓）在一四〇以上時也不用擔心。

痛風患者較常見的高血壓，是因為肥胖而動脈硬化進行而發病的。高血壓缺乏自覺症狀，因此容易被忽略，腦中風或虛血性心臟疾病的重要危險因子是高血壓。如果經由診斷醫師告知是高血壓時，就必須遵照醫師的指示控制血壓。

但是，如果痛風合併高血壓出現時，治療高血壓有一些必須注意的要點，也就是，當成降壓藥使用的噻嗪系降壓利尿劑，具有使血液中尿酸上升的作用。所以，原則上痛風和高尿酸血症合併高血壓出現的患者，不能使用噻嗪系藥劑，以前，高血壓治療的第一選擇藥為噻嗪系藥劑，不過最近很多例子都是將β－遮斷藥或鈣拮抗藥當成第一選擇藥使用。治療高血壓時，要和醫師討論痛風、高尿酸血症的問題，請醫師為你選擇適合自己的藥劑。

●虛血性心臟疾病

如冠一般圍繞著心臟，將血液供給心臟肌肉（心肌）的就是冠狀動脈。冠狀動脈因動脈硬化而狹窄，使血液循環不順暢、心臟功能不良時，就會引起狹心症，再繼續惡化時，血液斷絕、心肌壞死，就會引起心肌梗塞。狹心症的發作可利用硝化甘油舌下錠抑制，但是可能是心肌梗塞的前奏，因此，必須進行嚴格的治療管理。有時候必須將導管插入冠狀動脈，擴張狹窄的血管，進行治療。

急性心肌梗塞是突然於胸部出現好像被拉扯般的胸痛發作現象，如果不在早期接受專門的治療，可能有猝死的危險。

狹心症或心肌梗塞等虛血性心臟疾病的基礎在於動脈硬化，隨著年齡增長，這種症狀會不斷惡化，一旦痛風出現時，有助於預防動脈硬化的好膽固醇（HDL）會減少，肥胖、糖尿病、高脂血症（血液中的膽固醇、中性脂肪異常增加的狀態）的要因相互產生作用，而促進動脈硬化。此外，容易罹患虛血性心臟疾病者，是工作認真，在人際關係上富於攻擊性的人士，具有這種行動型態的人稱為A型，具有虛血性心臟疾病的危險因子，痛風患者大都是展現A型行動型態的人，形成更容易罹患虛血性心臟疾病的狀態。

因此，痛風患者必須藉著食物療法等消除虛血性心臟疾病的危險

●表　血壓的分類

範圍(mmHg)		分類★
擴張期血壓	<85	正常血壓
	85~89	高值正常血壓
	90~104	輕症高血壓
	105~114	中等症高血壓
	≧115	重症高血壓
收縮期血壓	<140	正常血壓
（擴張期血壓為	140~159	境界域收縮期性高血壓
90mmHg以下時）	≧160	收縮期性高血壓

★境界域收縮期性高血壓（收縮期血壓 140～159mmHg），或是收縮期性高血壓（收縮期血壓 160mmHg 以上，以及高值正常血壓（擴張期血壓 85～89mmHg）如果在同一人身上出現時，則分類以前二者為優先考量。
高值正常血壓（擴張期血壓 85～89mmHg）與正常血壓（收縮期血壓 140mmHg 以下）出現在同一人身上時，則分類以前者為優先考量。

（根據全美高血壓合同委員會的基準 1984 年版）

因子高脂血症等，同時，必須養成悠閒的生活態度。

痛風治療是一生治療

了解疾病

對於痛風發作進行對症療法，同時對於高尿酸血症進行了半年的治療，一般而言，血中的尿酸值就會穩定。

就患者方面而言，服用藥物也成為生活中的一種習慣了。但是相反地，如果不發作時，有的人就會產生安心感，而自己任意停止服用應該服用的藥物。這一類的患者過了一定的期間後，毫無例外地，全都會再次出現痛風發作的現象。一旦停止降尿酸的藥物的使用時，即使在此之前能妥善地控制尿酸，可是在一週內，血液中

●圖 8　患者教育過程

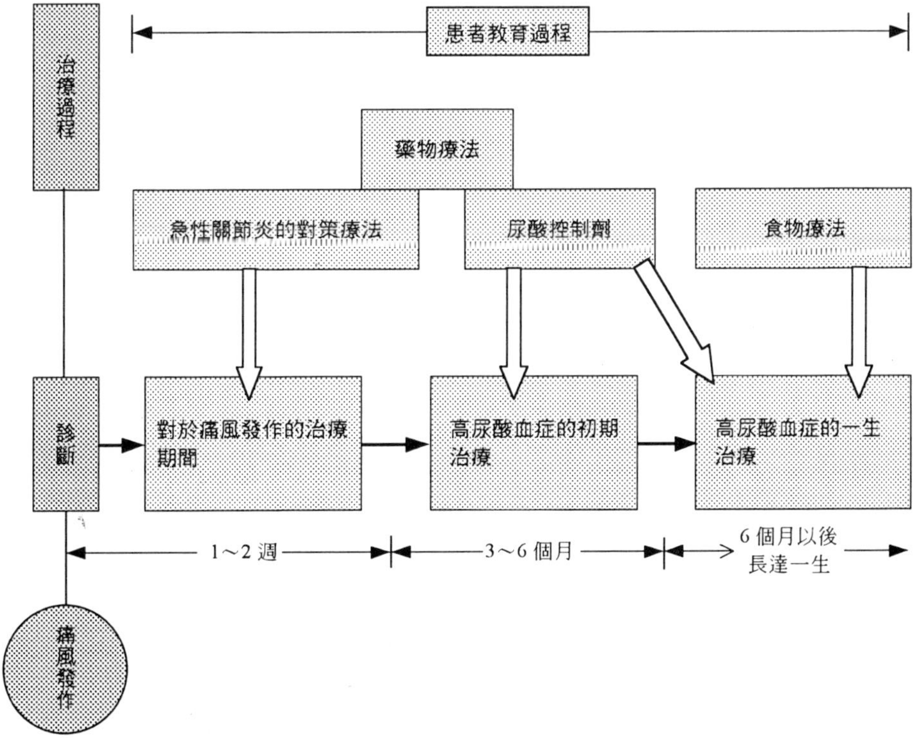

的尿酸值又會恢復原狀。結果，先前所敘述的各種合併症都可能發生。

中斷治療的患者，可說是對於痛風這種疾病的認識太淺。為了持續進行痛風治療，對於痛風這種疾病一定要擁有充分的認識，必須了解一旦中斷治療時會導致何種嚴重的結果。

①痛風發作的劇烈關節痛，其自覺症狀緩和以後之高尿酸血症的期間，比較不容易出現自覺症狀。但是，到達這個地步一定要進行充分的治療，否則併發合併症的機率將會提高。

②症狀進行時，會形成多發性關節炎或是痛風結節之效應的皮下結節。

③尿酸沈著於腎時，最初缺乏自覺症狀，形成機能性障礙，但是最後會變成器質性病變，甚至會形成尿毒症。

④痛風存在著很多促進糖尿病、或高脂血症的動脈硬化的要因，因此，必須一生都治療高尿酸血症，否則可能會合併出現腦血管障礙的疾病。

痛風具有如圖8所示的治療過程，其中也包括一生治療的重要項目在內。而這個一生治療的主角並不是醫師，患者必須了解自己的疾病，徹底進行自我管理。

對於痛風治療造成不良影響的要因

●肥胖

對於痛風治療造成不良影響的第一要因就是肥胖。

肥胖的最大因素就在於過食。痛風患者飲食生活，早餐、午餐吃得較少，晚餐、消夜攝取很多。進行食物療法的起步，就是早餐、午餐、晚餐的飲食必須均衡分配。慢慢朝著減少晚餐的攝取量的方向前進。但是晚餐不能光喝酒，因為酒中含有相當高的熱量。

不過，突然減輕體重會使尿酸增加，而誘發痛風發作。因此，必須減量時以一個月減輕一～二kg的體重為目標。

●運動

一般人認為運動對於健康很好，但是「過猶不及」。

職棒選手罹患痛風者較多，因此扭傷或肌肉拉傷的例子並不少。棒球選手較易罹患痛風的原因，是因為孩提時代沒有充分補充水分，而猛烈練習、酷使身體，所造成的結果。從事劇烈運動時，肌肉的新陳代謝旺盛、體內的尿酸量增加。但是，只要充分攝取水分，就能使尿酸溶解於水中，隨著尿液排泄掉。

高尿酸血症的治療不適合採用運動療法。但是，一週進行一次的高爾夫球或是輕鬆的慢跑則不成問題。一邊補充水分一邊進行適度的運動，稍微流流汗，可以轉換心情，所以不必過於限制。

●壓力

先前敘述過，在社會上的活動範圍廣泛的男性較容易罹患痛風，這是因為社會上存在各種壓力。和運動同樣地，壓力也會消耗熱量，使代謝旺盛，因此會誘發尿酸合成作用，由這個意義來看，不要承受過多的壓力、培養輕鬆的生活態度很重要。感受到壓力時，就必須休息，偶爾離開工作也是一種方法。最不好的生活型態就是一整週因為工作而承受壓力，到了週末時又進行劇烈的運動，然後大口地喝啤酒，晚餐時享用大餐。

如此一來，到了星期一的早上，尿酸值上升，容易引起痛風發作，像這類的例子並不少。

痛風食物療法的實際作法

痛風食物療法的基本

不要攝取過多熱量

對痛風的人而言，肥胖會使尿酸的排泄不良，增加體內的尿酸量。此外，肥胖者大都是多汗者，大量流汗會減少尿量，阻礙尿酸排泄，很難使尿鹼性化。

因此，飲食的基本原則在於改善及預防肥胖，維持適當的體重。

現在較胖的人必須慢慢地減輕體重，不胖的人則要避免發胖，維持標準體重或減少五％，這個體重較為理想，所以，首先必須攝取適當的熱量。

但是，必須注意的是不能因為肥胖而極端地減食或絕食。極端的減食或絕食，容易引起酮血症，阻礙尿酸排泄，使尿酸增加，誘發痛風。所以，一定要慢慢地限制熱量才行。

●重新評估現在的飲食

①是否偏重於白米或麵類等穀類？
②是否吃太多點心或水果？
③是否喝太多清涼飲料等甜的飲料？
④是否喝太多酒精飲料？
⑤是否攝取太多脂肪？
⑥是否蔬菜，尤其是黃綠色蔬菜的攝取量較少？
⑦是否不吃早餐，而晚餐大吃大喝？
⑧是否吃得太快，未充分咀嚼？
⑨是否邊看電視或報紙而邊吃東西，因而吃得過多呢？
⑩是否只吃加工食品和調理過的食品呢？

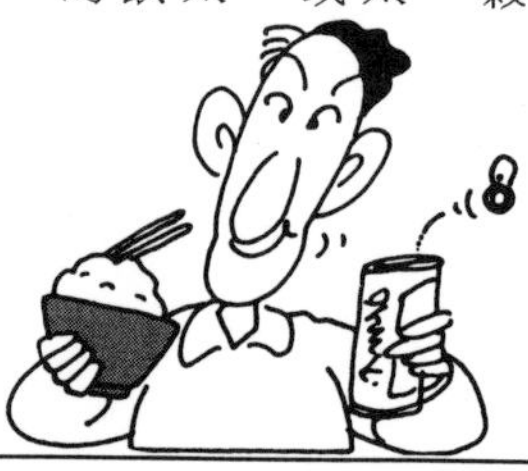

減量的方法是，一週減輕〇・五公斤的體重，一個月減輕一～二公斤較好。

攝取營養均衡的飲食

痛風患者的飲食，必須考慮營養均衡的問題，每天都要從食物中攝取身體所需要的營養素。過食，尤其脂肪和醣類攝取過剩會導致肥胖。但是，極端攝取蛋白質會導致營養素平衡失調。與糖尿病同樣地，必須一生注意營養素均衡的問題，對於合併症的預防而言也很重要。

因此，不要極端攝取高蛋白、高脂肪食，不要偏重於任何一種食品，基本上什麼都要吃。

高明地攝取蛋白質

以往的痛風飲食，認為不能吃美食，肉類尤其是內臟類，或是含有大量嘌呤體的食品都不可以吃，以嘌呤體的限制占較大的比重，但是，現在已經知道攝取嘌呤體較多的食品會導致痛風的想法是錯誤的。

肝臟等動物的內臟，或是油漬沙丁魚等含嘌呤體較多的食物，或是持續吃一～二次，也不會使尿酸值急速上升。當然，發作時最好不要吃。

充分攝取水分

如果沒有腎臟的腎小球障礙或是心不全的既往歷，則四季維持尿量一天二ℓ左右，充分攝取水分較好。

體內的PH值（酸鹼值）在七・〇～七・五的範圍內。尤其包括血漿在內，細胞外液的PH值保持在七・三～七・四左右，不會因為飲食而產生變化。體液的PH值能夠保持穩定，主要是藉著腎臟和肺的功能。

腎臟藉著尿、肺藉著呼氣、將破壞體液平衡的物質排除。因此，不會受到來自食物的影響。

補充水分時，像啤酒等酒精性飲料，或是清涼飲料、含有砂糖的咖啡和紅茶等甜的飲料並不好（表1）。

伴隨肥胖現象時更需要注意。但是像味噌湯或湯類攝取過多會造成鹽分攝取過剩。

因此，要補充水分時，最好喝水、綠茶、不含砂糖的咖啡或紅茶等。

●表1　飲料的熱量

品　名	100ml 中的 kcal	市售量 ml	市售量 Kcal
汽水	37	250	93
果汁汽水	47	250	118
可口可樂	39	250	98
清淡可口可樂	0.4	250	1
橘子汁	46	250	115
番茄汁	17	195	33
碳燒咖啡	36	250	90
碳燒冰咖啡	29	190	55
紅茶貴族奶茶	29	250	73
紅茶貴族檸檬茶	32	250	80
寶礦力	25	250	63
水瓶座	24	250	60
養樂多	69	65	45
夏娃	74	125	93
蜜乳汁	85	100	85

均衡飲食的攝取方法

①建立菜單的基本方法

飲食如果太過於依賴平常的習慣或嗜好攝取時，會導致營養平衡失調，如果打算採取食物療法時，必須考慮「吃什麼」「吃多少」「該怎麼吃」，這些非常重要。在決定好的熱量範圍內，避免營養素過與不及，將各種食品搭配組合，建立一天的飲食計畫。

②菜單的設計

●飲食的分配與比重的計算

飲食的比重，早、中、晚三餐最好保持平均值。但是，依生活型態的不同，有時早餐吃得較少，午餐和晚餐吃得較多，這也是無可厚非之事。

早餐二，午餐和晚餐各三，點心一，這樣的比例是比較合理的。早餐時太過於忙碌而沒有食慾，有的人會不吃東西。再加上午餐只吃一碗麵或一份三明治，一天的營養中大部分都是靠晚餐攝取。這種飲食生活並不好。一天的食品組合，要將從晚上到第二天的中午當成一單位來考量，這時較容易利用材料。

●設計菜單的順序

首先是吃飯、麵包，或是吃麵等，先決定主食。其次是決定主菜。以肉、魚、蛋、大豆製品等蛋白質源為主。副菜則搭配少量的蛋白質源和蔬菜。副副菜則使用蔬菜和海藻、蕈類等材料。主食、主菜、副菜、副菜的組合決定了基本料理。

一般而言如果主菜為日式，則副菜還是日式的，如果味道調和，則中式、西式、日式的組合也不錯。一天攝取的食物量依年齡、性別、身高、體重、生活狀態、病情、合併症的有無等而決定。一定要遵從醫師指示的熱量。

●一天到底吃什麼、吃多少較好

（一日 1600kcal 時的必要食品量的標準）

■主要為醣類源

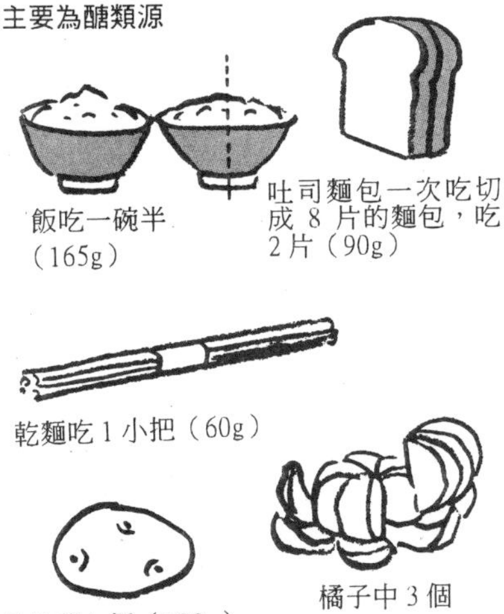

飯吃一碗半（165g）

吐司麵包一次吃切成 8 片的麵包，吃 2 片（90g）

乾麵吃 1 小把（60g）

馬鈴薯 1 個（100g）

橘子中 3 個（200g）

■主要為蛋白質源

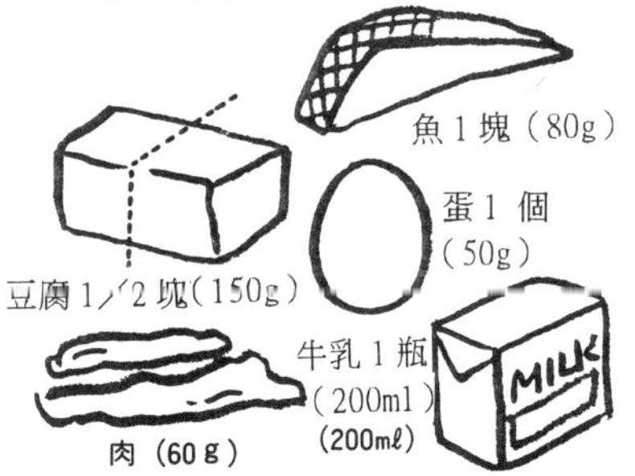

魚 1 塊（80g）

蛋 1 個（50g）

豆腐 1/2 塊（150g）

牛乳 1 瓶（200ml）

肉（60g）

■主要為脂肪源

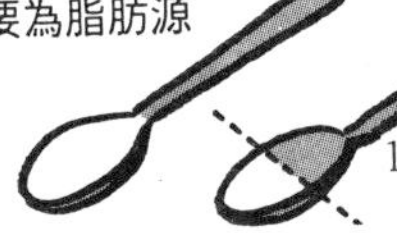

植物油 $1\frac{1}{2}$ 大匙（19g）

■主要為維他命，礦物質源

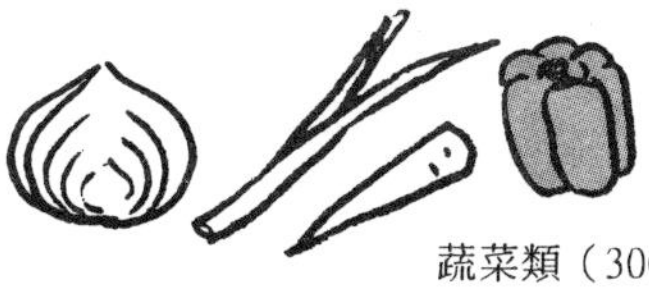

蔬菜類（300g）

控制鹽分的攝取量

血液中的尿酸增加的人，會促進高血壓或動脈硬化。

影響血壓的不只是鹽分而已，但鹽分攝取過多卻是使血壓上升的最大要因。食鹽中尤其是鈉的攝取量，應盡可能減少。

根據日本厚生省的建議，成人一天的食鹽攝取量最好在十g以下，血壓較高者或是有高血壓家族系統的人，一天攝取八g以下。

食鹽的攝取量，受到長時間飲食習慣所造成的飲食嗜好的影響，所以，平常口味就應該吃得淡一些。

不要喝太多酒精飲料

酒精會阻礙尿酸排泄，同時會加速尿酸的生合成，所以原則上要戒酒。但是，酒能使精神和肉體放鬆，具有消除壓力的好作用。

依症狀的不同，為避免熱量攝取過剩，以及不會造成營養的偏差，不要喝太多酒，但是喝一點則無妨。一天的量為日本酒一壺、啤酒中瓶一瓶、威士忌雙份一杯為限，而且必須在已經決定好的總熱量範圍內飲用（表2）。

喝很多酒的人，飲食容易不規律。營養素的平衡也會紊亂。因此，量和飲用的方法都必須注意。

市售的容量

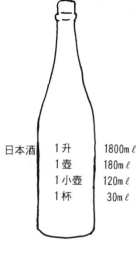

日本酒 1升 1800mℓ
1壺 180mℓ
1小壺 120mℓ
1杯 30mℓ

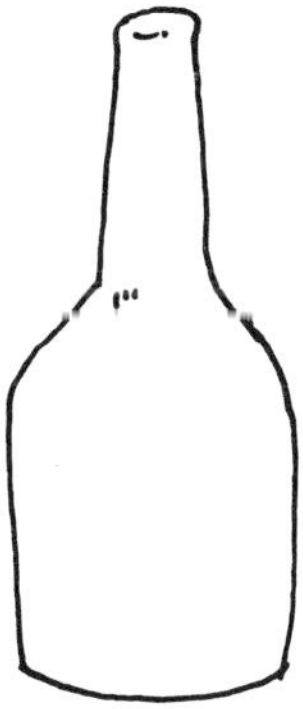

威士忌 1瓶 760mℓ
半瓶 380mℓ
¼ 180mℓ

●表 2　酒類的熱量

種　類	100ml 中	160kcal 的量	市售量的熱量
日本酒	113kcal	140ml	180ml(158kcal)
威士忌	250kcal	60ml	760ml(1900kcal)
燒酒 20 度	113kcal	140ml (約 8 勺)	
燒酒 25 度	141kcal	110ml	
燒酒 35 度	201kcal	80ml (約 4 勺)	
TACO 燒酒	45kcal	360ml	180ml(81kcal)
CAN 燒酒	56kcal	290ml	180ml(140kcal)
生啤酒	39kcal	400ml	350ml(134kcal)
淡啤酒	29kcal	500ml	350ml(102kcal)
BARBECAN 啤酒	15kcal	1060ml	250ml(38kcal)
朝日生啤酒	73kcal	200ml	334ml(224kcal)
葡萄酒	75kcal	200ml	720ml(540kcal)
甜酒飲料	66kcal	240ml	190ml(125kcal)
梅酒	139kcal	110ml	160ml(222kcal)
藥味酒養生酒	180kcal	90ml	1 回量 20ml(36kcal)

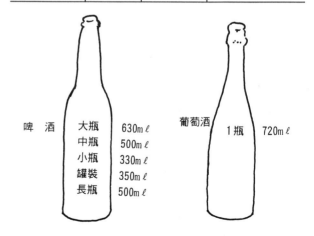

啤　酒 大瓶 630mℓ
中瓶 500mℓ
小瓶 330mℓ
罐裝 350mℓ
長瓶 500mℓ

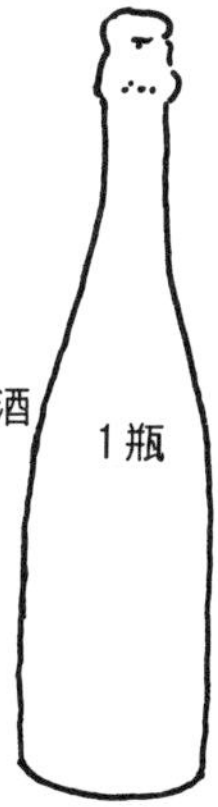

葡萄酒 1瓶 720mℓ

伴隨合併症時的飲食

伴隨肥胖時的飲食

有報告指出，尿酸值和體表面積成正比增高，所以肥胖對痛風而言當然不好。要預防及消除肥胖，少吃一點多活動身體是比較好的方法。過著日常生活並且減量，一定要避免短期間內勉強地減肥。一週減〇・五公斤左右，一個月減二公斤左右即可。

想要預防肥胖或減輕體重的飲食生活的基本，就是一天攝取的熱量僅限於必要最低量。在受到限制的熱量中，必須取得各營養素的均衡。而且，不要一次吃很多，必須多花點時間充分咀嚼，慢慢地吃。

●攝取必要營養素

成為熱量源的營養素，是蛋白質、脂質和醣類三種。蛋白質成為熱量源，同時也是構成身體細胞的主要營養素之一，因此要優先攝取。

每一g脂質會產生九kcal的熱量，與蛋白質和醣類相比，熱量會

●圖1　適當熱量的比率

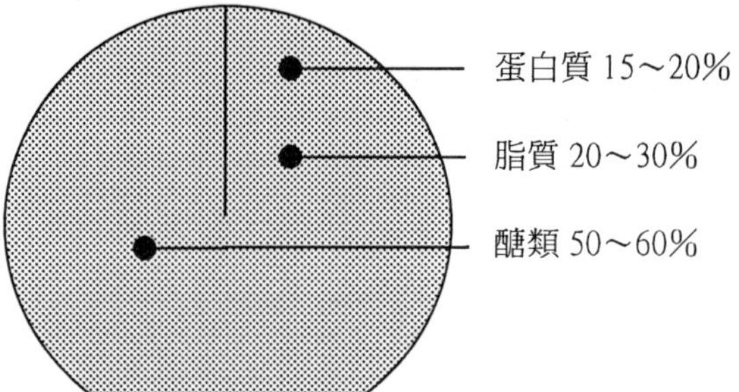

增加二倍。因此，脂質攝取太多成為肥胖的原因。醣類不可以攝取過多，否則多餘的熱量會成為體脂肪蓄積在體內。

減量的基本是不要減少蛋白質，卻要燃燒掉體內多餘的脂肪。因此，不要光是減少攝取的熱量，也要藉著運動等提高熱量的消耗。

任意減少攝取的熱量而拼命減肥，只會使身體更為憔悴。必須確保最低限度的熱量，考慮蛋白質、脂質、醣類的平衡（圖1）而攝取飲食。同時，維他命、礦物質、食物纖維等微量營養素也要好好地攝取。

●一天三餐、規律正常地吃

一天的營養量雖然相同，但是用餐的方式不同時，體內的代謝方式就完全不同。用餐次數較少，容易合成體脂肪。這是因為二餐之間的時間間隔太長，而持續飢餓狀態時，所吃的東西會成為體脂肪而蓄積下來。

此外，過著不規律的飲食生活，有時候不吃，有時候大吃大喝，會導致過食。一天三餐，決定早中晚的時間，過著規律正常的飲食生活。

在減量中最重要的一點就是不要太晚吃晚餐。太晚吃晚餐然後就睡覺，這種飲食型態會使食物成為體脂肪，所以，晚上不要太晚吃晚餐，同時，晚餐也不要吃得太多。

●充分咀嚼

一般而言，肥胖的人都有吃得太快的傾向。吃得太快的缺點，就是在覺得飽之前就已經吃得太多了。

腦內有掌管食慾的食慾中樞。這個食慾中樞調節食量，吃到某種程度時，食慾中樞就會發出訊號，而不再吃東西了。這就是所謂的滿腹感。但是吃太快的人，在得到滿腹感之前，就已經吃下太多東西了。

食物進入口中到吞下為止的咀嚼次數，至少為二十次。慢慢品嚐食物、慢慢咀嚼地吃，在口中的食物還沒有吞下之前絕對不要拿筷子夾下一道菜，必須養成這種習慣。此外，也要下意識地多攝取一些必須充分咀嚼的食品，也是一種好方法。

●嚴格限制甜食的攝取

醣類吃得太多，在體內會變成脂肪，成為肥胖的原因。

尤其使用大量砂糖的蛋糕和點心等，吃過之後就休息的話，肝臟的中性脂肪合成及中性脂肪釋放到血液中的程度會提高，會增加血液中的中性脂肪。不過，如果攝取砂糖類之活動身體，就不會出現這種狀態了。

甜點或清涼飲料在不知不覺中就會導致熱量攝取過多，所以要嚴格限制這一類食品的攝取。如果吃甜食，不要休息，趕緊活動身體，就不容易肥胖了。

●低熱量食品的活用

吃什麼東西容易發胖呢？這個問題實在很難回答。

一天所吃的食品中，哪些是造成個人肥胖的原因呢？因人而異各有不同。但是，肥胖者飲食生活的特徵是，有喜歡吃高熱量食品的傾向。考慮這一點時，含有脂肪和醣類的食品，可說是較容易發胖的食品。

而不容易發胖的食品就是海藻類和蕈類、蒟蒻，或是蔬菜中的葉菜類等。這些無熱量或低熱量的食品，含有豐富的食物纖維，具有調整排便的作用。

在減肥時限制熱量的人，可以藉著這些食品去除空腹感。將其巧妙利用於料理中，增加菜的數目，看起來量非常豐富。限制飲食時，也以花一點工夫使每道菜看起來好像和普通飲食一樣。但是，過於依賴海藻類或蒟蒻等會導致營養不足，必須注意。

合併高血壓時的飲食

對痛風患者而言，高血壓是出現頻度較高的合併症。

血壓上升的要因，包括食鹽攝取過多、肥胖、酒喝得太多等。尤其過剩的食鹽（鈉）的攝取，與高血壓的發症和進展有密切關係。

因此，高血壓的預防與治療法，必須要減少鹽的攝取，改善肥胖的現象，適可而止地飲酒，才能治療高血壓。

●食鹽攝取量一天在七g以內

成人一天攝取的食鹽量，健康人為十g以內，血壓較高者為七g以內，我們所攝取的鹽分，幾乎都是來自味噌、醬油、調味醬等調味料（表3）。料理時的口味較淡些，盡可能減少調味料的使用，此外，已經端上桌的菜不要因為覺得味道太淡而淋上醬油或調味醬。

煉製品或火腿、醃漬菜等加工食品中也含有相當多的食鹽（表4）。因此，只能偶爾吃這些加工食品，避免食鹽攝取過多。

合併高脂血症時的飲食

痛風患者三酸甘油酯（中性脂肪）增加較多，以脂蛋白分析來看時，VLDL（超低比重脂蛋白）會增加。此外，具有預防動脈硬化作用的HOL（高比重脂蛋白）膽固醇減少。

中性脂肪是利用蔗糖（砂糖）或果糖等糖分、酒精為材料而做成的脂肪。所以，不可攝取太多糖分。

●攝取熱量的適當化

不論脂質或醣類，如果導致熱量攝取過剩時，會使血液中的中性脂肪增加。攝取熱量必須配合日常生活的活動，如果出現肥胖現象時，必須控制熱量的攝取量。

這時，要考慮營養均衡的問題，

●表3　相當於食鹽 1g 的調味料

食品名	分量 g	標準量（小匙）	食品名	分量 g	標準量（小匙）
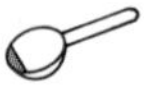 食鹽	1	1/5 匙	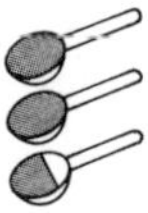 甜味噌	16	2 2/3匙
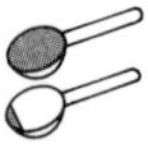 鹹醬油	7	1 1/6 匙	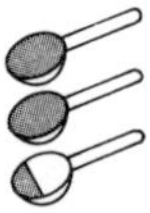 英國辣醬油	12	2 2/5 匙
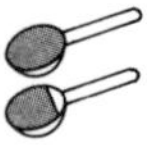 薄鹽醬油	11	1 5/6 匙	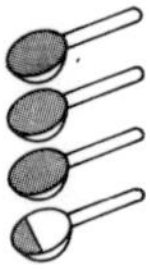 中濃調味醬	17	3 2/5 匙
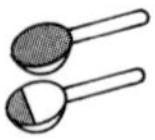 淡色辣味噌	8	1 1/3 匙	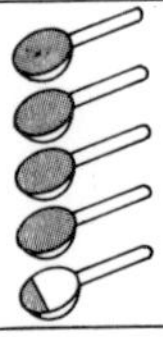 番茄醬	28	4 2/5 匙

●表 4　加工食品中所含的食鹽量

食品名	常用量(g)	標準	食鹽量(g)	100g 中的食鹽量(g)
吐司麵包	60	切成 6 片吐司麵包 1 片	0.8	1.3
麵包捲	30	1 個	0.4	1.2
肉饅頭	80	1 個	0.7	0.9
洋芋片	15	1 把	0.2	1.0
煎餅 (醬油)	10	大 1 片	0.2	1.7
沙丁魚 (魚乾)	50	中 1 尾	0.9	1.9
沙丁魚 (水煮罐頭)	40	¼罐	0.6	1.5
鯵魚 (魚乾)	60	1 片	1.8	3.0
鮪魚片	60	罐	1.5	2.5
鹹鮭魚	60	1 塊	5.0	8.1
蒲燒鰻	60	小一串	0.8	1.3
柳葉魚	40	3~4 尾	0.9	2.3
魩仔魚	10	1 大匙	1.2	11.9
鱈魚子	20	¼包	1.3	6.6
鹹鮭魚	25	1 大匙	2.4	9.7
鹹辣食物	15	1 大匙	1.7	11.4
蔬菜汁	200	1 罐	1.6	0.8

食品名	常用量(g)	標準	食鹽量(g)	100g 中的食鹽量(g)
烤竹輪	30	¼條	0.8	2.5
魚肉山芋丸子	60	小 1 塊	1.2	2.0
魚板	30	1 片	0.9	3.0
油炸甘薯片	60	1 片	1.5	2.5
維也納香腸	15	1 條	0.3	2.3
鹹牛肉	30	小¼罐	0.6	2.0
烤火腿	20	1 片	0.6	2.8
燻火腿	20	1 片	0.7	3.3
義大利香腸	20	小 5 片	0.8	4.1
烤豬肉	20	1 片	0.7	2.8
加工乾酪	25	扇形 1 個	0.7	2.8
醃黃蘿蔔	20	2 塊	1.4	7.1
醃漬味噌	15	薄片 2 片	1.8	11.9
醃鹹蘿蔔	20	2 塊	0.5	2.5
鹽漬白菜	30	1 片	0.5	1.7
梅乾	5	中 1 個	1.0	20.6
佃煮海苔	10	1 大匙	1.0	10.2

減鹽的方法

①知道鹽分量

鹽、醬油、味噌等調味料，和鹽分較多的加工食品（醃漬菜、佃煮、鹽藏品、煉製品）中所含的鹽分量一定要記住。而各種調味料和加工食品必須在已經決定的食鹽量的範圍內攝取。

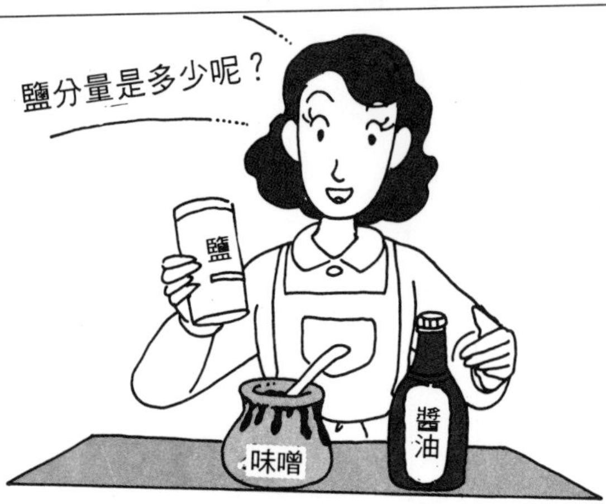

②運用素材

鮮度好的食品本身就具有絕佳的風味。如果作菜的口味太重，會抹殺食物原有的風味，因此口味最好較淡些，可以發揮素材原有的美味。

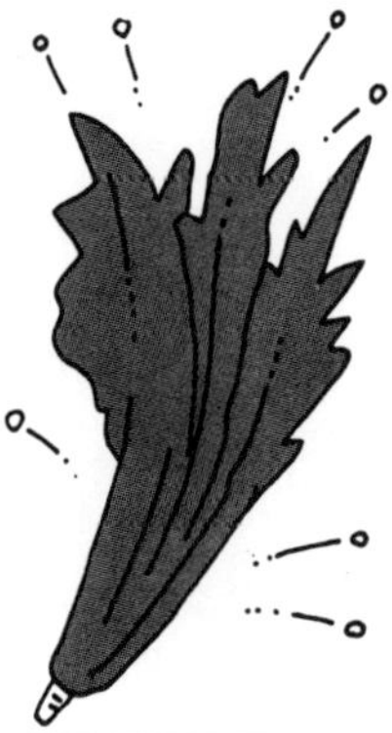

③利用高湯或香味蔬菜

尚未習慣清淡的口味之前，攝取減鹽食會覺得好像不夠。這時，利用柴魚片、昆布、蕈類等，使高湯充滿甘甜味。此外，使用香辛料或香味蔬菜增添香氣和風味，使用花生、核桃等也能彌補口味較淡的缺點。

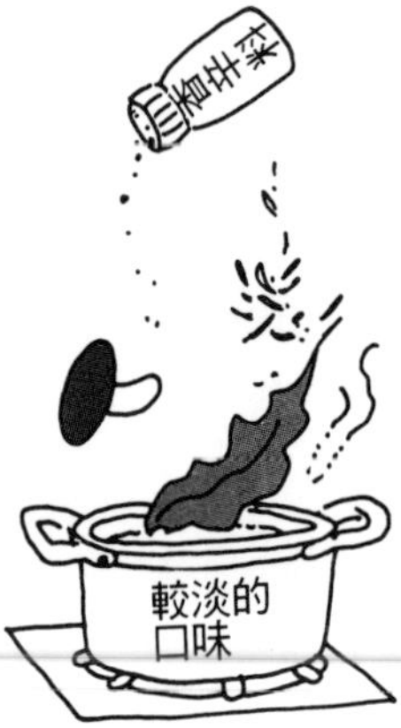

④有效的鹽分使用法

控制鹽分時，不能任意限制。調理時，受到限制的鹽分不要分散，可以重點地利用在一道菜中較有效果。

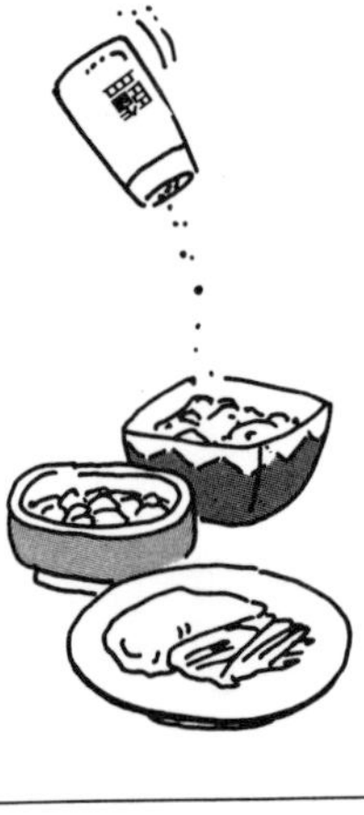

⑤利用酸味彌補較淡的口味

淡味料理必須藉著酸味引出其美味。二杯醋、三杯醋、芝麻醋等用醋調理的菜也不錯。此外，利用柚子或檸檬等柑橘類也可以使料理吃起來美味。

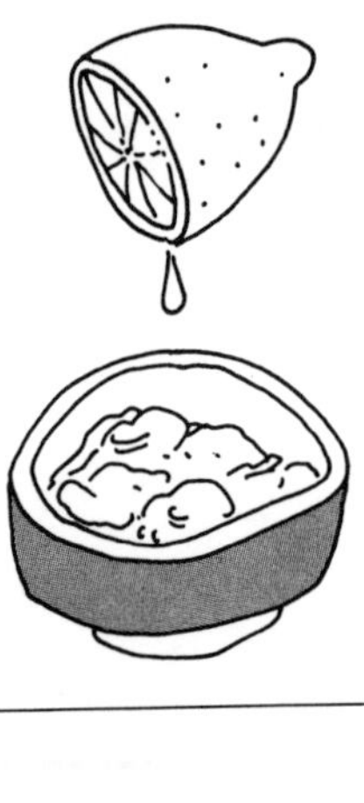

不要驟然減輕體重，必須維持一定的熱量攝取。

●維持適量的醣類攝取

醣類包括飯和麵包中所含的澱粉及蔗糖（砂糖）等。攝取太多會導致熱量過剩，會成為肥胖的原因，所以必須維持適當的攝取量。

●注意酒

酒精飲料會使血液中的中性脂肪膽固醇增加。尤其酒喝得太多，會使中性脂肪顯著增加。

此外，酒本身就是高熱量的物質，和酒一起攝取的下酒菜也必須注意。這些食物大都是高熱量、高脂肪、高鹽分食品，因此，大吃大喝型的人較容易肥胖。即使現在不胖，但還是會逐漸發胖。

●注意脂肪

脂肪的量不可以攝取太多，而脂肪的品質也是一大問題。品質方面要考慮多價不飽和脂肪酸（P）與飽和脂肪酸（S）的平衡。獸肉等含量較多的是飽和脂肪酸，而多價不飽和脂肪酸含量較多的則是植物油。奶油、鮮奶油、豬油、牛油等動物性油脂攝取機會較多的話，容易造成飽和脂肪酸攝取過多，一旦飽和脂肪酸攝取太多時，血液中的膽固醇會增多。

相反地，多價不飽和脂肪酸具有降低血液中膽固醇的作用。

罹患高膽固醇血症時，必須抑制飽和脂肪酸的攝取量，因此，要將牛乳換成脫脂乳，烹調時使用的油脂類盡可能使用植物性油。例如不要使用奶油，而改用含亞油酸較多的乳瑪琳等。

●水果不可攝取太多

水果中所含的甜度主要是來自果糖，果糖較容易迅速變成中性脂肪。因此，吃得太多會成為肥胖的原因，也會造成血液中的中性脂肪增加。

水果，尤其乾燥的水果中所含的果糖較多，因此不要吃太多。砂糖分解後會形成葡萄糖和果糖，所以一定要進行嚴格管理，不可攝取過多。

食品的選擇方法

痛風的食物療法，一般而言並沒有吃了以後不好或是應該要避免攝取的食品。依合併症的有無、發作的有無等，食品的選擇方式也多少有些不同。不過，不再像以前一樣，認為某些特定的食品對痛風不好。

以前認為嘌呤體較多的獸鳥類的肝臟和內臟對痛風不好。當然，即使現在痛風發作時，也最好不要吃這些食品。可是在平常的飲食生活中，只要不是每天極端大量攝取嘌呤體食品，應該不成問題。

此外，蛋白質方面，一般而言動物性蛋白質較不好，植物性較好。但是對於痛風患者而言，並沒有好壞之分。

總之，不要偏重於任何一種食品，各種食品都要吃。當然，在決定好的熱量範圍內，考慮營養均衡的問題而選擇食品是最重要的。

牛乳及乳製品

牛乳較能夠均衡地含有各種營養素。尤其牛乳中的鈣質是屬於容易消化吸收的狀態，而且含量豐富。一天喝一杯二百mℓ牛乳是不可或缺的。

牛乳中的低脂乳或脫脂乳等，除了脂肪以外，其他成分與普通牛乳的成分大致相同，是盡量減少脂肪的加工乳。所以，擔心脂肪成分的人，可利用這一類牛乳。

咖啡口味或水果口味的乳飲料，因為加入了砂糖口味等，所以不能當成牛乳來喝。乳飲料要當成嗜好飲料，而牛乳的同類則是酸乳酪和乳酪。

雞蛋

蛋是優良的蛋白質源，均衡地含有各種營養素，蛋的蛋白質是良質蛋白質。和其他食品，尤其是植物性食品一併攝取時，能提高這些食品的蛋白質的品質。

一天吃一顆蛋，能使整個飲食的品質良好。而且蛋的烹調應用範圍廣泛，較不易吃膩。一年四季都要食用。

獸鳥肉類

獸鳥肉類包括牛肉、豬肉、雞肉等，到底要吃哪一種比較好呢？有的人感到擔心。以痛風而言，肉食最大的問題就是，吃肉吃到飽為止，或是按照個人的喜好偏重於牛肉或某一種肉類攝取，這樣才會造成問題，各種肉類都吃才是比較好的攝取方法。

肉因種類、部位的不同，營養成分也有不同。五花肉等的脂肪含量較多。這些脂肪大都是飽和脂肪酸，攝取過多會導致高脂血症。

因此，吃肉時要選擇脂肪較少的瘦肉，例如里肌肉。吃雞肉時則可以選擇雞胸肉等。

為避免肉吃得過多，最好能吃完搭配的蔬菜料理，不要剩下來，積極地攝取蔬菜。每個人肉的攝取標準量為五十~七十g，絕不要一次攝取二百~三百g。

魚類

魚被視為是國人的蛋白質

●牛乳與豆漿的營養成分比較（200g）

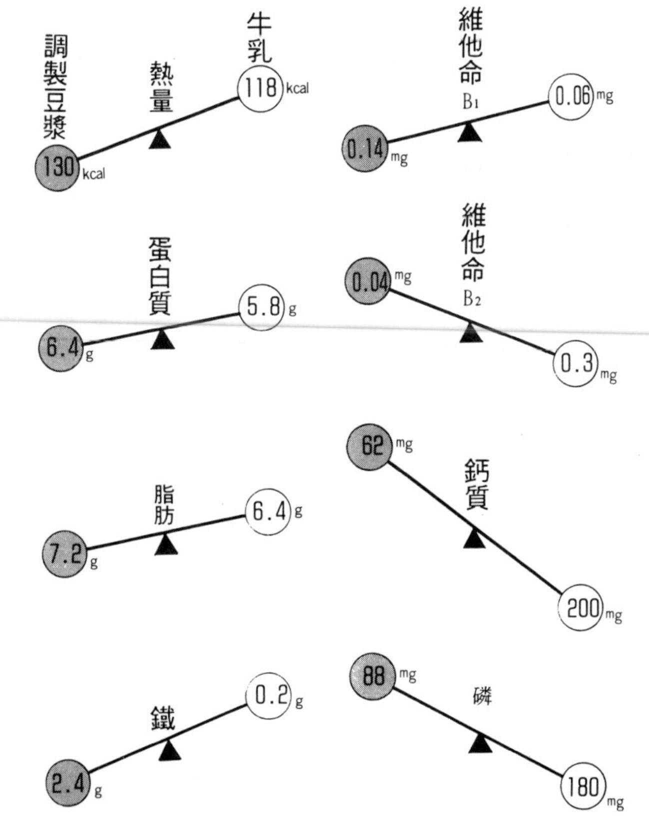

牛乳與豆漿的比較

牛乳是動物性食品，而豆漿則是含有亞油酸的植物性品。可以預防動脈硬化，所以，有些人會以豆漿代替牛乳。

的確，二者的蛋白質、脂質、醣類等營養成分幾乎相同。但是，豆漿中並沒有鈣質。鈣質是國人缺乏的營養素，因此，每天一定要好好地從牛乳中攝取。

喝了牛乳後，可以按照個人的喜好喝豆漿，但是絕對不要以豆漿代替牛乳。

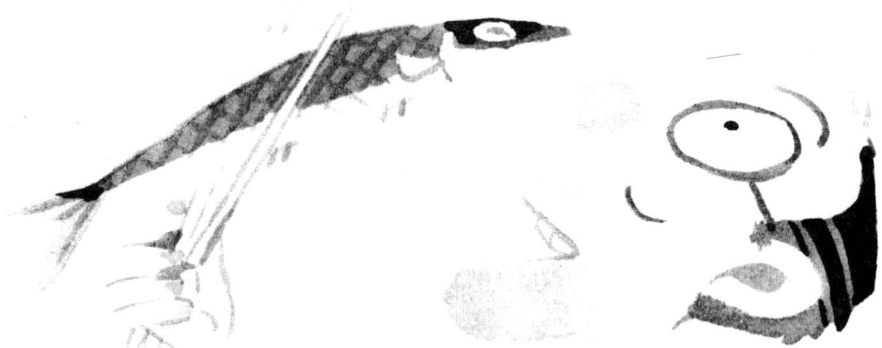

選擇新鮮，當令的魚，1天攝取 70g 到 100g 左右

源，自古以來就被利用。通常，因魚肉的顏色而將魚分為紅肉魚與白肉魚。

一般而言，紅肉魚大都是指背部青色的魚，味道較重，脂肪較多為其特徵。白肉魚則以背部為紅色系統的魚較多，口味較淡。但並不是表示白肉魚對痛風很好，而紅肉魚對痛風不好。

魚油因魚的種類不同而異，不過含有很多多價不飽和脂肪酸，尤其是二十碳五烯酸（ＥＰＡ）脂肪酸含量豐富。這個多價不飽和脂肪酸在食物中攝取較多時，具有預防血栓性疾病的效果。能夠預防較常見於歐美人士，而近年來國人也較常罹患的動脈硬化性疾病，所以，魚的價值應該重新評估了。

不過，吃很多魚是否就一定有防止血栓的作用呢？並不是如此，選擇新鮮、當令的魚，一天攝取七十～一百ｇ，但是像鰻魚或鮪魚等脂肪含量較多的魚，如果吃一百ｇ會導致熱量攝取過剩。

大豆及大豆製品

植物性蛋白質源的大豆，被稱為菜園之肉，含有豐富的良質蛋白質。對於動物性食品攝取過多的現代人而言，在一天的飲食中，一定要攝取大豆。由大豆所做成的豆腐或油豆腐等大豆製品，自古以來就受歡迎。

大豆中所含的亞油酸具有降低血中膽固醇的作用，此外，也含有鐵、維他命B_1、E，以及豐富的食物纖維。除了大豆煮豆外，豆腐、納豆、油豆腐等也一定要納入菜單中。

蔬　菜

蔬菜的營養特徵主要是維他命、礦物質的供給源，也是食物纖維的寶庫，蔬菜中的淡色蔬菜也含有維他命C，而黃綠色蔬菜則含有豐富的胡蘿蔔素（在體內能發揮維他命A作用的色素）。蔬菜一天一定要攝取三百g以上，其中三分之一為黃綠色蔬菜。

如果長期蔬菜攝取不足，不知不覺中會導致身體變調，最後會引起成人病。

蔬菜的主要成分為水分，占八～九成，剩下的幾乎都是食物纖維。因此，大量攝取蔬菜也不用擔心熱量過剩的問題，而且，蔬菜中含有鉀和鎂等，能夠對抗鈉，使血壓降低的礦物質。因此，一邊留意減鹽的問題，同時也要積極攝取蔬菜。

外食的機會增多時，蔬菜的攝取量會減少。因此，盡可能要選擇蔬菜較多的菜單。或搭配蔬菜料理的組合，此外，在家庭中也要藉著飲食充分補充蔬菜料理。

芋　類

芋類的主要營養素為澱粉（醣類），但是也含有維他命，尤其是C和B_1，以及豐富的礦物質。芋類的維他命C被澱粉粒包圍住。所以在保存中變化較少，即使調理也不會造成太大的損失。

此外，芋類含有豐富的食物纖維，能使排便順暢，具有降低膽固醇值的效果。

水果

水果中含最多的成分是水分，水分中含有維他命類和礦物質。

一般而言，大家都認為水果的維他命C很多。但是，在草莓和柑橘類中維他命C含量豐富，但是像蘋果等則維他命C的含量很少。水果含有果膠等食物纖維、葡萄糖和果糖等糖類較多。此外，像西瓜、橘子等，具有利尿作用，香蕉中含有較多的鉀……，水果各自具有不同的特性。

整體而言，水果的特徵是醣類，也就是果糖較多。因此，吃太多時會造成熱量攝取過多。

經常有人認為蔬菜和水果是同類，因此可以吃水果來代替蔬菜，但是，採用這種吃法會導致熱量攝取過多。蔬菜能夠代替水果，但是水果卻不能代替蔬菜。

油脂類

植物油、奶油、乳瑪琳等油脂是高熱量食品。因油脂的使用方式

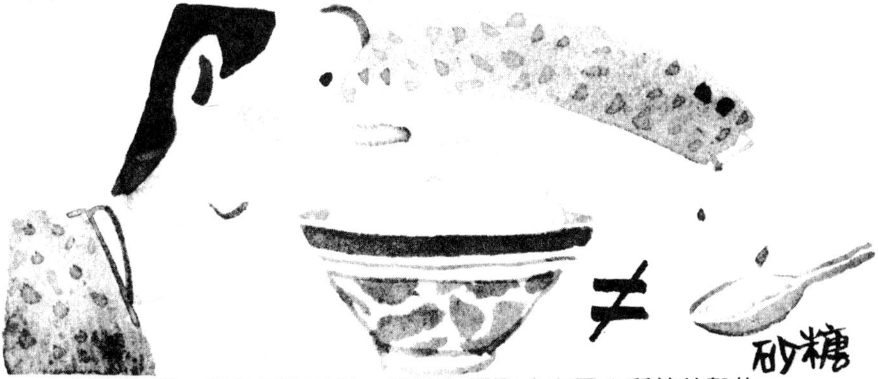

同樣攝取醣類，與其攝取砂糖，還不如攝取含有蛋白質等的穀物

不同，有時會提高熱量，或是使其減少。尤其是在減肥中的人，適當地使用油脂會成為減肥成功與否的一大關鍵。

脂肪因種類不同，其性質以及對健康所造成的影響也不同。一般而言，動物性脂肪（奶油等）含有飽和脂肪酸和膽固醇，攝取過多會成為動脈硬化的原因。另一方面，植物性油（沙拉油或乳瑪琳等）和魚類的脂肪含有較多的多價不飽和脂肪酸，具有抑制動脈硬化的作用。

飽和脂肪酸與多價不飽和脂肪酸的比率必須保持適當，光是含有較多的多價不飽和脂肪酸也會造成問題。

多價不飽和脂肪酸容易氧化，一旦氧化後製造出來的過氧化脂質會加速老化以及各種弊端。所以，不要極端偏重於某一方，否則對身體不好。最重要的是平衡的問題，如果飽和脂肪酸為一時，則多價不飽和脂肪酸可以攝取一～二較為理想。

穀物與砂糖

醣類大致可分為澱粉等多糖類、蔗糖等二糖類、葡萄糖或果糖等單糖類三大類。醣類在消化管內消化後，全都會成為單糖類，由小腸吸收送入肝臟。

穀物的澱粉和砂糖的蔗糖都是被當成醣類而吸收，成為熱量源而加以活用。我們為了生存，這個熱量源是不可或缺的。但是，如果從醣類攝取的熱量太多時，多餘的部分會成為脂肪蓄積在體內，成為肥胖的原因。

所以，穀物和砂糖都不能攝取過剩。尤其必須注意砂糖不可攝取太多。因為砂糖（蔗糖）比澱粉更容易迅速消化吸收，攝取超出必要以上時，會迅速變成中性脂肪。

調理的工夫

痛風患者除了肥胖以外，也可能併發高血壓症或高脂血症等。即使現在未發症，也要考慮預防的問題，在調理上下點工夫。

動物性脂肪與植物油

動物性脂肪在選擇食品的階段必須要注意，含脂肪較多的肉在調理時必須下點工夫去除脂肪。用燙或煮的方式，然後放入冰箱裡冷卻，使其凝固，變白凝固的脂肪要加以去除。此外，也可利用烤的方式烤掉脂肪的部分。

吃肉的時候，看起來白色的脂肪部分不要吃，這些都是有效的方法。

調理時，使用含亞油酸較多的植物油，必須注意多價不飽和脂肪酸容易氧化，所以要小心處理。連續用來炸食物的油，粘稠度增加，容易造成氧化。雖然因所炸的材料不同而異，但是最多只能使用二次。此外，貯存時如果溫度太高或日光能直接照射的地方，會加速油的氧化，所以，要放在陰涼處保存。

蔬菜的料理

蔬菜經過一段時間後，就會失去水分和香氣，各種維他命也會減少，因此，一定要選擇新鮮的蔬菜。清淡的蔬菜或帶有香氣的蔬菜都能發揮蔬菜的味道，所以烹調時都要加以運用。

蔬菜中的維他命C，因調理的方法不同，損失的情形也大有不同。不要過度加熱調理，盡可能迅速調理。此外，黃綠色蔬菜中含量較多胡蘿蔔素和油一起炒能夠提高吸收率。用炒的調理法比較有效。

蔬菜不要每次都處理成蔬菜沙拉，要用適合素材的調理法搭配。如果每次都以蔬菜沙拉的方式攝取，一天很難攝取到三百g的蔬菜。沙拉的外觀上看起來量很多，但實際上無法攝取到太多的量，因此，還是要利用炒煮的方式加熱，減少其量，才能充分攝取蔬菜。

調味料的使用方法

調味是甜味與鹹味的平衡。甜味太強時，鹹味也會增強，口味變得較重。口味較重就會失去食品原有的風味，對於健康面而言，也會導致鹽分攝取過多，並不好。

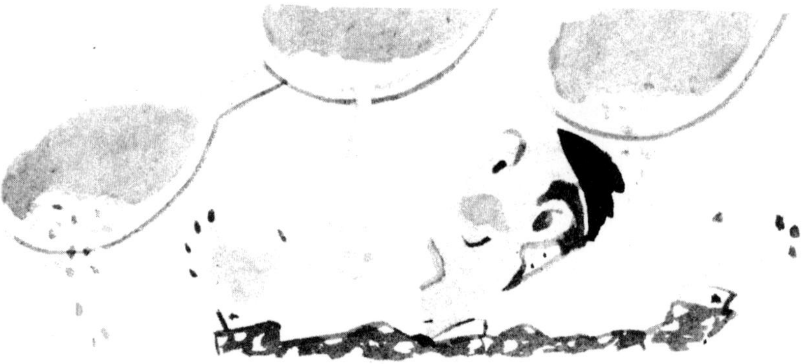

最初要計量砂糖、食鹽、醬油等調味料，盡可能控制攝取量

因此，烹調時要控制砂糖的攝取量，如此一來就能減少食鹽和醬油的使用量。

口味較重是一種習慣。會導致調味料使用過多。因此，為了使煮出來的菜味道較淡些，可以使用大匙、小匙的計量匙來計量。

尿酸值較高者春天的菜單①的作法

早餐

[蔬菜炒蛋]

①洋蔥切成薄片，豌豆片去筋，用滾水燙過，對半斜切。

②煎鍋中熱油，放入①，略炒後撒上鹽和胡椒，蛋打散倒入，略為混合成半熟狀，關火。

[蘆筍沙拉]

①蘆筍去除較硬的根部，用滾水燙出美麗的顏色，放入水中浸泡冷卻，撈起放入簍子裡瀝乾水分，盛盤。

②蛋黃醬依照個人的喜好，可以加一點番茄醬調勻，淋在蘆筍上。

午餐

[阿戈飛魚烤木芽]

①阿戈飛魚切成三片，薄薄地斜切腹部，肉上劃幾道細紋，去骨。

②大碗中放入醬油、酒、米酒，放入阿戈飛魚醃漬三十分鐘。

③木芽切碎。

④阿戈飛魚去除汁液，插上鐵絲，利用遠火兩面烤成金黃色，用刷子塗抹醃汁，烤到乾為止，撒上③。

⑤趁熱拔掉鐵絲盛盤，添上白蘿蔔泥。

[高麗菜捲]

①高麗菜葉子整個煮過，冷卻後去軸，對半縱切。

②絞肉、洋蔥、鹽調拌，分為二等分用①包住，捲好後用牙籤固定。

③鍋中加熱高湯，擺入②，加蓋煮二十分鐘，用醬油調味，煮到入味為止。將高麗菜捲盛盤。

④剩下的煮汁中倒入用一倍量的水調溶的太白粉水勾芡，淋在高麗菜捲上。

[土當歸拌梅肉]

①削除土當歸的厚皮，切塊，浸泡在水中。滾水中加入少量醋（分量外），放入土當歸，煮到熟為止，撈起放入簍子裡瀝乾水分、冷卻。

②梅肉加米酒調溶，拌土當歸，即可盛盤。

[嫩筍湯]

①筍子切成薄片，海帶芽浸泡還原，切成易吃的大小。

②煮滾高湯，用醬油調味，放入竹筍略煮，加入海帶芽後關火。

晚餐

[油豆腐小芋頭串]

①鍋中放入味噌、砂糖、高湯調拌，用小火煮到濃稠為止。

②豆腐和蒟蒻各切成一口大小，用大量的水煮過。

③芋頭連皮一起煮，煮軟後剝除皮。

④②與③各自用竹籤穿上盛盤，淋上①的味噌醬，添加木芽。

[炒煮蔬菜]

①竹筍、胡蘿蔔切塊。款冬煮過去皮，斜切成四公分長度。香菇浸泡後去蒂。

②鍋中熱炒①，全都沾上油之後加上高湯和調味料，煮到胡蘿蔔柔軟為止。

[燙油菜]

①油菜用滾水燙出美麗的顏色，浸泡在冷水中去除澀液，擠乾水分，切成三～四公分長度。

②醬油和二倍量的高湯混合，調拌①。

[鱈魚金菇湯]

①鱈魚切成一口大小，用滾水煮，瀝乾水分。

②冬粉用滾水浸泡，切成四～五公分長度。金菇去除根部，切成同樣的長度。

③煮滾高湯，放入鱈魚，煮熟後用酒和鹽調味，加入②略煮。

點心

[水果淋酸乳酪]

蘋果和奇異果切成易吃的大小盛盤，淋上酸乳酪。

材料・1人份

早餐

蔬菜炒蛋
- 蛋……1個(50g)
- 洋蔥……20g　豌豆片……5g
- 鹽・胡椒……各少量
- 油……1 1/4小匙(5g)

蘆筍沙拉
- 蘆筍……50g
- 蛋黃醬……2小匙(10g)

牛乳……1杯(200g)

吐司
- 吐司麵包……90g
- 乳瑪琳……1 1/4小匙(5g)
- 番茄醬……1/2大匙弱(10g)

午餐

阿戈飛魚烤木芽
- 阿戈飛魚……小1尾(60g)
- {薄鹽醬油……1/2小匙(3g)
- 酒・米酒……各1/2小匙}
- 木芽……少量　白蘿蔔……30g

高麗菜捲
- 高麗菜……1片(70g)
- {豬絞肉瘦肉……25g
- 洋蔥屑……10g
- 鹽……1/2迷你匙(0.5g)}
- 高湯……3/4杯　醬油……4/5小匙(5g)
- 太白粉……1小匙(3g)

土當歸拌梅肉
- 土當歸……30g
- 梅肉……10g　米酒……4/5小匙(5g)

嫩筍湯
- 筍子……20g　新鮮海帶芽……10g
- 高湯……3/4杯　醬油……1小匙強(7g)
- 飯……220g

晚餐

油豆腐小芋頭串
- 油豆腐……1/4塊(70g)
- 小芋頭……2個(50g)
- 蒟蒻……1/6塊(40g)
- {白味噌……2小匙(12g)
- 高湯……2小匙　砂糖……1大匙強(10g)}

炒煮蔬菜
- 竹筍・款冬……各40g
- 胡蘿蔔……20g
- 乾香菇……2朵(2g)
- 油……1 1/4小匙(5g)
- 高湯……1/2杯　酒……1小匙(5g)
- 砂糖……2小匙(6g)　醬油……1小匙(6g)

燙油菜
- 油菜……50g
- 醬油……1/2小匙(3g)

鱈魚金菇湯
- 鱈魚……30g
- 金菇……20g　粉絲(乾)……5g
- 高湯……3/4杯　酒……2小匙(10g)
- 鹽……少量
- 飯……220g

點心

水果淋酸乳酪
- 蘋果……60g　奇異果……40g
- 酸乳酪(原味)……30g

尿酸值較高者春天的菜單②的作法

早餐

[鵪鶉蛋炒蔬菜]

①鵪鶉蛋煮過剝殼。

②在鍋中加入切成圓片的胡蘿蔔一起煮。

③青菜用②剩下的湯略煮，撈起瀝乾水分，切成四～五公分長度。在剩下的湯中加入縱切成薄片的竹筍，煮滾後撈起，放入簍子裡瀝乾水分。

④洋蔥切成四㎜寬度，金菇去除根部掰開。

⑤鍋中熱油，放入②～④的蔬菜炒，都沾上油後加入蛋一起拌炒，用鹽和胡椒調味，倒入用一倍量的水調溶的太白粉水勾芡。

午餐

[煮金黃魚]

①金黃魚去除鱗片，鰓和內臟，表面劃幾刀。

②薑切成二～三片薄片，再切成絲。

③鍋中放入能蓋滿金黃魚的水，加入薑、醬油、砂糖，煮滾後放入金黃魚。一邊淋湯汁一邊煮十～十五分鐘，盛盤添上薑絲。

[根菜煮款冬]

①豬肉切細。

②牛蒡、香菇、胡蘿蔔切絲。牛蒡用水浸泡後，用滾水煮過，款冬煮過之後，浸泡在水中，去皮，斜切成薄片。

③鴨兒芹用滾水煮過，浸泡後擰乾水分，切成三～四公分長度。

④鍋中煮滾高湯，加入豬肉，將②中較硬的材料先放入，依序加下，煮熟之後用醬油調味，最後加入鴨兒芹調拌即可。

[二杯醋野山藥]

①野山藥去皮，切成短片形，細香蔥切成蔥花。

②醋和鹽調拌後，拌野山藥盛盤，撒上蔥花。

[蕪菁味噌湯]

①蕪菁的莖留下一公分，切除葉子、去皮，分成六瓣。

②葉子用滾水煮過，切成三公分長度。

③溫熱高湯，加入蕪菁，煮軟後倒入味噌，撒上葉子。

晚餐

[烤雞肉雞蛋]

①香菇切成薄片，鴨兒芹切成一公分長度。

②鍋中放入絞肉、砂糖、醬油及少量的水，邊煮邊調拌。

③煮到肉熟之後加入香菇略

煮，撒上鴨兒芹，即可關火冷卻。

④蛋打散，加入③混合。

⑤煎蛋器中加熱分量的油，倒入④的⅓量，煎好後捲起盛盤，切成易吃的大小。

⑥青辣椒劃幾刀避免破裂，放在鐵絲網上烤，淋上分量的醬油，放入⑤的盤中。

[煮油炸豆腐]

①豆腐用重石壓，擱置一會兒瀝乾水分，沾太白粉，用高溫的炸油炸成金黃色。

②鍋中加入高湯，醬油，煮滾後加入略微擠乾水分的白蘿蔔泥，放入豆腐略煮，連汁一起盛盤，再用木芽裝飾。

[醋拌青柳土當歸]

①青柳用稀釋的鹽水（分量外）略洗，瀝乾水分。

②土當歸切成二~三公分長的薄短片形，浸泡在醋水（分量外）中。

③豌豆苗也切成同樣的長度。

④調拌醋和醬油，涼拌①~③盛盤。

[豌豆片麩湯]

①莊內麩夾在輕輕擠過的濕布內，使其還原，切成五㎜寬度。

②豌豆片用滾水燙過。

③鍋中溫熱高湯，用鹽和醬油調味，加入麩略煮，加入豌豆片關火。

[豌豆飯]

①洗米，加水浸泡三十分鐘後再煮。

②豌豆略洗，撒上鹽加入①中，按照普通煮飯的方式煮即可。

材料・1人份

早餐

鵪鶉蛋炒蔬菜
- 鵪鶉蛋……3個(25g)
- 青菜(油菜、中國菜等)……70g
- 竹筍・洋蔥……各30g
- 金菇……20g　胡蘿蔔……10g
- 油……½大匙(7g)
- 鹽……⅓小匙(1.6g)　胡椒……少量
- 太白粉……1小匙(3g)

奶茶
- 牛乳……½杯(100g)　紅茶……適量

法國麵包加果醬乳瑪琳
- 法國麵包……90g
- 果醬……½大匙(10g)
- 乳瑪琳……¾大匙(10g)

午餐

煮金黃魚
- 金黃魚……1尾(60g)
- 薑……少量
- 砂糖……½大匙(5g)
- 醬油……1小匙(6g)

根菜煮款冬
- 豬腿肉……20g
- 牛蒡……30g　胡蘿蔔……15g
- 款冬・新鮮香菇・鴨兒芹……各20g
- 高湯……½杯
- 醬油……⅘小匙(5g)

二杯醋野山藥
- 野山藥……50g　細香蔥……少量
- 醋……1小匙(5g)　鹽……½迷你匙(0.5g)

蕪菁味噌湯
- 蕪菁……30g　蕪菁葉……20g
- 高湯……¾杯　味噌……¾大匙強(15g)
- 飯……220g

晚餐

烤雞肉雞蛋
- 蛋……1個(50g)
- 雞胸肉(去皮)……20g
- 新鮮香菇・鴨兒芹……各10g
- 砂糖……2小匙(6g)　醬油……½小匙(3g)
- 油……¾小匙(3g)
- { 青辣椒……10g
- { 醬油……1迷你匙弱(1g)

煮油炸豆腐
- 豆腐……¼塊(70g)
- 太白粉……1大匙強(10g)
- 炸油……適量
- 白蘿蔔泥……30g
- 高湯……2大匙　醬油……⅓小匙(2g)

醋拌青柳土當歸
- 青柳……30g
- 土當歸……10g　豌豆苗……5g
- 醋……¾小匙弱(3g)　醬油……1迷你匙(1.2g)

豌豆片麩湯
- 莊內麩……2g　豌豆片……5g
- 高湯……¾杯
- 醬油……½小匙(3g)　鹽……½迷你匙(0.5g)

豌豆飯
- 米……85g
- 水……⅝杯
- 豌豆(新鮮豌豆仁)……30g
- 鹽……1迷你匙(1g)

點心

- 原味酸乳略……90g

尿酸值較高者夏天的菜單①的作法

早餐

[白蘿蔔火腿番茄沙拉]

①火腿和白蘿蔔切絲。豌豆苗去除根部。

②番茄用滾水燙過，剝皮、去除種籽，切成五㎜正方形。

③油、醋、鹽、胡椒調拌作成調味醬，涼拌①、②，放入鋪上生菜的器皿中。

[蔬菜玉米湯]

①洋蔥和香菇切成一公分正方形。四季豆用滾水燙過，切成一公分寬度。

②鍋中放入肉湯和洋蔥，煮到洋蔥熟了之後，加入香菇和玉米，煮滾後加入四季豆，用鹽和胡椒調味。

午餐

[金銀豆腐]

①蛋打散，加入高湯和調味料調拌，過濾後倒入模型中，放入冒著蒸氣的蒸籠中，蒸十五分鐘，將整個模型浮在冰水上冷卻，切成易吃的大小。

②與豆腐切成同樣大小的蛋豆腐和豆腐一起盛盤，添上豌豆苗。

[花枝土當歸味噌拌芥末]

①花枝去皮，表面切花，用滾水略煮，浸泡在水中冷卻，瀝乾水分。

②土當歸切成五公分長度，去皮，刨成薄片後斜切出一公分的寬度，浸泡在醋水（分量外）中去除澀液。

③海帶芽用水洗，去除鹽分，放入滾水中略燙後浸泡在冷水中，撈起擰乾水分，切成二～三公分寬度，①與②放在一起。

④鍋中放入味噌、砂糖、高湯，用小火煮到濃稠為止。離火冷卻後加入芥末，淋在③上。

[薑拌四季豆]

①四季豆煮過之後去除水分，斜切成三公分長度。

②醬油和高湯混合拌①，撒上薑屑。

[山藥汁]

①野山藥去皮，用研砵研碎，加入冷卻的高湯和醬油調溶。

②盛盤，添上海苔碎屑。

晚餐

[炸食什錦拼盤]

①蝦去除泥腸，尾部留下一節，其他的殼剝掉，尾部前端劃開，瀝乾水分。鯆魚切成三片。

②胡蘿蔔斜切成三㎜厚度。香菇去蒂。四季豆切成四公分長度。

③蛋打散，加入等量的水調溶，加入麵粉混合。

④炸油加熱到一七〇度，將①沾③的麵衣放入油中炸，稍微降低油溫後，將②的蔬菜沾麵衣放入油中炸。

⑤高湯和醬油，米酒一起煮滾，作成蘸汁。

⑥炸食盛盤，添上白蘿蔔泥，沾蘸汁吃。

[雞肉鬆配冬瓜]

①冬瓜去皮、去種籽，切成二～四公分正方形。

②鍋中放入高湯和冬瓜煮，煮滾後煮五分鐘加入調味料，再煮十五分鐘，直到冬瓜熟透煮軟為止。

③冬瓜盛盤，剩下的湯汁繼續加熱，加入絞肉。絞肉煮熟後倒入太白粉水勾芡，連煮汁一起淋在冬瓜上。

[即席漬蔬菜]

①茄子和小黃瓜都切成薄圓片，撒上鹽和少量水擱置一會兒。

②蘘荷縱切成薄片，浸泡在水中去除澀液，撈起瀝乾水分。

③①軟化之後擠乾水分，加入蘘荷調拌。

[蜆湯]

蜆摩擦殼清洗，和¾杯的水一起放入鍋中煮，煮到開口為止，倒入味噌，煮滾後立刻關火。

材料・1人份

早餐

白蘿蔔火腿番茄沙拉
- 火腿 ---------- 20g
- 白蘿蔔 ---------- 40g　番茄 ---------- 50g
- 豌豆苗・生菜 ---------- 各 10g
- 沙拉油 ---------- 1 ¼小匙(5g)
- 醋 ---------- 1 小匙(5g)
- 鹽 ---------- 0.1g　胡椒 ---------- 少量

蔬菜玉米湯
- 玉米 ---------- 30g　洋蔥 ---------- 20g
- 新鮮香菇・四季豆 ---------- 10g
- 肉湯 ---------- ¾杯
- 鹽 ---------- 1 迷你匙(1g)　胡椒 ---------- 少量

麵包捲加果醬
- 麵包捲 ---------- 大 2 個(90g)
- 果醬 ---------- 1 大匙弱(20g)

午餐

金銀豆腐
- 豆腐 ---------- ⅓塊(100g)
- 蛋 ---------- 小 1 個(40g)
- 高湯 ---------- 80cc
- 鹽 ---------- ½迷你匙(0.5g)
- 醬油 ---------- ¼小匙(1.5g)
- 豌豆苗 ---------- 5g

花枝土當歸味噌拌芥末
- 花枝(身體)・土當歸 ---------- 各 30g
- 新鮮海帶芽 ---------- 10g
- 甜味噌 ---------- ½大匙強(10g)
- 砂糖 ---------- 1 小匙(3g)
- 高湯 ---------- 2 大匙　芥末 ---------- 少量

薑拌四季豆
- 四季豆 ---------- 40g
- 醬油 ---------- ⅓小匙(2g)　高湯 ---------- 1 小匙
- 薑 ---------- 少量

山藥汁
- 山藥 ---------- 50g
- 高湯 ---------- ½杯　醬油 ---------- ½小匙(3g)
- 海苔 ---------- 少量
- 飯 ---------- 220g

晚餐

炸食什錦拼盤
- 蝦・鯖魚 ---------- 各 30g
- 胡蘿蔔・新鮮香菇・四季豆 ---------- 各 10g
- 蛋 ---------- ⅕個(10g)　麵粉 ---------- 2 大匙弱(15g)
- 炸油 ---------- 適量
- 白蘿蔔 ---------- 30g
- 高湯 ---------- 1⅓大匙　米酒 ---------- ½小匙(3g)
- 醬油 ---------- 1 小匙(6g)

雞肉鬆配冬瓜
- 冬瓜 ---------- 100g
- 高湯 ---------- ½杯　酒 ---------- 2 小匙
- 鹽 ---------- 少量　醬油 ---------- 1 小匙(6g)
- 雞胸絞肉 ---------- 20g
- 太白粉 ---------- 1 小匙(3g)

即席漬蔬菜
- 茄子 ---------- 40g　小黃瓜 ---------- 20g
- 蘘荷 ---------- 5g
- 鹽 ---------- ½迷你匙(0.5g)

蜆湯
- 蜆(連殼) ---------- 15g
- 紅高湯味噌 ---------- 2 ½小匙(15g)
- 飯 ---------- 220g

點心
- 牛乳 ---------- 1 杯(200g)
- 西瓜 ---------- 250g

尿酸值較高者夏天的菜單②的作法

早餐

[烤吻鱗鱵]

吻鱗鱵放在鐵絲網上，兩面烤，切成易吃的大小盛盤，添上白蘿蔔泥。

[燙旋鈕菜]

①旋鈕菜用滾水燙過，瀝乾水分，切成易吃的大小。

②醬油、高湯調拌，拌旋鈕菜，盛盤前撒上柴魚片。

[即席漬高麗菜胡蘿蔔]

①高麗菜略切，胡蘿蔔切成短片形，撒上鹽揉捏，軟了之後擠乾水分。

②加入砂糖和油，擱置一旁，入味之後盛盤。

③可立刻吃，但是放入冰箱裡冰一個晚上較容易入味，吃起來非常美味。

[豆腐湯]

①蘘荷切成薄片。

②溫熱高湯，用鹽和醬油調味，豆腐表面劃幾刀，加入湯中。豆腐浮上來後，撒上蘘荷關火。

午餐

[五目涼麵]

①蝦子去除泥腸，放入加入少量鹽（分量外）的滾水中煮。直接放在水中冷卻後剝殼。

②蛋打散，混入鹽。煎鍋中熱油倒入蛋，攤成蛋皮，煎到表面乾了為止，翻面再煎一下。略冷後切絲。

③香菇浸泡還原去蒂，切成薄片。鍋中倒入少量香菇汁和醬油，砂糖混合，放入香菇煮到汁收乾為止，冷卻。

④小黃瓜切成薄片，撒上少量鹽（分量外），軟了之後擠乾水分。

⑤高湯和米酒、醬油一起煮過之後冷卻。

⑥掛麵用大量的滾水煮，用清水揉搓沖洗，瀝乾水分後盛盤，上方鋪上①～④的菜碼，添上蘘荷、青紫蘇絲和藥味，吃的時候淋上⑤即可。

[甜煮南瓜]

南瓜去籽，切成三～四公分正方形，鍋中放入高湯蓋滿南瓜，再加入砂糖和醬油，煮十五～二十分鐘，直到南瓜煮熟為止。

[炸茄子]

①茄子連蒂一起用油炸。用筷子插，軟了之後放入水中浸泡，去皮、去蒂。

②盛盤。沾薑屑和醬油食用。

晚餐

［牛肉炒蘆筍］

①牛肉切成一口大小，撒上醬油和酒，擱置一會兒。

②蘆筍煮過，切成三～四公分長度，蔥斜切成蔥花，薑切成薄片。

③炒鍋中熱油，依序炒薑、蔥，然後放入牛肉，一邊攤開一邊炒。再加入蘆筍、酒和蠔油一起拌炒。

［花枝拌梅肉］

①花枝剝皮切絲。青紫蘇切絲，拌花枝盛盤。

②梅肉混合調味料，淋在①上。

［拌秋葵］

秋葵撒上少量鹽（分量外），用手指去除細毛，用水沖洗掉鹽分，切成小片，以醬油涼拌，盛盤。

［油豆腐包牛蒡味噌湯］

①油豆腐用滾水煮過，去除油分，切成一公分正方形。

②牛蒡縱剖為四片，切成薄銀杏形，浸泡在水中去除澀液後略煮。四季豆切成一公分長度略煮。

③高湯中放入牛蒡和油豆腐包，煮滾後倒入味噌，再煮滾後關火冷卻，加入四季豆，盛盤。

材料・1人份

早餐

烤吻鱗鱵
- 乾吻鱗鱵(甘鹽)50g
- 白蘿蔔 ------ 30g　醬油 ------ 少量

燙旋鈕菜
- 旋鈕菜 ------ 40g
- 醬油 ------ 1/3小匙強(2.4g)
- 高湯 ------ 3/4小匙　柴魚片 ------ 少量

即席漬高麗菜胡蘿蔔
- 高麗菜 ------ 20g　胡蘿蔔 ------ 10g
- 鹽 ------ 少量
- 砂糖 ------ 1小匙(3g)
- 沙拉油 ------ 3/4小匙(3g)

豆腐湯
- 豆腐 ------ 30g　蘘荷 ------ 20g
- 高湯 ------ 3/4杯　鹽 ------ 少量
- 醬油 ------ 1/4小匙(1.5g)
- 飯 ------ 200g

午餐

五目涼麵
- 掛麵(乾燥) ------ 80g
- 小蝦(連殼) ------ 15g
- { 蛋 ------ 1個(50g)
  鹽 ------ 少量　油 ------ 1/3小匙(1.3g) }
- { 乾香菇 ------ 2朵(2g)
  醬油 ------ 1/2小匙(3g)
  砂糖 ------ 1/2小匙(1.5g) }
- 小黃瓜・蘘荷・青紫蘇葉 ------ 各少量
- { 高湯 ------ 4大匙　米酒 ------ 1/2大匙(9g)
  醬油 ------ 3/4大匙強(15g) }

甜煮南瓜
- 南瓜 ------ 80g
- 高湯 ------ 5大匙　醬油 ------ 3/4小匙強(5g
- 砂糖 ------ 1/2大匙強(5g)

炸茄子
- 茄子 ------ 2個(70g)
- 炸油 ------ 適量
- 薑 ------ 少量　醬油 ------ 2/3小匙(4g)

晚餐

牛肉炒蘆筍
- { 薄片牛腿肉 ------ 50g
  醬油 ------ 3/4小匙強(5g)
  酒 ------ 1/2小匙 }
- 蘆筍 ------ 50g
- 蔥 ------ 30g　薑 ------ 少量
- 油 ------ 3/4大匙(10g)
- 酒 ------ 1大匙　蠔油 ------ 1小匙

花枝拌梅肉
- 花枝(生魚片用)40g
- 青紫蘇 ------ 2片
- 梅肉 ------ 5g
- 醬油・米酒 ------ 各少量

拌秋葵
- 秋葵 ------ 40g
- 醬油 ------ 1/3小匙(2g)

油豆腐包牛蒡味噌湯
- 油豆腐包 ------ 10g
- 牛蒡・四季豆 ------ 各20g
- 高湯 ------ 3/4杯　味噌 ------ 2小匙(12g)
- 飯 ------ 220g

點心
- 牛乳 ------ 1杯(200g)
- 哈蜜瓜 ------ 150g

尿酸值較高者秋天的菜單①的作法

早餐

[鮪魚沙拉]

①萵苣撕成一口的大小，浸泡在冷水中，清脆後瀝乾水分。

②小黃瓜切成薄圓片，撒上鹽，軟化後沖洗掉鹽分，擠乾水分。

洋蔥切成薄片，撒上鹽揉捏，用水沖洗後擠乾水分。

③鹽和胡椒、醋、醬油作成調味汁。

④盤中鋪上萵苣，盛上②和鮪魚，淋上調味汁。

[番茄蛋湯]

①番茄去皮及種籽，切成二公分正方形。洋蔥切成薄片。

②鍋中熱油，炒洋蔥，熟後加入番茄略炒。倒入肉湯，煮滾之後撈除澀液，用鹽和胡椒調味。

③湯煮滾之後倒入打散的蛋，關火。盛盤後撒上荷蘭芹碎屑。

午餐

[烤鰺魚]

鰺魚放在鐵絲網上烤，也可以添上荷蘭芹和半月形檸檬。端上餐桌時將檸檬汁擠在烤魚上吃。

[白蘿蔔煮蝦米]

①白蘿蔔縱剖為二～四瓣，切成三公分厚。

②蝦米用溫水浸泡還原，較大者切成二～三塊。

③鍋中放入白蘿蔔和蝦米，倒入泡蝦米的水和高湯蓋滿白蘿蔔，加入酒一起煮，煮到白蘿蔔熟了為止。

④用砂糖和醬油調味，再煮十分鐘，煮到入味為止。

[茼蒿拌芝麻]

①茼蒿去除硬莖，用滾水燙過，放入冷水中冷卻後擠乾水分，切成三公分長度。

②芝麻、砂糖和醬油混合，拌茼蒿盛盤。

晚餐

[鰻魚捲]

一次可以作四～六人份。

①鰻魚切成細長條。

②蛋打散，加入砂糖、高湯、鹽混合。

③熱煎蛋器，倒入一層薄薄的油，倒入⅓量的蛋汁，攤成蛋皮，將鰻魚排在蛋皮上成橫一列，然後捲起蛋皮。利用煎蛋器內其他空出的部位塗上油，將剩下的蛋汁分二～三次倒入，將先前捲起的蛋當成蕊，利用後來攤開的蛋皮包捲先前的蛋捲，最後表面煎成金黃色為止。

④趁熱放在簾子上，捲成美麗的形狀，切成易吃的大小盛盤。添上白蘿蔔泥和蔥花。

[炒煮雞肉]

①雞肉切成一口大小。

②胡蘿蔔、蒟蒻、蓮藕、竹筍切成一口大小，各自先煮過，瀝乾水分。

③香菇浸泡還原，去蒂，斜切成二半。豌豆片用滾水略煮，斜切成二半。

④鍋中熱¼量的油，加入雞肉炒，變色後取出，撒上醬油和酒。

⑤空出的鍋中倒入剩下的油，炒胡蘿蔔、蒟蒻、竹筍、香菇、蓮藕，加入高湯。

⑥煮滾後加入調味料，煮十～十五分鐘，放入雞肉煮五分鐘，直到汁收乾、蔬菜柔軟為止。最後撒上豌豆片略為混合。

[蕪菁拌菊花]

①蕪菁切成厚的半月形，放入水中煮，煮熟後撈起放入簍子裡瀝乾水分、冷卻。

②摘下菊花的花瓣，放入滴了少量醋（分量外）的滾水中煮，浮上來後撈起，用冷水澆淋後擠乾水分。

③高湯、醋、砂糖、鹽混合調拌，拌蕪菁和菊花，盛盤。

[滑子菌海帶芽味噌湯]

①沖洗掉滑子菌黏滑的部分。海帶芽用水沖洗，去除鹽分，切成二～三公分長度。

②熱高湯，加入滑子菌和海帶芽，倒入味噌，煮滾之後關火。

材料·1人份

早餐

鮪魚沙拉
- 鮪魚(水煮罐頭)……20g
- 萵苣、小黃瓜……各30g
- 洋蔥……10g
- 沙拉油……1¼小匙(5g)
- 醋……½小匙弱(2g)
- 鹽……少量　胡椒……少量

番茄蛋湯
- 蛋……小⅓個(15g)
- 番茄……50g
- 洋蔥……20g
- 油……¾小匙(3g)
- 肉湯……¾杯　鹽……1迷你匙(1g)
- 胡椒、荷蘭芹碎屑……各少量

吐司
- 吐司麵包……90g
- 乳瑪琳……¾大匙(10g)

午餐

鰺魚乾……1尾(60g)

白蘿蔔煮蝦米
- 白蘿蔔……100g
- 蝦米……1大匙(5g)
- 高湯……½杯　酒……1大匙
- 砂糖……1小匙(3g)
- 醬油……1小匙強(7g)

茼蒿拌芝麻
- 茼蒿……60g
- 芝麻……1小匙(5g)
- 砂糖……½小匙(1.5g)
- 醬油……⅔小匙弱(3.6g)
- 飯……220g

晚餐

鰻魚捲
- 蛋……大1個(60g)
- 蒲燒鰻……30g
- 砂糖……1大匙強(10g)
- 高湯……1大匙(15g)
- 鹽……少量
- 油……¾小匙(3g)
- 白蘿蔔泥……30g

炒煮雞肉
- { 去皮雞腿肉……30g
- { 醬油……½小匙(3g)　酒……½小匙
- 胡蘿蔔、蒟蒻……各30g
- 蓮藕、煮過的竹筍……各20g
- 乾香菇……2朵(2g)
- 豌豆片……10g
- 油……1¼小匙(5g)　高湯……80g
- 砂糖……¾大匙(7g)
- 醬油……1小匙(6g)

蕪菁拌菊花
- 蕪菁……50g
- 菊花……2g
- 砂糖……1小匙(3g)
- 鹽……少量
- 高湯、醋……各⅔小匙

滑子菌海帶芽味噌湯
- 滑子菌……20g
- 新鮮海帶芽……10g
- 高湯……¾杯
- 味噌……2小匙(12g)
- 飯……220g

點心
- 牛乳……1杯(220g)
- 葡萄……100g

尿酸值較高者秋天的菜單②的作法

早餐

[蛋納豆]

納豆充分混合到產生黏液，加入蛋和醬油再混合，盛盤添上蔥花。

[金菇炒青椒]

①金菇去除根部，較長煮切成二段，青椒縱剖、去籽，橫向切細。

②煎鍋中熱油，炒青椒，炒軟後加入金菇拌炒，用鹽和胡椒調味。

[燙菠菜加揉海苔]

①菠菜用滾水燙過，淋冷水後擰乾水分。

②醬油和高湯混合，取半量用來拌菠菜，擰乾後切成三公分長度。淋上剩下的調味液盛盤。添上揉海苔。

[油豆腐包白蘿蔔味噌湯]

①油豆腐包用熱水燙過去除油分，切細。白蘿蔔切成五公分長絲狀，韮菜切成五公分長度。

②高湯中加入白蘿蔔，煮軟之後加入韮菜和油豆腐包略煮，倒入味噌。

午餐

[月見麵]

①熱高湯，加入醬油，米酒調味，放入麵煮熟。

②白蘿蔔擦碎，略為擰乾水分。

③麵連湯汁一起盛入碗中，鋪上白蘿蔔泥，中央部壓成凹形，打入蛋，添上蔥花、青紫蘇絲、海苔等喜歡的藥味。

[小芋頭煮雞肉]

①小芋頭去皮，切成一口大小，放入滾水中，煮滾後撈起。

②雞肉切成一口大小，灑上醬油和酒略醃。

③鍋中放入小芋頭，加入高湯蓋滿，煮五～六分鐘後加入砂糖，再煮五～六分鐘放入鹽和醬油，煮到小芋頭熟了為止。

④加入雞肉，再煮五～六分鐘，雞肉熟了之後，煮到汁收乾為止。

[高麗菜竹輪拌芝麻]

①高麗菜與胡蘿蔔切成小短片形，各自略煮，放入簍子裡瀝乾水分、冷卻。

②竹輪切成與蔬菜同樣的大小。

③芝麻、砂糖、鹽、醬油一起混合，涼拌①與②。

晚餐

[牛肉蔬菜捲]

①牛蒡去皮，較長者縱剖為四～六瓣，浸泡在水中，然後放入滾水中煮到變軟為止。
②四季豆煮過。
③梅片牛肉攤開，放入牛蒡和四季豆，捲起牛肉。
④煎鍋中熱油，一邊滾動③一邊煎成金黃色，切成一口大小。
⑤鍋中放入味噌、砂糖、高湯，煮到濃稠後放入④混合。

[炒豆腐渣]

①豆腐渣放入簍子裡，用清水沖洗，瀝乾水分。
②胡蘿蔔切絲，豌豆片煮過之後斜切成細絲，香菇浸泡還原去蒂，切成薄片。
③鍋中熱油，炒胡蘿蔔和香菇，再放入豆腐渣一起拌炒。
④加入高湯、砂糖、鹽、醬油，煮到汁收乾為止，最後放入豌豆片拌炒。

[醃蕪菁小黃瓜]

①蕪菁和小黃瓜各自切成二～三㎜厚度，撒上鹽略醃，直到變軟為止，擠乾水分。
②砂糖和醋調合後涼拌①，表面可撒上柚子皮。

[滑子菌紫菜湯]

熱高湯，調味後加入沖洗掉黏液的滑子菌，煮滾後盛盤，加入紫菜。

點心

[水果拌乳酪]

水果切成易吃的大小。鬆軟白乾酪和酸乳酪混合，調溶後拌水果盛盤。

材料・1人份

早餐

蛋納豆
- 納豆--------40g　蛋--------½個(25g)
- 蔥--------10g　醬油--------½小匙弱(2.6g)

金菇炒青椒
- 金菇--------70g　青椒--------20g
- 油--------1 ¼小匙(5g)
- 鹽--------少量　胡椒--------少量

燙菠菜加揉海苔
- 菠菜--------50g　海苔--------少量
- 醬油--------½小匙(3g)　高湯--------½小匙

油豆腐包白蘿蔔味噌湯
- 油豆腐包--------5g
- 白蘿蔔--------40g　韮菜--------10g
- 高湯--------¾杯　味噌--------½大匙(10g)
- 飯--------200g

午餐

月見麵
- 煮過的麵--------200g
- 蛋--------1個(50g)
- 白蘿蔔--------50g　蔥--------10g
- {高湯--------1 ½杯　米酒--------1 ⅔小匙(10g)
- 醬油--------¾大匙強(15g)}

小芋頭煮雞肉
- 芋頭--------70g
- {去皮雞胸肉--------20g
- 醬油--------⅓小匙(2g)　酒--------⅓小匙}
- 高湯--------½杯　砂糖--------½大匙強(5g)
- 鹽--------少量　醬油--------1小匙弱(5g)

高麗菜竹輪拌芝麻
- 高麗菜--------40g　胡蘿蔔--------10g
- 竹輪--------20g
- 白芝麻、砂糖--------各1小匙(3g)
- 鹽--------少量　醬油--------⅓小匙(2g)

晚餐

牛肉蔬菜捲
- 薄片牛瘦肉--------60g
- 牛蒡、四季豆--------各30g
- 油--------¾小匙(3g)　高湯--------1～2大匙
- 白味噌・砂糖--------各½大匙強(10g・5g)

炒豆腐渣
- 豆腐渣--------70g　乾香菇--------1朵
- 胡蘿蔔、豌豆片--------各10g
- 油--------1 ¼小匙(5g)　高湯--------½杯
- 砂糖--------½大匙強(5g)
- 鹽--------1迷你匙(1g)　醬油--------1迷你匙(1.2g)

醃蕪菁小黃瓜
- 蕪菁--------40g　小黃瓜--------15g
- 鹽--------少量
- 砂糖--------½小匙(1.5g)　醋--------1小匙

滑子菌紫菜湯
- 滑子菌--------30g　紫菜--------少量
- 高湯--------¾杯
- 鹽--------½迷你匙(0.5g)　醬油--------少量
- 飯--------220g

點心

水果拌乳酪
- 鳳梨、桃子、橘子(罐頭)--------各20g
- 鬆軟白乾酪(沙拉用)--------30g
- 原味酸乳酪--------30g

尿酸值較高者冬天的菜單①的作法

早餐

[雞肉粥]

①米洗過之後瀝乾水分，加入適量的水（如果全粥為米的五倍量水），用大火煮滾後改為小火煮二十~三十分鐘。

②雞肉切成二公分正方形，加入①中，再煮十~二十分鐘，直到膨脹為止。

③盛入碗中，鋪上梅乾，撒上切成三公分的豌豆苗及芝麻。

[魚板拌蘿蔔泥]

①魚板切成短片，小黃瓜切成薄短片。

②白蘿蔔擦碎，略為擠乾水分，涼拌①，盛盤，淋上醬油和柚子汁。

[海帶芽炒煮玉蕈]

①海帶芽浸泡在水中去除鹽分，切成易吃的大小。

②胡蘿蔔切絲，玉蕈去除根部掰開。

③鍋中熱油，炒胡蘿蔔，全都沾上油之後，加入玉蕈和海帶芽略炒，加入高湯和調味料，煮到汁收乾為止。

午餐

[花椰菜炒蝦]

①蝦去除泥腸和殼。

②花椰菜分為小株，用滾水燙過，金菇去除根部，較長者切成二半，蔥斜切成薄片。

③煎鍋中熱油，依序加入蝦、蔥、花椰菜、金菇拌炒，用鹽和胡椒調味。

[番茄沙拉]

①番茄切成二~三公分正方形。

②洋蔥切成碎屑，浸泡在水中後撈起，瀝乾水分。

③醋、油、鹽、胡椒一起作成調味醬，加入洋蔥，淋在番茄上。

[文蛤濃湯]

①文蛤用鹽水（分量外）充分洗淨，瀝乾水分。

②馬鈴薯、洋蔥、胡蘿蔔各切成一公分正方形，豌豆片用滾水煮過，斜切成細絲。

③鍋中熱油，倒入奶油，加入洋蔥，胡蘿蔔拌炒。洋蔥熟後撒上麵粉。

④麵上沾在所有的蔬菜上之後，加入肉湯和牛乳，煮十分鐘，加入馬鈴薯，煮到馬鈴薯軟了為止。

⑤蔬菜煮熟後，略為勾芡，加入文蛤，肉膨脹後加入鹽，胡椒調

味，裝入碗中，添上豌豆片。

晚餐

[鮪魚淋山藥汁]

①鮪魚切塊，用山葵涼拌盛盤。

②野山藥擦碎，淋在①上，放上餐桌上，淋上分量的醬油。

[豆腐皮煮蒟蒻]

①豆腐皮切成易吃的大小。

②香菇浸泡還原去蒂。

③小油菜用滾水煮過，切成四公分長度，用剩下的水煮蒟蒻，表面切花，再切成一口大小。

④調拌高湯和調味料，煮滾後加入豆腐皮和香菇煮十分鐘，取出。在剩下的煮汁中放入蒟蒻，煮十分鐘，直到入味為止，取出。

⑤用剩下的煮汁煮小油菜。

⑥盤中盛上④與⑤。

[燙茼蒿]

茼蒿摘下葉子，用滾水煮過，用冷水澆淋後擠乾水分，切成四公分長度，用高湯和醬油調拌。

[什錦湯]

①豆腐放入冷水中煮過，撈起放入簍子裡瀝乾掰開。小芋頭切成七㎜厚半月形，白蘿蔔和胡蘿蔔都切成較厚的銀杏形，蔥切成一～二公分寬度。

②鍋中熱油，放入白蘿蔔、胡蘿蔔、蔥、豆腐，全都過油後加入高湯煮五～六分鐘，加入小芋頭。加入醬油和鹽調味，煮到蔬菜柔軟為止。

材料・1人份

早餐

雞肉粥
- 米 ---------- 60g
- 去皮雞腿肉 ---------- 30g
- 梅乾、豌豆苗 ---------- 各 10g
- 白芝麻 ---------- $\frac{2}{3}$小匙(2g)

魚板拌蘿蔔泥
- 魚板、小黃瓜 ---------- 各 20g
- 白蘿蔔 ---------- 50g
- 柚子汁 ---------- $\frac{1}{2}$小匙　醬油 ---------- $\frac{1}{2}$小匙(3g)

海帶芽炒煮玉蕈
- 新鮮海帶芽 ---------- 30g
- 胡蘿蔔、玉蕈 ---------- 各 10g
- 油 ---------- 1 $\frac{1}{4}$小匙(5g)　高湯 ---------- 1 大匙
- 醬油 ---------- $\frac{2}{3}$小匙(4g)
- 砂糖 ---------- 1 小匙(3g)

午餐

花椰菜炒蝦
- 小蝦 ---------- 40g　花椰菜 ---------- 70g
- 金菇、蔥 ---------- 各 20g
- 油 ---------- $\frac{1}{2}$大匙(7g)
- 鹽 ---------- $\frac{1}{4}$小匙弱(1.2g)　胡椒 ---------- 少量

番茄沙拉
- 番茄 ---------- 100g　洋蔥 ---------- 10g
- 沙拉油 ---------- 1 $\frac{3}{4}$小匙(5g)　醋 ---------- 1 小匙(5g)
- 鹽 ---------- 少量　胡椒 ---------- 少量

文蛤濃湯
- 文蛤(肉) ---------- 50g
- 馬鈴薯 ---------- 70g　洋 蔥 ---------- 50g
- 胡蘿蔔 ---------- 20g　豌豆片 ---------- 5g
- 油、奶油 ---------- 各 1 $\frac{1}{4}$小匙(5g)
- 麵粉 ---------- 1 $\frac{2}{3}$小匙(5g)
- 肉湯 ---------- $\frac{1}{4}$杯　牛乳 ---------- $\frac{3}{4}$杯(150g)
- 鹽 ---------- 1 迷你匙(1g)　胡椒 ---------- 少量

麵包加果醬乳瑪琳
- 法國麵包、麵包捲 ---------- 各 45g
- 果醬 ---------- 1 大匙弱(20g)　乳瑪琳 ---------- 1 $\frac{1}{4}$小匙(5g)

晚餐

鮪魚淋山藥汁
- 鮪魚(紅肉) ---------- 60g
- 山藥 ---------- 30g
- 醬油 ---------- $\frac{3}{4}$小匙強(5g)　山葵 ---------- 少量

豆腐皮煮蒟蒻
- 新鮮豆腐皮 ---------- 15g　乾香菇 ---------- 2g
- 蒟蒻、小油菜 ---------- 各 30g
- 高湯 ---------- $\frac{1}{2}$杯　鹽 ---------- 1 迷你匙(1g)
- 薄鹽醬油 ---------- 1 小匙(6g)
- 米酒 ---------- $\frac{1}{2}$大匙(9g)

燙茼蒿
- 茼蒿 ---------- 50g
- 高湯 ---------- $\frac{1}{2}$大匙　醬油 ---------- $\frac{1}{2}$小匙(3g)

什錦湯
- 豆腐 ---------- 50g
- 小芋頭、白蘿蔔、蔥 ---------- 各 30g
- 胡蘿蔔 ---------- 10g
- 油 ---------- 1 $\frac{1}{4}$小匙(5g)
- 高湯 ---------- 1 杯　醬油 ---------- 1 小匙(6g)
- 鹽 ---------- $\frac{1}{2}$迷你匙(0.5g)
- 飯 ---------- 220g

點心

- 牛乳 ---------- 1 杯(200g)
- 橘子 ---------- 120g

尿酸值較高者冬天的菜單②的作法

早　餐

[白蘿蔔豌豆苗沙拉]

①白蘿蔔切成短片形。豌豆苗去除根部，較長者對半切開。番茄縱剖為四瓣。以上菜碼盛盤。

②油、醋、葡萄酒、鹽、胡椒混合調拌，淋在①上。

[馬鈴薯湯]

①馬鈴薯切成五㎜厚的銀杏形，洋蔥切成薄片，用肉湯煮軟後加入牛乳，煮二~三分鐘。

②麵粉和乳瑪琳一起調成奶油狀，加入①中。最初如果用少量煮汁調拌，加入時較容易混合。

③一邊調拌避免其結球，一邊煮到濃稠為止，用鹽和胡椒調味。

④③盛盤，撒上荷蘭芹屑。

午　餐

[鍋燒烏龍麵]

①蝦去除泥腸，留下尾部的一節，其餘部位去殼，切掉尾部的前端。蛋中加入二小匙的水調溶，加入麵粉混合，作成麵衣。炸油加熱到一八〇度後，蝦子沾上麵衣，放入油中炸成金黃色。

②魚板切成薄片，竹筍縱切成薄片，香菇浸泡還原，去蒂。菠菜煮過擠乾水分，切成四公分長度。

③鍋中加入高湯和調味料，煮滾後加入香菇、竹筍煮滾，再煮一~二分鐘。加入烏龍麵，煮滾後放入魚板和菠菜，鋪上①的炸蝦關火。撒上蔥花。

[拌牛蒡]

①牛蒡去皮，切成適當的長度，放入水中煮到柔軟為止。

②芝麻用研砵研碎，加入砂糖和醬油、高湯調拌。

③牛蒡用板子輕輕拍破，較粗者對半縱剖，切成四公分長度，用②涼拌。

[甜醋漬蘿蔔乾]

①蘿蔔乾略洗，瀝乾水分。

②胡蘿蔔和昆布切絲。

③砂糖與鹽、醋、高湯調拌，醃漬①、②，擱置一小時以上使其入味。

晚　餐

[酒蒸白肉魚]

①器皿中鋪上大的昆布，鋪上魚，淋上酒，放入冒著蒸氣的蒸籠中，用中火蒸三~四分鐘。

②蒸汁放入鍋中，加入一倍量的高湯和醬油，煮滾後倒入用一倍量的水調溶的太白粉水，淋在①上，撒上柚子皮絲。

[煮生麩]

①生麩切成一點五公分厚的竹竿狀，用中溫的炸油炸成金黃色。

②胡蘿蔔切成五~六mm厚的圓片。豌豆片用滾水略煮。

③鍋中煮滾高湯，砂糖、醬油，放入生麩和胡蘿蔔，煮到胡蘿蔔柔軟為止。

④最後加入豌豆片略煮。

[燙小油菜]

①小油菜用滾水煮過，瀝乾水分後切成四公分長度。

②混合醬油與高湯，拌小油菜，即可盛盤。

[甘薯湯]

①豬肉切成一口大小。

②甘薯切成一．五公分厚的圓片，浸泡在水中，白蘿蔔也切成同樣厚度的銀杏形，胡蘿蔔切成一公分厚的圓片。

③鍋中煮滾高湯，放入豬肉和②的蔬菜，煮滾後關小火，一邊撈除澀液，一邊煮到蔬菜熟了為止。

④倒入味噌，煮到入味為止，也可以撒上蔥花。

材料・1人份

早餐

半熟蛋
- 蛋------1個(50g)　鹽------少量
- 白蘿蔔------60g
- 豌豆苗------10g　小番茄------30
- 沙拉油------1 ¼小匙(5g)
- 醋、白葡萄酒------各1小匙(5g)
- 鹽------少量　胡椒------少量

馬鈴薯湯
- 馬鈴薯------70g
- 洋蔥------40g
- 肉湯------½杯　牛乳------¾杯(150g)
- 乳瑪琳、麵粉------各5g
- 鹽------少量
- 胡椒、荷蘭芹碎屑------各少量

蜂蜜吐司
- 吐司麵包------90g
- 乳瑪琳------1 ¼小匙(5g)
- 蜂蜜------1大匙弱(20g)

午餐

鍋燒烏龍麵
- 煮過的烏龍麵------230g
  - 蝦------1尾(40g)
  - 麵粉------¾大匙強(7g)
  - 蛋汁------5g
  - 炸油------適量
- 魚板------15g
- 菠菜------20g
- 竹筍、蔥------各10g　乾香菇------2朵
  - 高湯------1 ½杯　醬油------2小匙(12g)
  - 砂糖------1小匙(3g)

拌牛蒡
- 牛蒡------50g
- 白芝麻------⅔小匙(2g)　砂糖------1 ⅔小匙(5g)
- 醬油------⅔小匙(4g)　高湯------¾小匙

甜醋漬蘿蔔乾
- 蘿蔔乾(乾燥)------10g
- 胡蘿蔔------5g　昆布------1g
- 砂糖------⅔小匙(2g)　鹽------少量
- 醋------1小匙(5g)　高湯------2小匙

晚餐

酒蒸白肉魚
- 白肉魚------1塊(70g)
- 昆布------10cm　酒------1大匙
- 高湯------適量
- 醬油------½小匙(3g)
- 太白粉------⅓小匙(1g)　柚子皮------少量

煮生麩
  - 生麩------40g
  - 炸油------適量
- 胡蘿蔔------30g　豌豆片------10g
- 高湯------½杯　砂糖------½大匙(5g)
- 醬油------1小匙弱(5g)

燙小油菜
- 小油菜------50g
- 醬油------½小匙(3g)　高湯------½大匙

甘薯湯
- 薄片豬瘦肉------20g
- 甘薯、白蘿蔔------各30g
- 胡蘿蔔------10g
- 高湯------1杯　味噌------2小匙(12g)
- 飯------220g

點心
- 蘋果------150g

合併高脂血症者的春天菜單的作法

早餐

[乳酪吐司]

①番茄去蒂平切成薄片，去籽和多餘的水分。

②麵包上鋪上番茄和乳酪，用烤箱烤到乳酪溶化為止。依照個人的喜好，可以撒上辣椒粉。

[蔬菜沙拉]

①菊苣切成三~四公分長度的短片形，西洋芹和小黃瓜切成同樣長度的薄短片。洋蔥切成薄片。以上菜碼浸泡在冷水中，使其清脆後瀝乾水分。

②油、醋、鹽和胡椒一起混合，調拌①，鋪在生菜上盛盤。

午餐

[豆腐煮雞肉]

①豆腐切成五~六㎜厚度。雞肉切成一口大小。油豆腐包去除油分，切成較粗的短條形。

②香菇去軸，較大者對半斜切。豌豆片煮過對半斜切。

③鍋中放入高湯和調味料，煮滾後加入雞肉，一邊撈除澀液，一邊煮五~六分鐘，加入豆腐、油豆腐包、香菇等，再煮五~六分鐘。

④加入豌豆片，再倒入用一倍量的水調溶的太白粉水勾芡。

[燙鴨兒芹]

①鴨兒芹用大量的水燙過之後瀝乾水分，切成四公分長度。

②薑和高湯混合拌①。

[蔬菜湯]

①白蘿蔔和胡蘿蔔切成三公分長的短條形。款冬煮過，去皮，切成三公分長度。蠶豆煮過去皮。

②高湯中加入白蘿蔔、胡蘿蔔，煮軟後用鹽和醬油調味，加入款冬和蠶豆煮二~三分鐘。

☆多加入一些蔬菜較好。土當歸、牛蒡、蘘荷等有香氣的蔬菜加入時，可使蔬菜吃起來非常美味。

晚餐

[新鮮鰺魚末]

①鰺魚切成三片，去除小骨，從頭到尾拉掉皮，剁碎。

②青紫蘇切絲，細香蔥切成蔥花，和鰺魚末混合，用菜刀剁碎。

③白蘿蔔切成四~五公分長的筒形，用菜刀削成薄片，橫切成絲，浸泡在水中，使其清脆。

④盤中放入③的白蘿蔔，鋪上②的鰺魚末，加入薑屑，沾分量的醬油吃。

[小芋頭煮生麩]

①小芋頭去皮，較大者對半切開，放入滾水中煮二~三分鐘，撈

起放入簍子裡瀝乾水分。

②胡蘿蔔切成與小芋頭同樣的大小。生麩切七~八㎜厚度。

③鍋中放入高湯和胡蘿蔔，煮五~六分鐘，加入小芋頭再煮五分鐘，用鹽、醬油、砂糖調味，加入生麩，煮到蔬菜軟了為止。

[油菜拌芥末]

①油菜用滾水煮過，瀝乾水分，切成三~四公分長度。

②醬油和高湯混合，用⅓量拌①，略微擠乾水分，剩下的調味液中加入芥末，調拌後盛盤。

[蕪菁油豆腐包湯]

①蕪菁對半縱剖，縱切成五㎜厚度。蕪菁葉煮過，切成三公分長。

②油豆腐包用滾水燙過，去除油分，切成短條狀。

③煮滾高湯，放入蕪菁，煮軟後倒入味噌，加入油豆腐包和蕪菁菜，煮滾後關火。

點心

[草莓奶]

草莓去蒂，和牛乳一起放入果汁機中攪拌。

材料・1人份

早餐

乳酪吐司
- 吐司麵包(切成6片)------1 ½片(90g)
- 番茄------50g
- 乳酪薄片(能溶化型)------20g

蔬菜沙拉
- 菊苣、西洋芹、小黃瓜------各30g
- 洋蔥、生菜------各10g
  - 沙拉油------1 ¼小匙(5g)
  - 醋------½小匙(2.5g)
  - 鹽------少量　胡椒------少量
- 檸檬茶------適量

午餐

豆腐煮雞肉
- 豆腐------70g
- 去皮雞胸肉------30g
- 油豆腐包------5g
- 新鮮香菇------小2朵(10g)
- 豌豆片------5g
- 高湯------½杯(100g)
- 鹽------1迷你匙(1g)
- 醬油------1小匙弱(5g)
- 太白粉------⅓小匙(1g)

燙鴨兒芹
- 鴨兒芹------50g
- 醬油------½小匙(3g)
- 高湯------½大匙

蔬菜湯
- 白蘿蔔------30g
- 款冬、蠶豆(去殼)------各20g
- 胡蘿蔔------15g
- 高湯------¾杯(150g)
- 鹽------1迷你匙弱(0.8g)
- 醬油------⅓小匙(2g)
- 飯------220g

晚餐

新鮮鰺魚末
- 鰺魚(生食用)------60g
- 細香蔥------10g
- 青紫蘇葉、蘘荷碎屑------各少量
- 白蘿蔔------30g
- 醬油------½小匙(3g)

小芋頭煮生麩
- 小芋頭------60g
- 胡蘿蔔------20g
- 生麩------30g
- 高湯------½杯
- 鹽------1迷你匙(1g)
- 醬油------½小匙(3g)　砂糖------½大匙(5g)

油菜拌芥末
- 油菜------40g
- 醬油------½小匙(3g)　高湯------1 ½小匙(7g)
- 芥末------少量

蕪菁油豆腐包湯
- 蕪菁、蕪菁菜------各30g
- 油豆腐包------5g
- 高湯------¾杯(150g)　味噌------½大匙(9g)

飯------220g

點心

草莓奶
- 低脂牛乳------1杯(200g)
- 草莓------100g

合併高脂血症者的秋天菜單的作法

早餐

[烤魚肉山芋丸子]

魚肉山芋丸子放在鐵絲網上，兩面烤成金黃色，切成易吃的大小，添上山葵一起吃。

[醬油醋煮海帶絲]

①海帶絲浸泡在水中，泡軟之後連汁一起煮。

②煮滾後關小火，煮軟後用醬油和醋調味，煮到入味為止。盛盤，撒上柴魚片。

[菠菜拌魩仔魚]

①菠菜煮過之後擠乾水分，切成三～四公分長度。

②混合高湯與醬油，用$1/3$的量拌菠菜，略為擠乾水分。

③魩仔魚放入簍子裡，淋上滾水，略為擠乾水分，與②一起用剩下的高湯醬油調拌。

[馬鈴薯味噌湯]

①馬鈴薯切成五㎜厚的銀杏形，泡在水中去除澀液。

②高湯中加入馬鈴薯，煮軟後倒入味噌，煮滾後關火。

午餐

[日式雞肉豆腐漢堡]

①豆腐瀝乾水分，掰開。蔥、香菇、青紫蘇各別切成碎屑。以上材料和雞胸肉、薑汁、鹽一起混合，分為二等分，做成橢圓形。

②青辣椒去莖，用菜刀劃幾道。

③煎鍋中熱油，放入①，兩面煎，旁邊放入青辣椒一起煎。

④漢堡放入盤中，添上青辣椒及半月形的檸檬。食用時擠上檸檬汁。

[茶碗蒸]

①高湯用鹽和醬油調味，冷卻後加入打散的蛋花調拌。

②蝦子去除泥腸和殼。香菇浸泡還原去蒂。白果去殼，在滾水中滾動，去除薄皮。鴨兒芹切成二～三公分長度。

③茶碗中加入鴨兒芹以外的菜碼，①的蛋汁放入蒸籠中。最初二分鐘用大火蒸，然後改為小火蒸七～八分鐘，鋪上鴨兒芹再蒸一～二分鐘。

[芝麻醋淋茄子]

①茄子對半縱剖，放入滾水中，煮軟後浸泡在水中，冷卻後擠乾水分，切成易吃的大小，盛盤。

②芝麻用研缽研碎，加入砂糖、醋、醬油調勻，淋在茄子上。

[拌滑子菌]

①滑子菌放入簍子裡洗掉黏

液。

②白蘿蔔擦碎，擠乾水分，加入醬油和醋，拌滑子菌。

晚餐

[方頭魚煮蔬菜]

①在方頭魚的表面劃幾刀。

②小油菜煮過，切成三公分長度。香菇去蒂，野山藥去皮，切成一・五公分厚莖。

③鍋中加入高湯和調味料，煮滾後加入方頭魚、香菇、野山藥一起煮，煮到汁收乾為止，最後加入小油菜略煮。

[蒟蒻粉條胡蘿蔔油豆腐包]

①油豆腐包用滾水燙過去除油分，打開成袋狀。

②蒟蒻粉條煮過，切成易吃的長度。胡蘿蔔切絲，香菇浸泡還原切成薄片。

③葫蘆乾撒上少量的鹽（分量外）揉捏，洗過後煮軟。

④將②塞入油豆腐包中，用葫蘆乾固定。

⑤鍋中放入高湯、砂糖、醬油，煮滾後加入④，煮滾後改為小火續煮，煮到入味為止。最後再加入煮過的豌豆片略煮。

[日式番茄花椰菜沙拉]

①番茄切為梳形。花椰菜分為小株煮過，和番茄一起盛盤。

②醋、油和醬油混合，淋在①上。

材料・1人份

早餐

烤魚肉山芋丸子
- 魚肉山芋丸子 1片(90g)　山葵 少量

醬油醋煮海帶絲
- 海帶絲(乾燥) 5g(浸泡後為40g)
- 醬油 ½小匙(3g)
- 醋、紫魚片 各少量

菠菜捲魩仔魚
- 菠菜 80g
- 魩仔魚 3g
- 高湯 1大匙　醬油 ¾小匙(5g)

馬鈴薯味噌湯
- 馬鈴薯 40g
- 高湯 ¾杯　味噌 1⅔小匙(10g)

飯 220g

午餐

日式雞肉豆腐漢堡
- 雞絞肉(去皮腿肉) 40g
- 豆腐 40g
- 蔥 20g　新鮮香菇 10g
- 青紫蘇葉、薑汁 各少量
- 鹽 1迷你匙(1g)　油 1¼小匙(5g)
- 青辣椒 20g　檸檬 少量

茶碗蒸
- 蛋 ½個(25g)
- 高湯 5大匙
- 鹽 ½迷你匙(0.5g)　醬油 1～2滴
- 小蝦 10g　白果 2個
- 乾香菇 1朵　鴨兒芹 少量

芝麻醋淋茄子
- 茄子 50g
- 白芝麻 ⅔小匙(2g)
- 砂糖 1小匙(3g)
- 醋 ½小匙強　醬油 ⅓小匙(2g)

拌滑子菌
- 滑子菌 20g　白蘿蔔 40g
- 醬油 ½小匙(3g)　醋 ½小匙

飯 220g

晚餐

方頭魚煮蔬菜
- 方頭魚 1塊(60g)　小油菜 30g
- 野山藥 15g　新鮮香菇 10g
- 高湯 ½杯
- 醬油 ½小匙(3g)　砂糖 2小匙(6g)

蒟蒻粉條胡蘿蔔油豆腐包
- 油豆腐包 1塊(15g)　蒟蒻粉條 30g
- 胡蘿蔔、豌豆片 各10g
- 乾香菇 1朵　葫蘆乾 15cm
- 高湯 ¼杯　砂糖 ½大匙(5g)
- 醬油 1小匙(6g)

日式番茄花椰菜沙拉
- 番茄 50g　花椰菜 40g
- 醋 ½小匙　沙拉油 1¼小匙(5g)
- 醬油 ½小匙(3g)

白蘿蔔玉蕈湯
- 白蘿蔔 30g　玉蕈 20g
- 高湯 ¾杯　鹽 少量
- 醬油 ¼小匙(1.5g)

飯 220g

點心
- 原味酸乳酪 100g

合併高脂血症者的冬天菜單的作法

早餐

[烤罐頭鮭魚馬鈴薯泥]

①在分量的牛乳中加入鹽和胡椒，靜靜地煮滾後，加入馬鈴薯泥，整體混合後蓋上蓋子悶煮。

②鮭魚罐頭倒除罐頭汁，將鮭魚掰開，洋蔥切成薄片。

③耐熱皿中鋪上①，將洋蔥攤開，鋪上罐頭鮭魚，再淋上番茄醬，放入烤箱中烤七～八分鐘。

[菊苣西洋芹沙拉]

①撕開每一片菊苣，西洋芹切成薄片，二者均浸泡於冷水中，使其清脆後瀝乾水分，盛盤。

②油、檸檬汁、葡萄酒、鹽混合，淋在①上。

[白菜牛奶湯]

①白菜葉略切，軸切成短條，用肉湯煮軟。

②加入牛乳煮四～五分鐘，用鹽和胡椒調味，倒入用一倍量的水調溶的太白粉水勾芡。

午餐

[烤雞肉蔬菜串加甜煮甘薯]

①雞肉切成一口大小。洋蔥橫切為二半，香菇去蒂切成二半。以上菜碼和青辣椒交互穿在鐵絲上。

②鍋中放入醬油、米酒、砂糖、酒一起煮滾。

③將①放在鐵絲網上烤，肉烤到八分熟後，分二～三次刷上②的烤肉醬。

④甘薯切成一公分厚的圓片，泡在水中去除澀液，用蓋住甘薯的滾水煮五分鐘，再加入砂糖和鹽，煮到汁收乾為止，與③一起盛盤。

[蔬菜火腿拌芝麻蛋黃醬]

①蒟蒻絲切成容易吃的長度，煮過之後瀝乾水分。

②四季豆煮過後斜切成絲。胡蘿蔔切絲煮過，火腿切絲。

③蛋黃醬中混入芝麻，拌①與②。

[白蘿蔔煮海帶絲]

白蘿蔔切成厚的短片，海帶絲浸泡還原，用高湯煮軟。加入調味料，放入新鮮豆腐皮，再煮十～十五分鐘。

[蕪菁湯]

①蕪菁去皮，切成三～四㎜厚的半月形，放入水中煮熟，放入簍子裡瀝乾水分，蕪菁葉用滾水略燙，切成三～四公分長度。

②熱高湯，用鹽和醬油調味，加入①煮熟。

晚餐

[照燒旗魚]

①鍋中放入醬油、米酒、酒、砂糖一起煮成烤肉醬。

②旗魚烤成八分熟，刷上①的烤肉醬，烤到烤肉醬乾了為止，反覆進行二~三次，然後盛盤。

③花椰菜分為小株煮過，用醬油、高湯、芥末混合的調味醬調拌，與②一起盛盤。

[金平蔬菜]

①蔬菜全都切成火柴棒狀，牛蒡用水浸泡去除澀液。

②鍋中熱油，放入牛蒡和胡蘿蔔拌炒，加入竹筍和青椒續炒，用醬油、酒、砂糖調味。

③改為小火續煮，直到牛蒡和胡蘿蔔熟了之後，淋上芝麻油，關火。

[茼蒿拌芝麻]

①茼蒿用滾水燙過，擠乾水分，切成三~四公分長度。

②高湯和醬油混合，用⅓量涼拌①，略微擠乾水分，再用剩下的調味液涼拌，撒上芝麻屑。

[納豆湯]

①納豆略切，放入高湯中，煮滾後倒入味噌。

②豆腐切成骰子狀，蔥切成蔥花加入①，煮滾即可。

材料・1人份

早餐

烤罐頭鮭魚馬鈴薯泥

{ 馬鈴薯泥---2大匙(12g)
 低脂牛乳---4大匙(60g)
 鹽---½迷你匙(0.5g)　胡椒---少量 }
罐頭鮭魚---35g　洋蔥---40g
番茄醬---½大匙(9g)

菊苣西洋芹沙拉

菊苣---30g　西洋芹---20g
{ 沙拉油---1¼小匙(5g)
 檸檬汁、白葡萄酒---各1小匙(5g)
 鹽---1迷你匙(1g) }

白菜牛奶湯

白菜---70g
肉湯、低脂牛乳---各½杯(100g)
鹽---1迷你匙(1g)　胡椒---少量
太白粉---1⅓小匙(4g)
麵包捲---大2個(90g)

午餐

烤雞肉蔬菜串加甜煮甘薯

雞胸肉---50g　青辣椒---20g
小洋蔥、新鮮香菇---各30g
醬油、米酒---各1大匙(18g)
砂糖---1大匙(9g)　酒---1大匙
{ 甘薯---30g
 砂糖---⅔小匙(2g)　鹽---0.2g }

蔬菜火腿拌芝麻蛋黃醬

蒟蒻絲---40g　四季豆---20g
胡蘿蔔、去骨火腿---各10g
蛋黃醬---2小匙(10g)
芝麻(白)---½小匙強(2g)

白蘿蔔煮海帶絲

白蘿蔔---70g　新鮮豆腐皮---10g
海帶絲---5g(浸泡還原後為15g))
高湯---¾杯　砂糖---1小匙(3g)
醬油、米酒---各1小匙(6g)

蕪菁湯

蕪菁、蕪菁葉---各30g
高湯---¾杯　鹽---少量
醬油---¼小匙(1.5g)
飯---220g

晚餐

照燒旗魚

旗魚---1塊(60g)
醬油、米酒---各1小匙(6g)
酒---1小匙　砂糖---⅔小匙(2g)
{ 花椰菜---30g
 醬油---⅓小匙(2g)
 高湯---1小匙　芥末---少量 }

金平蔬菜

竹筍、牛蒡、青椒---各20g
胡蘿蔔---10g　油---1¼小匙(5g)
醬油---1小匙(5g)　酒---1小匙
砂糖---1小匙(3g)　芝麻油---½小匙(1.5g)

茼蒿拌芝麻

茼蒿---50g　白芝麻---½小匙(1.5g)
高湯---½大匙　醬油---½小匙(3g)

納豆湯

納豆---15g　豆腐---40g
蔥---20g
高湯---¾杯　味噌---1⅔小匙(10g)
飯---220g

點心

原味酸乳酪---100g
橘子---120g

合併肥胖者的春天菜單的作法

早餐

[水煮荷包蛋配蔬菜]

①鍋中放入六~七公分深的水，煮滾後加入鹽和少量醋（分量外）。靜靜地放入蛋，一邊使其煮滾，一邊讓蛋白包住蛋黃，煮四~五分鐘，撈起放在簍子裡瀝乾水分，盛盤。

②番茄去皮及種籽，略切。放入鍋中用大火邊煮邊搗碎，用鹽和胡椒調味，淋在①上。

③作溫蔬菜，蘆筍切成四公分長度。蕪菁和胡蘿蔔也切成同樣長度的條狀，煮軟後撒上鹽和胡椒，和荷包蛋一起盛盤。

午餐

[煮鰈魚配蒟蒻粉條]

①鰈魚表面劃幾刀。

②蒟蒻粉條煮過，切成易吃的長度。

③鍋中放入⅓杯的水，和醬油、砂糖、酒一起煮滾後，放入薑絲和鰈魚，一邊將煮汁淋在鰈魚上，一邊煮十五分鐘。

④鰈魚盛盤，剩下的煮汁中放入蒟蒻粉條，煮到入味後和鰈魚一起盛盤。

[高麗菜捲湯]

①高麗菜煮過之後，削平軸，放入簍子裡冷卻。

②洋蔥切成碎屑，和絞肉、鹽、胡椒調拌，分為二等分，各用一片高麗菜葉包住，捲起後用牙籤固定。

③放入鍋中，倒入肉湯，加入肉桂後蓋上鍋蓋，煮四十分鐘，直到柔軟為止。中途如果煮汁變少時，就要加入肉湯，用筷子翻面，直到煮熟為止。

[日式土當歸鴨兒芹沙拉]

①土當歸切成四公分長度的細絲，浸泡在醋水（分量外）中去除澀液。

②鴨兒芹煮過後擠乾水分，切成四公分長度。

③油、醋、葡萄酒、醬油調合，拌①與②，盛盤。

[海帶芽洋蔥味噌湯]

①海帶芽洗過後切成易吃的長度，洋蔥切成一公分寬的半月形。

②高湯中放入洋蔥，煮熟後加入海帶芽，倒入味噌，煮滾後關火。

晚餐

[酒鹽燒花枝配小黃瓜]

①花枝去皮剖開，表裡切花，撒上鹽和酒，擱置一會兒。去除水分，兩面略煎，切成易吃的大小。

②小黃瓜表面用力劃幾刀，但不可切斷，浸泡在鹽水中，軟化後擠乾水分，用醋和砂糖混合的甜醋醃漬，直到入味為止。

③器皿中放上花枝，添上②的小黃瓜。

[白蘿蔔昆布淋柚子汁味噌]

①白蘿蔔削去厚皮，一面劃四～五公分深的十字形。

②放入鍋中，加入可蓋滿的水，再加入昆布及沒有洗的米，煮三十～四十分鐘，直到竹籤能穿透為止。

③另一個鍋中加入味噌、高湯、酒、砂糖，用小火煮到濃稠後離火，添上柚子汁或醋。

④溫熱的白蘿蔔盛盤，淋上③的柚子味噌。

[芥末拌蘆筍]

①去除蘆筍根部較硬的皮，放入滾水中煮，冷卻後瀝乾水分，切成三～四公分長度。

③醬油和高湯一起混合，加入芥末調拌，然後拌蘆筍。

[油菜土當歸湯]

①油菜去除硬軸，用滾水燙過，擠乾水分，切成三公分長度。

②土當歸去除厚皮，削成薄片，再切成一公分寬的絲帶狀，浸泡在水中去除澀液。

③熱高湯，用鹽和醬油調味，加入油菜和土當歸，煮滾後盛盤。

材料・1人份

早餐

水煮荷包蛋配蔬菜
- 蛋 ---- 1個(50g)
- { 番茄(完全成熟) ---- 50g
- { 鹽 ---- 少量　胡椒 ---- 少量
- 蘆筍 ---- 30g
- 蕪菁、胡蘿蔔 ---- 各20g
- 鹽 ---- 少量　胡椒 ---- 少量
- 檸檬茶 ---- 適量

吐司
- 吐司麵包(切成6片) ---- 1片(60g)
- 乳瑪琳 ---- 1 ¼小匙(5g)

午餐

煮鰈魚配蒟蒻粉條
- 鰈魚 ---- 1尾(70g)
- 蒟蒻粉條 ---- 30g　薑 ---- 少量
- 醬油 ---- 1小匙(6g)　酒 ---- 1小匙
- 砂糖 ---- ½大匙(5g)

高麗菜捲湯
- 高麗菜 ---- 2片(100g)
- { 豬瘦肉絞肉 ---- 30g
- { 洋蔥 ---- 15g
- { 鹽 ---- 少量　胡椒 ---- 少量
- 肉湯 ---- 1杯(200g)
- 肉桂 ---- 1片

日式土當歸鴨兒芹沙拉
- 土當歸 ---- 30g
- 鴨兒芹 ---- 40g
- 沙拉油 ---- 1小匙(4g)
- 白葡萄酒、醋 ---- 各1小匙(5g)
- 醬油 ---- ⅔小匙(4g)
- 海帶芽洋蔥味噌湯
- 新鮮海帶芽 ---- 20g
- 洋蔥 ---- 30g
- 高湯 ---- ¾杯　味噌 ---- 1 ⅔小匙(10g)

飯 ---- 110g

晚餐

酒鹽燒花枝配小黃瓜
- 花枝 ---- 100g
- 鹽 ---- 1迷你匙(1g)　酒 ---- 1小匙
- { 小黃瓜 ---- ½根(50g)
- { 鹽水(3%) ---- ½杯
- 醋 ---- 1小匙　砂糖 ---- ½小匙(1.5g)

白蘿蔔昆布淋柚子汁味噌
- { 白蘿蔔 ---- 7～8cm(120g)
- { 昆布 ---- 5cm　米 ---- 1小匙
- 味噌 ---- ½大匙(9g)
- 高湯、酒 各1小匙(5g)　砂糖 ---- ⅓小匙(1g)
- 柚子汁 ---- ½小匙弱(2g)

芥末拌蘆筍
- 蘆筍 ---- 60g
- 醬油 ---- ⅔小匙(4g)　高湯 ---- ½大匙(7g)
- 芥末 ---- 少量

油菜土當歸湯
- 油菜 ---- 20g
- 土當歸 ---- 4cm(10g)
- 高湯 ---- ¾杯(150g)
- 鹽 ---- 1迷你匙(1g)　醬油 ---- 1迷你匙(1g)

飯 ---- 110g

點心
- 牛乳 ---- 1杯(200g)
- 橘子 ---- 200g

合併肥胖者的夏天菜單的作法

早餐

[鬆軟白乾酪火腿沙拉]

①火腿和胡蘿蔔切成四公分的細條，豌豆苗去除根部，切成同樣的長度。

②鬆軟白乾酪用擦子擦碎，拌①盛盤。

③酒、醋、葡萄酒、鹽和胡椒混合，作成調味醬，在餐桌上調拌①。

午餐

[中式小黃瓜炒蝦]

①蝦去殼，去除泥腸，背部剖開，較大者對半切開。花枝去皮、切花，切成一口大小。放入大碗中，撒上鹽和酒略醃，加入太白粉，用手調拌。

②蝦和花枝放入滾水中，用筷子混合，但不能使其黏在一起，變色後立刻撈起，放在簍子裡瀝乾水分。

③西洋芹和小黃瓜各自斜切成二～三㎜的厚度。蔥切成一・五公分的寬度。薑切成薄片，蒜去皮，用菜刀拍碎。

④鍋中熱油，爆香蔥、薑、蒜，放入西洋芹、小黃瓜、蝦、花枝拌炒，過油後用鹽和胡椒，最後沿著鍋邊倒入用一倍量的水調溶的太白粉水，迅速炒拌關火。

[番茄洋蔥拌醋醬油]

①番茄切成一公分厚的圓片，盛盤。

②洋蔥切成薄片，浸泡在水中，青紫蘇輕輕揉捏，浸泡在水中，隨即撈起瀝乾水分，切絲，鋪在番茄上。

③醋和醬油、砂糖混合，食用前淋在番茄上。

[冬瓜湯]

①冬瓜削皮，去籽，切成三～四公分正方形。

②豌豆苗去除根部，略煮後浸泡在水中冷卻。

③準備較濃的高湯，放入冬瓜，煮軟後加入鹽和醬油調味，使其冷卻。

④盛盤，鋪上豌豆苗，添上薑屑。

晚餐

[烤梭魚]

①梭魚去除頭尾，切成二塊筒形，去除內臟，表面劃上十字。

②撒上鹽，擱置十～十五分鐘，瀝乾水分，放在鐵絲網上烤。

③盛盤，添上白蘿蔔泥。

[冰涼茶碗蒸]

材料・1人份

早餐

鬆軟白乾酪火腿沙拉
- 鬆軟白乾酪(沙拉用)……40g
- 去骨火腿……30g
- 胡蘿蔔・豌豆苗……各 10g
- 沙拉油……1¼小匙(5g)
- 醋、白葡萄酒……1 小匙(5g)
- 鹽……少量　胡椒……少量
- 番茄汁……1 杯(200g)

吐司
- 吐司麵包(切成 6 片)……1 片(60g)
- 乳瑪琳……1¼小匙(5g)

午餐

中式小黃瓜炒蝦
- 蝦……40g
- 花枝(肉)……50g
- 鹽……½迷你匙(0.5g)
- 酒……1 小匙(5g)
- 太白粉……1 小匙(3g)
- 小黃瓜……30g
- 蔥、西洋芹……各 20g
- 蒜、薑……各少量
- 油……½大匙(7g)
- 鹽……¼小匙(1.3g)
- 胡椒……少量
- 太白粉……½小匙(1.5g)

番茄洋蔥拌醋醬油
- 番茄……100g
- 洋蔥……15g
- 青紫蘇葉……1 片
- 醋……1 小匙(5g)
- 醬油……1 小匙(6g)
- 砂糖……⅓小匙(1g)

冬瓜湯
- 冬瓜……50g
- 豌豆苗……5g
- 高湯(濃高湯)……1 杯(200g)
- 鹽……0.2g
- 醬油……1 小匙(6g)
- 薑屑……少量
- 飯……140g

晚餐

烤梭魚
- 梭魚……1 尾(60g)
- 鹽……⅓小匙(1.7g)
- 白蘿蔔……30g
- 醬油……¼小匙(1.5g)

冰涼茶碗蒸
- 蛋……½個(25g)
- 高湯……½杯
- 鹽……½迷你匙(0.5g)　醬油……1～2 滴
- 新鮮海帶芽……10g

毛豆拌芥末
- 毛豆(去殼)……30g
- 高湯……1 小匙
- 醬油……½小匙(3g)
- 芥末、蘘荷……各少量

拌烤茄子
- 茄子……60g
- 醬油……⅔小匙(4g)
- 柴魚片……少量
- 飯……140g

點心
- 牛乳……1 杯(200g)
- 蘋果……100g

①海帶芽泡軟後去除硬軸，切成一口大小。

②高湯以鹽和醬油調味，冷卻，加上打散的蛋花，再加入海帶芽略微混合。

③放入茶碗中，撈除表面的泡沫，放入冒著蒸氣的蒸籠中，最初一~二分鐘用大火蒸，接著用小火蒸十二~十五分鐘。用竹籤刺，出現澄清的液體時表示蒸好了。略冷後放入冰箱中。

④柚子皮切絲，添加在③旁。

☆也可以用檸檬代替柚子。

【毛豆拌芥末】

①毛豆連豆莢一起煮過，剝除豆莢。

②蘘荷切成薄片，浸泡在水中，撈起擠乾水分。

③高湯和醬油、芥末混合，拌毛豆，再撒上蘘荷。

【拌烤茄子】

①削掉茄子的蒂，整個放在鐵絲網上用大火烤。

②經常轉動茄子，使其全部都能烤熟，等到蕊軟了之後，浸泡在水中，剝除皮，用手掰開。

③用分量的醬油拌好後盛盤，添上柴魚片。

合併肥胖者的冬天菜單的作法

早餐

[洋蔥豌豆片煮蛋]

①洋蔥切成一公分寬度。豌豆片去筋。

②在淺鍋中煮滾高湯和酒，放入洋蔥和豌豆片，煮軟後加入醬油和砂糖調味。

③菜碼攤開，將蛋汁倒入，蓋上蓋子，煮二十～三十秒關火，將蛋悶成半熟狀。

[日式蔬菜沙拉]

①白蘿蔔和胡蘿蔔切絲，豆芽菜去除根部，胡蘿蔔和豆芽菜各自用滾水略煮，瀝乾水分冷卻。豌豆苗去除根部，切成二半。

②油、醋、醬油、芝麻油一起作成調味醬，拌①盛盤。

[玉蕈小油菜味噌湯]

①玉蕈去除根部掰開，小油菜切成三～四公分長度。海帶芽洗過後切成一口大小。

③煮滾高湯，放入小油菜，煮軟後加入玉蕈和海帶芽略煮，倒入味噌，煮滾後關火。

午餐

[煮豬肉配蔬菜芥末醬油]

①豬肉撒上鹽和酒略醃，煮滾大量的水，將每一片豬肉放入，變白後取出，泡在水中冷卻，撈起放入簍子裡瀝乾水分。

②白蘿蔔、小黃瓜、胡蘿蔔、西洋芹切絲，浸泡在水中使其清脆，撈起放入簍子裡瀝乾水分。

③煮過的豬肉和②的蔬菜一起盛盤，醬油和芥末粒混合後淋在肉上。

[馬鈴薯煮蛋沙拉]

①馬鈴薯切成二～四瓣，煮過之後去皮，切成銀杏形，撒上鹽和胡椒略醃。

②洋蔥切成薄片，浸泡在水中，撈起瀝乾水分，和馬鈴薯一起用蛋黃醬涼拌。

③盛入鋪著生菜葉的器皿中，放入切成圓片的煮蛋。

晚餐

[火鍋]

①魚和雞肉各自切成一口的大小，豆腐切成骰子狀，白菜葉略切，軸切成三～四公分正方形，茼蒿去除粗軸。香菇去軸，表面劃十字。

②胡蘿蔔切成三～四皿厚的圓片，煮軟，蒟蒻粉條切成易吃的大小煮過。

③白蘿蔔擦碎，按照個人喜好可以加上紅辣椒，當成藥味。

④在火鍋中煮滾高湯，加上

鹽、醬油、酒調味。①、②的菜碼放在餐桌上，添上③食用。

☆除了藥味外，也可以利用柚子或檸檬擠汁。

[即席漬蘿蔔乾昆布]

①蘿蔔乾淨泡在水中，還原後沖洗過，瀝乾水分。

②胡蘿蔔和昆布切絲，與①一起用醋和醬油醃一小時以上，使其入味。

③去除汁液盛盤。

材料・1人份

早餐

洋蔥豌豆片煮蛋

- 洋蔥……40g
- 豌豆片……10g
- 高湯……¼杯　酒……1小匙
- 砂糖……⅔小匙(2g)
- 醬油……1小匙(6g)
- 蛋……1個(50g)

日式蔬菜沙拉

- 白蘿蔔……50g
- 豆芽菜……30g
- 胡蘿蔔、豌豆苗……各10g
- { 沙拉油……1¼小匙(5g)
- 醋……1小匙(5g)
- 醬油……¾小匙(5g)
- 芝麻油……1～2滴 }

玉蕈小油菜味噌湯

- 玉蕈……30g
- 小油菜……20g
- 新鮮海帶芽……10g
- 高湯……¾杯(150g)
- 味噌……1⅔小匙(10g)

飯……165g

午餐

煮豬肉配蔬菜芥末醬油

- { 薄片豬腿肉……60g
- 鹽……½迷你匙(0.5g)
- 酒……1小匙 }
- 白蘿蔔……40g
- 小黃瓜……20g
- 胡蘿蔔、西洋芹……各15g
- 醬油……½大匙(9g)
- 芥末粒……少量

馬鈴薯煮蛋沙拉

- { 馬鈴薯……50g
- 鹽……少量　胡椒……少量 }
- 煮蛋……½個(25g)
- 洋、蔥生菜……各10g
- 蛋黃醬……1大匙強(15g)
- 胚芽麵包……90g
- 乳瑪琳……1¼小匙(5g)
- 咖啡……適量

晚餐

火鍋

- 白肉魚……60g
- 雞胸肉……20g
- 豆腐……70g
- 白菜……80g
- 茼蒿、胡蘿蔔……各30g
- 新鮮香菇……20g
- 蒟蒻粉條……50g
- { 高湯……2杯(400g)
- 鹽……½小匙(2.5g)
- 醬油……½大匙(8g)
- 酒……1大匙(15g) }
- 白蘿蔔……30g

即席漬蘿蔔乾昆布

- 蘿蔔乾(乾燥)……10g
- 胡蘿蔔……5g
- 昆布……3cm
- 醋……1小匙(5g)
- 醬油……1小匙(6g)
- 飯……165g

點心

- 牛乳……1杯(200g)
- 柿子……150g

火鍋與減肥效果

到了冬天寒冷時，很想吃溫熱的食物。材料齊全就可以的就是火鍋料理。

吃火鍋時可以吃到魚與肉等動物性蛋白質，以及植物性蛋白質的豆腐，而且含有豐富的蔬菜，雖然只是一道菜，但是卻是營養均衡的食物。

食物量方面，也可以選擇自己喜歡吃的東西來吃。因為吃火鍋，所以可以選擇自己喜歡吃的東西適量地攝取，自然就能達到營養的均衡，而且可以配合自己的必要量控制食量。

選擇自己的必要量而吃，對於減肥中的人而言是最適合的。圍著火鍋進食又可以選擇適合自己必要量的食物，可謂一舉兩得。

罹患痛風而且有肥胖傾向的人，為了預防發作，減肥很重要，如果利用火鍋料理，則攝取的熱量也能夠加以調整。同時可以配合個人的喜好適量地吃，這也是火鍋料理的優點。

預防疾病的四群點數法的基本內容

家人中有人正在實行食物療法時，全家人一起圍繞在餐桌前吃東西還是非常重要的。痛風者的食物療法，基本上必須求取「營養均衡的營養食」，所以，全家人一起吃的時候，也必須注意這個問題。但是，在家庭中年齡、工作不同的男女聚集在一起，因此，即使是同樣的料理，也必須決定配合每一個人必要的飲食量。

以下介紹的「四群點數法」，是大家都可以簡單達到營養均衡飲食的方法。一旦記住了四群點數法的基本，就可以簡單地構成「營養均衡的好菜單」、「適合個人的菜單」。

何謂四群點數法

將食品分為四群

我們將身邊的食物營養類似者歸為一類，一共可分為四群。

這四群各自命名為第一群、第二群、第三群、第四群。這四個食品群中，可以組合必要的部分而搭配飲食，就不必困難地考慮營養素的問題，自然地就能得到均衡的營養。

要適合患者和每一位家人，從含有較多必須營養素的食品群中增加攝取的食品，或是食品群中必須限制的食品含量較多時，則必須控制這一類食品群的食品攝取量，可藉此進行調節。這時，必須考慮營養的過與不足的問題時，要以一整天所吃的食品來考量，所以不只是三餐，連點心也要一併考慮。

其次敘述四大食品各自的營養特徵。

♠第一群

乳、乳製品／蛋

這一群食品的特徵是，均衡含有國人的飲食生活中較容易缺之的營養素。

含有蛋白質，包括氨基酸均衡的良質蛋白質。米和小麥的蛋白質在體內的利用效率不高，如果與這一群食品搭配，就能彌補缺乏的氨基酸，提升利用效率。

此外，含有豐富的維他命、礦物質，成為維他命A、B_2、鐵、鈣質等的好供給源。

牛乳中的鈣質和磷的含量均衡，因此能夠有效地利用吸收，成為國人的飲食生活中較容易缺乏的鈣質的好供給源。

這一群食品可以說是使每天的營養達到完善的食品群，因此首先要優先考慮這一群的食品。象徵的標誌是♠。

♥第二群

魚貝類／肉類／豆、豆製品

每天的菜單中，當成主菜的是這一群的食品。含有豐富的良質蛋白質，同時也是製造身體、肌肉、血液的食品。

考慮菜單時，主菜是肉或是魚，調理法到底是西式、日式或中式，藉此可以使食品產生變化。個人的嗜好很重要，但是每天的飲食不可以造成偏食的狀態。

從良質蛋白質面來考慮，肉和魚等動物性食品較佳，但是，有「菜園之肉」之稱的大豆，也是不容忽略的蛋白質源。尤其偏重於肉食的現代飲食生活，肉食中所含的飽和脂肪酸攝取過多時，必須擔心成人病的問題。

豆、豆製品中也加入主菜的材料，使餐桌富於變化。

這一群的象徵標誌是代表血和肉的♥。

♣第三群

蔬菜／芋類／水果

蔬菜中含有維他命A、B、C、鉀、鐵等礦物質，以及纖維。這些營養素能夠調整體調，增強皮膚及血管，據最近的報告顯示，具有預防癌症和成人病的效果。

蔬菜中尤其是黃綠色蔬菜，不只含有維他命A，也含有維他命C及各種礦物質，因此要下意識地積極攝取。

芋類中含有很多醣類，所以容易被視為是穀物的同類。但是，芋類中所含的維他命C不亞於水果，含量非常豐富，即使加熱也

♠第一群

（圖中的分量為每一點的概量）

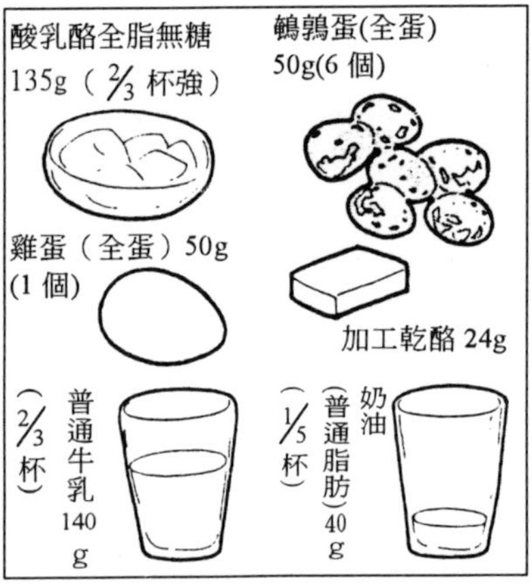

♥第二群

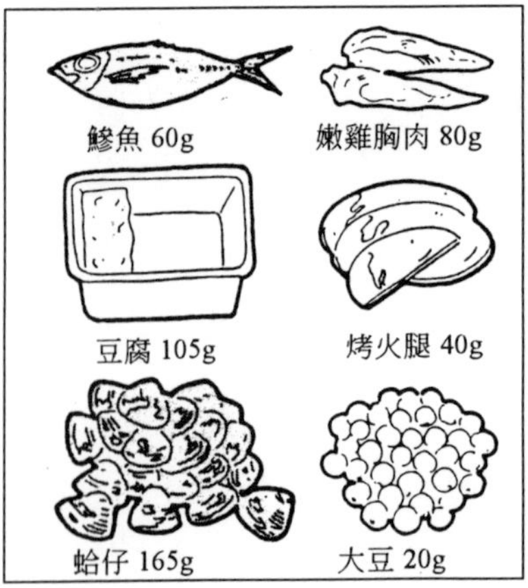

不被破壞，而且不容易溶解到水中，烹調時所造成的損失較少。

此外，含有豐富的纖維和鉀，以營養而言，較接近蔬菜而非穀物。

水果是維他命C最方便的供給源。可以生吃就可以減少烹調所造成的耗損。但是，水果中含有很多的醣類，而且都是容易吸收的果糖和葡萄糖，所以吃得太多會成為肥胖的原因，因此，不可過度攝取。

這一群食品在菜單中屬於副菜或甜點型的一群。蔬菜和水果的顏色能增添餐桌的美麗，象徵的標誌是♣。

◆第四群

穀物／砂糖／油脂／其他

支撐每天活動之熱量的食品群，每天必要確保一定的攝取量。吃得太多會導致肥胖，是必須注意的食品群。

飯、麵包、麵等穀物在菜單中是主食。穀物中含有很多成為熱量源的醣類，而且容易吃得較多，同時也可以期待蛋白質的作用。

調理時所使用的砂糖和油脂在日常生活中是必要的，必須要攝取一定的程度。蔬菜的維他命A等是脂溶性維他命，使用油調理的蔬菜，就能提升維他命A的利用效率。

♣第三群

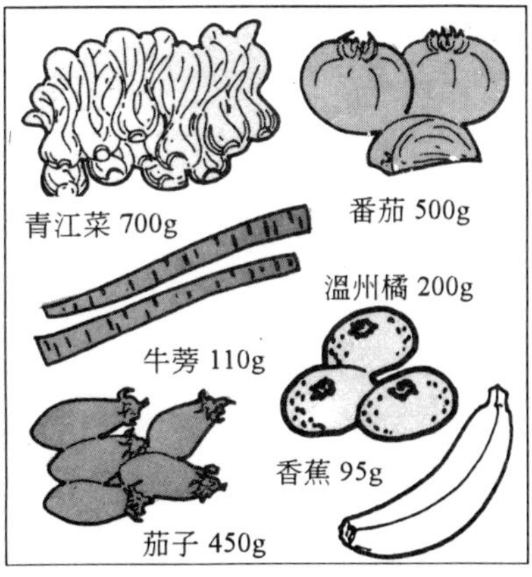

◆第四群

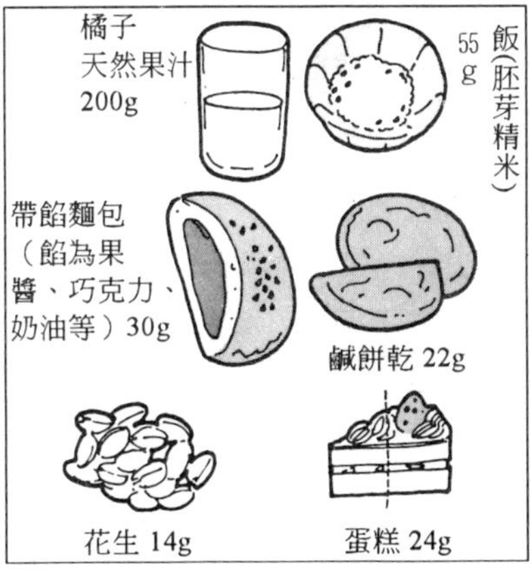

嗜好品中包含了點心、清涼飲料和酒在內，這些食品如果在一天的總攝取熱量中未達到最高限度時，則可以攝取。但是光吃點心而減少主食的作法是不對的。

象徵的標誌是◆。

八十kcal＝一點　利用點數決定自己的適合量

我們平常會若無其事地選擇食品、吃東西。但是卻很容易偏重於某些特定的食品，或是某些食品根本不吃，過著欠缺平衡的飲食生活。

記住四大食品群的作用，從各群中選擇食品擺在桌上，使得飲食生活均衡。但光是這樣不算是適合個人的均衡飲食，因為根本不知道到底要吃多少。

簡單地解決量的問題的方法就是點數法。以食品所具有的熱量八十kcal為一點而計算的方法。各食品的熱量不要以每一〇〇g的方式計算，而以一點＝八十kcal的方式計算較好。

例如，一顆蛋為六十g，剝殼後為五十g，相當於八十kcal＝一點的熱量。同樣地，瘦肉五十～六十g、一塊魚、三分之一塊豆腐、

●第一～三群中攝取 3. 3. 3 的基本型態

第一群♥	第二群♣	第三群♠
蛋 1點 蛋 1 個 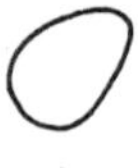 牛乳、乳製品 2 點 牛乳 2 杯 280ml 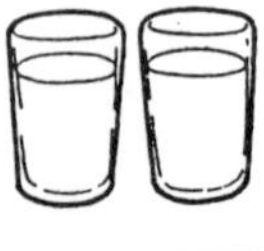	肉 1點 瘦肉 50g 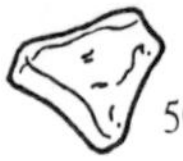 魚 1點 1 塊 70g 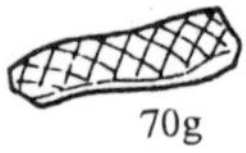 豆、豆製品 1點 豆腐 1/3 塊 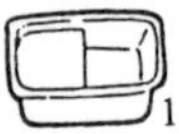	蔬菜 1點 黃綠色蔬菜 2 盤 100g 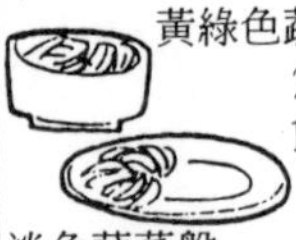 淡色蔬菜盤 3 盤 200g 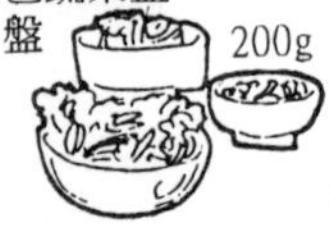 水果 1點 水果 200g（蘋果小 1 個） 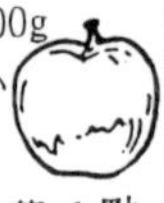 馬鈴薯 1點 馬鈴薯 100g（馬鈴薯中一個） 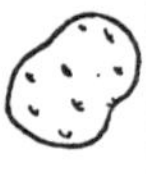
3 點	3 點	3 點

馬鈴薯中一個等大約有一點的熱量。運用於我們的生活中，就能使一次的使用量維持一致。

一、二、三群　基本上為3、3、3點

要學會食品的概量，最初可以利用秤子，因為日常生活中經常吃的食品並不是很多，所以很自然地就會記住一點左右的概量。記住一點左右的食品重量後，要實行點數法就很簡單了。

首先，四大食品群中的第一群到第三群的食品，在每天的飲食生活中必須優先攝取各三點，總計九點。這只是一個例子，可按照各個家庭家人的嗜好、家計、季節的情況而斟酌，從這三群中每天攝取十五～二十項。

這些食品的材料都備齊，早餐、午餐、晚餐的主菜、副菜、湯、甜點等高明地分配而設定菜單。如此一來，就能確保一天所需的蛋白質、維他命及礦物質了。

第一群到第三群為止之三點的攝取方法，從兒童到成人，沒有男女的區別，是大家都能確實攝取的量，以這個原則為主，不論是小家庭或三代同堂的家庭，即使是同樣的菜單，也能一邊享受美食，一邊維持健康。

依性別、年齡的不同，調節第四群的攝取量

第一群到第三群的九點，沒有辦法補充一天所需要的熱量，因此，必須決定適合個人的第四

群點數。

第四群是主食飯、麵包、麵類的量。飯的用量在家人中，有的人會多吃一碗，有的人不會多吃。年輕的一代和家中的老人同住時，就算全家人吃的菜一樣，但是可以控制飯量的攝取，調節適合個人的量。左頁的表是大致的標準。

當然，成長期的青少年或是正處工作旺盛年齡層的人，必須攝取較多的熱量。較多的部分如果全都由第四群攝取，恐怕無法維持飲食的均衡。在成長期不僅要維持身體，同時也要攝取含有骨骼、肌肉等身體成長所需要的營養素的第一群、第二群的食品，增加為三・五~四・五點為止。

相反地，太胖而擔心成人病問題的人，必須控制熱量的攝取量，這時，除了控制第四群以外，第一群~第三群的九點一定要攝取。

即使家中有病人也可以應用的四群點數法

對於罹患痛風的人而言，避免痛風發作是很重要的一點。因此，必須控制血液中的尿酸值維持正常，同時預防腎障礙或高脂血症等合併症。這個控制預防的重點就在於食物療法。

食物療法必須一生很有耐心地持續實行。改變以往飽食、美食的作法，在適當的熱量範圍內，達到飲食的營養均衡。

防止痛風發作，治療高尿酸血症的食物療法並沒什麼特別。因此，本書所介紹的菜單或料理，是全家人可以一起吃的健康食，以痛風為關鍵，全家人都攝取健康食，是值得積極考慮的方法。

下表是健康者的性別、年齡別點數分配，可以參考用來建立全家人的健康食。

想更進一步了解四群點數法時，可參考左記的書。

『什麼東西吃多少較好呢！吃這些能使各位有元氣』

『食品八十kcal指南』

這些都是由女子營養大學出版部發行的書籍。

●性別、年齡別四大食品群的點數分配

	第一群		第二群		第三群		第四群		合計	
	男	女	男	女	男	女	男	女	男	女
5歲	4	4	2.3	2.3	1.9	1.9	10	8.5	18.2	16.7
6歲	4	4	2.7	2.3	2.1	2.1	10	10	18.8	18.4
7歲	4	4	3	2.7	2.1	2.1	11	10	20.1	18.8
8歲	4	4	3	3	2.1	2.1	12	10	21.1	19.1
9歲	4	4	3	3	3	3	12	10	22	20
10歲	4	4	3	3	3	3	12.5	11.5	22.5	21.5
11歲	4	4	3.5	3.5	3	3	13	13	23.5	23.5
12歲	4	4	4	4	3	3	15	14	26	25
13歲	4	4	4.5	4	3	3	16.5	14.5	28	25.5
14歲	4	4	4.5	3.5	3	3	18.	14.5	29.5	25
15歲	4	4	4.5	3	3	3	20	14	31.5	24
16歲	4	4	4	3	3	3	20	13	31	23
17歲	4	4	4	3	3	3	20	13	31	23
18歲	4	3.5	4	3	3	3	19	13	30	22.5
19歲	4	3.5	3.5	3	3	3	18.5	12.5	29	22
20歲～	3	3	3	3	3	3	19.5	12.5	28.5	21.5
30歲～	3	3	3	3	3	3	18.5	12.5	27.5	21.5
40歲～	3	3	3	3	3	3	17	12.5	26	21.5
50歲～	3	3	3	3	3	3	15.5	12	24.5	21
60歲～	3	3	3	3	3	3	14	10	23	19
65歲～	3	3	3	3	3	3	13	10	22	19
70歲～	3	3	3	3	3	3	11.5	8	20.5	17
75歲～	3	3	3	3	3	3	10.5	8	19.5	17
80歲～	3	3	3	3	3	3	9.2	6.7	18.2	15.7

★這個表是基於第四次改定『日本人的營養所需量』而做成的表。

『痛風者的飲食』營養成分值一覽表

這兒所刊載的數值是基於科學技術廳資源調查會編『四訂日本食品標準成分表』的數值計算出來的。該食品如果未刊載於『四訂日本食品標準成分表』中，則是基於女子營養大學出版社發行的『市售食品成分表』，建帛社發行的『美國食品成分表』，雄渾社發行的『中國食品成分表』等的數值為基礎而製作出來的。

●營養計算結果——痛風者的飲食一日菜單

菜單名		熱量 (kcal)	水分 (g)	蛋白質 (g)	脂質 (g)	醣類 (g)	纖維 (g)	鈣 (mg)	磷 (mg)	鐵 (mg)	鈉 (mg)	鉀 (mg)	維他命A (IU)	維他命B1 (mg)	維他命B2 (mg)	維他命C (mg)	鹽分 (g)	第1群 (點)	第2群 (點)	第3群 (點)	第4群 (點)	合計 (點)	刊載頁數
尿酸值較高者春天的菜單	早餐	628	324	21.1	31.9	62.9	0.7	282	386	2.5	882	632	971	0.25	0.70	11	2.2	2.5	0.0	0.2	5.1	7.8	4 (114)
	午餐	473	522	25.7	3.7	81.0	1.3	91	284	2.2	1994	818	94	0.35	0.25	41	5.1	0.0	1.2	0.5	4.2	5.9	
	晚餐	626	469	23.6	11.4	108.6	2.4	270	334	4.6	1249	1325	1660	0.37	0.42	70	3.2	0.0	1.3	0.9	5.6	7.8	
	點心	70	112	1.5	1.1	14.4	0.8	46	45	0.2	16	236	44	0.02	0.08	34	0.0	0.2	0.0	0.7	0.0	0.9	
	合計	1797	1427	71.9	48.1	266.9	5.2	689	1049	9.5	4142	3011	2769	0.99	1.45	156	10.5	2.7	2.5	2.3	14.9	22.4	
尿酸值較高者春天的菜單	早餐	589	332	18.7	23.2	74.8	1.8	252	317	4.3	1369	875	2615	0.34	0.64	90	3.5	1.3	0.0	0.6	5.5	7.4	6 (116)
	午餐	635	551	23.9	16.1	94.4	2.2	155	285	2.7	1682	1077	1282	0.46	0.30	36	4.3	0.0	2.6	1.0	4.3	7.9	
	晚餐	713	423	27.9	25.2	88.0	1.8	173	434	6.8	1401	719	588	0.35	0.49	31	3.6	1.0	1.3	0.6	6.0	8.9	
	點心	54	79	2.9	2.7	4.5	0.0	39	90	0.1	45	126	90	0.04	0.18	0	0.1	0.7	0.0	0.0	0.0	0.7	
	合計	1991	1385	73.4	67.2	261.7	5.8	679	1126	13.9	4497	2797	4575	1.19	1.61	157	11.4	3.0	3.9	2.2	15.8	24.9	
尿酸值較高者夏天的菜單	早餐	451	218	13.9	13.0	69.9	1.4	84	191	2.6	1232	597	316	0.30	0.24	40	3.1	0.0	0.5	0.7	4.4	5.6	8 (118)
	午餐	568	409	24.9	10.0	91.7	1.2	180	341	3.3	995	918	492	0.34	0.39	13	2.5	0.8	1.3	0.8	4.2	7.1	
	晚餐	562	598	28.5	5.9	93.9	1.9	150	359	4.2	1836	948	557	0.22	0.38	53	4.7	0.2	1.5	0.4	4.9	7.0	
	點心	195	405	7.6	6.4	28.8	0.3	215	203	0.7	100	600	745	0.14	0.38	15	0.3	1.5	0.0	1.0	0.0	2.5	
	合計	1776	1630	74.9	35.3	284.3	4.8	629	1094	10.8	4163	3063	211[illegible]	1.00	1.39	121	10.6	2.5	3.3	2.9	13.5	22.2	

尿酸值較高者夏天的菜單	早餐	439	465	20.6	6.3	70.7	1.4	149	244	1.7	670	630	793	0.15	0.23	44	1.7	0.0	1.0	0.3	4.2	5.5	105
	午餐	540	239	18.7	17.5	74.0	2.0	103	253	2.7	1812	742	732	0.25	0.42	21	4.6	1.0	0.1	0.6	5.0	6.7	(120)
	晚餐	650	530	29.6	18.6	86.2	2.3	159	357	3.8	1524	912	476	0.31	0.36	28	3.9	0.0	2.1	0.7	5.3	8.1	
	點心	183	309	6.9	6.6	25.1	0.5	206	204	0.7	103	780	595	0.14	0.35	60	0.3	1.5	0.0	0.8	0.0	2.3	
	合計	1812	1543	75.8	49.0	256.0	6.2	617	1058	8.9	4108	3064	2596	0.85	1.36	153	10.4	2.5	3.2	2.4	14.5	22.6	
尿酸值較高者秋天的菜單	早餐	454	195	15.3	21.6	48.5	0.7	67	171	2.0	1121	474	895	0.16	0.19	20	2.8	0.3	0.3	0.3	4.8	5.7	12
	午餐	504	340	24.7	8.2	78.6	1.5	253	426	3.0	1454	944	1140	0.25	0.28	28	3.7	0.0	1.3	0.4	4.6	6.3	(122)
	晚餐	769	589	27.9	25.4	103.4	1.7	156	391	3.5	1626	962	3161	0.49	0.64	37	4.1	1.2	1.8	0.6	6.0	9.6	
	點心	174	262	6.3	6.6	23.4	0.2	206	193	0.4	101	430	220	[illegible].11	0.31	4	0.3	1.5	0.0	0.7	0.0	2.2	
	合計	1901	1386	74.2	61.8	253.9	4.1	682	1181	8.9	4302	2810	5416	[illegible].01	1.42	89	10.9	3.0	3.4	2.0	15.4	23.8	
尿酸值較高者秋天的菜單	早餐	534	513	22.1	15.7	79.1	3.0	137	328	5.6	1230	1238	1369	[illegible].44	0.72	59	3.1	0.5	1.5	0.4	4.3	6.7	14
	午餐	516	364	26.8	10.3	78.9	1.6	146	404	4.4	1861	934	886	0.32	0.44	33	4.7	1.0	0.6	0.8	4.0	6.4	(124)
	晚餐	659	399	26.0	15.6	100.1	4.0	159	307	3.9	1314	974	556	0.32	0.34	22	3.3	0.0	2.1	0.6	5.5	8.2	
	點心	94	98	5.2	2.3	13.2	0.1	53	74	0.2	137	112	93	0.04	0.12	5	0.3	0.6	0.0	0.6	0.0	1.2	
	合計	1803	1374	80.1	43.9	271.3	8.7	495	1113	14.1	4542	3258	2904	1.12	1.62	119	11.5	2.1	4.2	2.4	13.8	22.5	
尿酸值較高者冬天的菜單	早餐	367	175	14.1	9.5	56.1	1.2	105	201	1.9	1282	689	778	0.20	0.25	25	3.3	0.0	0.8	0.3	3.5	4.6	16
	午餐	841	569	31.4	34.3	101.5	2.7	374	516	7.6	1624	1773	1915	0.[illegible]6	0.80	162	4.1	1.1	0.7	1.7	7.0	10.5	(126)
	晚餐	596	554	34.1	11.9	85.9	1.9	265	398	5.4	1583	1387	1938	0.[illegible]5	0.37	47	4.0	0.0	1.9	0.9	4.6	7.4	
	點心	162	285	6.9	6.5	19.8	0.1	224	204	0.3	101	528	270	0.[illegible]8	0.34	48	0.3	1.5	0.0	0.6	0.0	2.1	
	合計	1966	1583	86.5	62.2	263.3	5.9	968	1319	15.2	4590	4377	4901	1.[illegible]	1.76	282	11.7	2.6	3.4	3.5	15.1	24.6	
尿酸值較高者冬天的菜單	早餐	689	399	21.3	27.4	88.4	1.2	261	380	3.2	1264	1033	1329	0.2[illegible]	0.61	46	3.2	2.1	0.0	1.1	5.4	8.6	18
	午餐	512	305	21.1	10.5	81.1	2.1	166	254	3.6	1329	966	591	0.2[illegible]	0.21	21	3.4	0.1	0.6	1.0	4.7	6.4	(128)
	晚餐	658	484	32.6	10.8	101.8	1.8	219	357	4.1	1400	1098	2575	0.3[illegible]	0.41	61	3.6	0.0	1.4	0.9	6.0	8.3	
	點心	75	129	0.3	0.2	19.7	0.8	5	12	0.2	2	165	0	0.02	0.02	5	0.0	0.0	0.0	0.9	0.0	0.9	
	合計	1934	1317	75.3	48.9	291.0	5.9	651	1003	11.1	3994	3262	4495	0.84	1.25	133	10.1	2.2	2.0	3.9	16.1	24.2	
併發高脂血症者的春天菜單	早餐	375	345	13.9	13.8	48.5	0.7	196	258	1.7	726	518	502	0.13	0.20	20	1.8	0.8	0.0	0.3	3.5	4.6	20
	午餐	485	364	22.4	7.2	79.0	1.4	156	297	3.1	1325	728	1162	0.28	0.22	23	3.4	0.0	1.4	0.6	4.1	6.1	(130)
	晚餐	600	561	28.1	8.2	98.7	2.2	259	325	4.3	1142	1147	1950	0.35	0.38	90	2.9	0.0	1.6	0.9	5.0	7.5	
	點心	137	267	8.1	3.2	18.7	0.8	277	208	0.6	121	580	86	0.10	0.39	80	0.3	1.3	0.0	0.4	0.0	1.7	
	合計	1597	1537	72.5	32.4	244.9	5.1	888	1088	9.7	3313	2973	3700	0.86	1.19	213	8.4	2.1	3.0	2.2	12.6	19.9	
併發高脂血症者的秋天菜單	早餐	454	459	20.4	2.2	88.3	1.4	126	274	5.0	1996	1325	1388	0.24	0.26	63	5.1	0.0	1.3	0.6	3.7	5.6	22
	午餐	567	390	22.9	15.3	81.9	1.6	140	288	2.8	989	667	325	0.28	0.39	33	2.5	0.5	1.2	0.4	5.0	7.1	(132)
	晚餐	596	580	26.4	12.9	94.4	2.0	254	348	3.7	1196	1125	1309	0.27	0.47	109	3.0	0.1	1.5	0.7	5.2	7.5	
	點心	60	88	3.2	3.0	5.0	0.0	110	100	0.1	50	140	100	0.04	[illegible].20	0	0.1	0.8	0.0	0.0	0.0	0.8	
	合計	1677	1517	72.9	33.4	269.6	5.0	630	1010	11.6	4231	3257	3122	0.83	[illegible].32	205	10.7	1.4	4.0	1.7	13.9	21.0	

菜單		熱量 (kcal)	水分 (g)	蛋白質 (g)	脂質 (g)	醣類 (g)	纖維 (g)	鈣 (mg)	磷 (mg)	鐵 (mg)	鈉 (mg)	鉀 (mg)	維他命A (IU)	維他命B1 (mg)	維他命B2 (mg)	維他命C (mg)	鹽分 (g)	第1群 (點)	第2群 (點)	第3群 (點)	第4群 (點)	合計 (點)	刊載頁數
併發高脂血症者的冬天菜單	早餐	520	388	24.3	14.7	71.4	1.0	355	413	3.2	1472	1168	450	0.29	0.50	37	3.8	1.0	0.7	0.8	4.0	6.5	24 (134)
	午餐	644	628	26.1	13.3	107.4	3.0	238	340	3.5	1723	1432	859	0.42	0.35	76	4.4	0.0	1.2	1.1	5.8	8.1	
	晚餐	628	486	31.5	14.7	89.6	2.5	187	369	4.1	1380	1278	1533	0.25	0.43	82	3.5	0.0	1.9	0.7	5.2	7.8	
	點心	108	194	4.0	3.1	17.0	0.1	126	117	0.2	51	308	178	0.14	0.25	42	0.1	0.8	0.0	0.6	0.0	1.4	
	合計	1900	1696	85.9	45.8	285.4	6.6	906	1239	11.0	4626	4186	3020	1.10	1.53	237	11.8	1.8	3.8	3.2	15.0	23.8	
併發肥胖者的春天菜單	早餐	300	324	12.9	12.1	34.1	0.9	80	183	2.1	605	467	1607	0.1[illegible]	0.38	20	1.5	1.0	0.0	0.3	2.4	3.7	26 (136)
	午餐	419	548	26.3	10.5	54.0	1.8	146	305	3.0	1434	1061	570	0.6[illegible]	0.51	60	3.6	0.0	1.9	0.6	2.7	5.2	
	晚餐	322	609	24.5	2.5	48.9	2.6	137	346	3.0	1960	1219	1079	0.2[illegible]	0.35	52	5.0	0.0	1.2	0.7	2.2	4.1	
	點心	192	356	7.6	6.6	27.0	0.2	240	220	0.4	102	680	304	0.25	0.36	80	0.3	1.5	0.0	0.9	0.0	2.4	
	合計	1233	1837	71.3	31.7	164.0	5.5	603	1054	8.5	4101	3427	3560	1.23	1.60	212	10.4	2.5	3.1	2.5	7.3	15.4	
合併肥胖者的夏天菜單	早餐	358	283	17.7	14.6	38.6	0.7	76	231	1.7	1341	774	1324	0.[illegible]2	0.30	56	3.4	0.5	0.5	0.5	3.0	4.5	28 (138)
	午餐	399	394	21.6	8.8	55.4	1.3	84	290	1.4	1672	914	395	0.[illegible]8	0.14	55	4.2	0.0	0.9	0.5	3.5	4.9	
	晚餐	387	271	23.4	8.6	50.7	1.4	106	292	1.8	1520	819	294	0.[illegible]2	0.32	18	3.9	0.5	1.5	0.2	2.6	4.8	
	點心	168	263	6.0	6.5	22.1	0.5	203	188	0.3	101	410	220	0.[illegible]7	0.31	3	0.3	1.5	0.0	0.6	0.0	2.1	
	合計	1312	1211	68.7	38.5	166.8	3.9	469	1001	5.2	4634	2917	2233	0.89	1.07	132	11.8	2.5	2.9	1.8	9.1	16.3	
併發肥胖者的冬天菜單	早餐	441	493	15.4	12.3	66.1	1.8	160	258	3.2	1269	717	1297	0.23	0.56	45	3.2	1.0	0.2	0.5	3.7	5.4	30 (140)
	午餐	560	390	29.3	23.8	56.9	1.2	79	343	3.5	1550	1061	1204	1.04	0.45	25	3.9	0.5	1.0	0.7	4.8	7.0	
	晚餐	441	463	27.9	6.1	69.0	2.5	267	361	3.9	1781	1470	2069	0.45	0.36	36	4.5	0.0	1.6	0.8	3.1	5.5	
	點心	211	301	6.6	6.6	33.3	0.6	211	204	0.4	102	600	318	0.09	0.33	83	0.3	1.5	0.0	1.2	0.0	2.7	
	合計	1653	1647	79.2	48.8	225.3	6.1	717	1166	11.0	4702	3848	4888	[illegible].81	1.70	189	11.9	3.0	2.8	3.2	11.6	20.6	

●營養計算結果——『痛風者的飲食』的一品料理

料理名	熱量 (kcal)	水分 (g)	蛋白質 (g)	脂質 (g)	醣類 (g)	纖維 (g)	鈣 (mg)	磷 (mg)	鐵 (mg)	鈉 (mg)	鉀 (mg)	維他命A (IU)	維他命B1 (mg)	維他命B2 (mg)	維他命C (mg)	鹽分 (g)	第1群 (點)	第2群 (點)	第3群 (點)	第4群 (點)	合計 (點)	刊載頁數
焗豬肉馬鈴薯	222	139	16.7	10.6	13.6	0.4	136	292	1.1	245	568	328	0.67	0.24	25	0.6	0.8	0.8	0.8	0.3	2.7	32
煮豬肉蘿蔔淋油子味噌	116	128	10.4	6.2	3.6	0.6	33	106	0.9	37	380	6	0.51	0.15	16	0.1	0.0	1.2	0.2	0.0	1.4	
烤豬肉蔬菜	258	180	13.5	17.6	11.5	0.6	86	198	1.3	99	471	235	0.58	0.43	7	0.3	0.5	1.2	0.2	1.3	3.2	
豬肉豆腐餃子	144	93	10.8	3.1	17.9	0.5	63	104	1.4	17	326	137	0.10	0.14	20	0.0	0.0	0.7	0.2	0.9	1.8	
豬肉火鍋	204	310	22.2	11.4	10.7	1.9	161	292	6.3	58	1345	1755	1.00	0.62	74	0.1	0.0	2.1	0.4	0.0	2.5	

雞肉蔬菜拌芝麻醬油	181	270	14.0	8.8	10.7	1.1	71	170	2.0	771	670	565	0.19	0.27	47	2.0	0.0	1.1	0.5	0.7	2.3	36
雞肉青江菜湯	159	155	11.2	10.9	4.7	0.8	134	121	1.8	955	496	868	0.12	0.26	31	2.4	0.0	0.9	0.2	0.9	2.0	
煮雞肉王蕈	89	110	10.3	3.9	3.9	0.7	42	112	1.3	30	340	1050	0.11	0.27	16	0.1	0.0	0.9	0.2	0.0	1.1	
雞肉炒馬鈴薯絲	174	118	11.5	6.2	17.5	0.5	13	146	0.7	13	588	61	0.17	0.08	29	0.0	0.0	0.6	1.0	0.6	2.2	
雞胸肉炒蔬菜	154	129	15.0	7.4	6.5	0.5	15	130	0.8	426	342	39	0.11	0.19	25	1.1	0.1	0.7	0.2	1.0	2.0	
牛肉煮牛蒡	165	110	13.1	2.9	17.8	1.0	39	144	1.9	609	443	7	0.08	0.16	4	1.5	0.0	0.9	0.7	0.5	2.1	40
牛肉洋蔥煮牛乳	204	189	14.5	10.2	12.5	0.6	103	196	1.7	65	468	189	0.14	0.26	22	0.2	0.5	0.9	0.4	0.7	2.5	
韓式牛肉蘿蔔	118	164	10.7	2.9	10.0	0.9	76	123	1.7	613	508	273	0.10	0.16	28	1.6	0.0	0.7	0.3	0.4	1.4	
牛肉土當歸炒小黃瓜	211	172	13.6	9.6	10.0	0.5	38	157	1.8	245	417	209	0.09	0.22	13	0.6	0.3	0.9	0.2	1.2	2.6	
菜肉燉湯	173	310	15.3	1.7	23.8	1.7	88	207	2.5	56	1067	1083	0.22	0.19	73	0.1	0.0	0.8	1.4	0.0	2.2	
燙三線雞魚配橙醋	91	169	11.5	3.4	3.6	0.5	55	143	1.1	159	519	365	0.18	0.18	22	0.4	0.0	0.9	0.2	0.0	1.1	44
蒸白肉魚	121	127	18.4	1.1	7.3	0.3	106	188	1.6	211	502	360	0.10	0.30	18	0.5	0.1	0.9	0.2	0.3	1.5	
辣味白肉魚蔬菜	225	167	14.3	9.7	17.6	0.8	79	190	1.2	727	555	329	0.10	0.14	35	1.8	0.2	0.8	0.4	1.5	2.9	
魚高麗菜捲	84	109	8.6	2.8	5.5	0.5	61	98	0.6	85	277	16	0.09	0.10	36	0.2	0.0	0.7	0.2	0.1	1.0	
牛乳燉白肉魚蔬菜	291	280	18.9	9.7	27.8	0.8	179	304	1.9	906	977	1203	0.22	0.37	50	2.3	0.7	0.7	0.9	1.3	3.6	
豆腐煮滑子菌	96	190	7.1	4.1	7.3	0.4	125	106	1.8	398	335	0	0.16	0.09	8	1.0	0.0	0.9	0.1	0.2	1.2	48
油炸豆腐塊	202	155	6.3	13.4	13.3	0.4	120	96	1.6	779	341	130	0.13	0.08	13	2.0	0.0	0.7	0.1	1.7	2.5	
依造豆腐	100	97	6.4	4.6	7.6	0.2	87	95	1.4	1202	193	590	0.10	0.14	4	3.1	0.4	0.5	0.1	0.2	1.2	
中式豆腐煮蝦	171	175	14.7	8.0	7.7	0.5	182	179	2.7	700	404	197	0.13	0.19	20	1.8	0.0	1.1	0.2	0.9	2.2	
豆腐皮煮蔬菜	156	90	11.6	5.7	16.2	0.6	58	148	2.3	1033	580	35	0.15	0.14	9	2.6	0.0	1.2	0.5	0.3	2.0	
西式蕈類茶碗蒸	123	116	7.0	9.7	4.8	0.4	70	154	1.2	74	282	279	0.14	0.42	0	0.2	1.1	0.0	0.0	0.5	1.6	52
焗蛋蔬菜	231	112	12.5	16.8	5.6	0.4	174	283	1.4	329	206	631	0.12	0.35	16	0.8	1.9	0.3	0.3	0.5	3.0	
中式炒蛋	190	70	10.7	15.1	1.9	0.2	31	143	1.3	75	190	326	0.25	0.33	2	0.2	1.0	0.5	0.1	0.8	2.4	
乳酪蛋	227	94	12.7	15.5	7.1	0.0	220	243	1.0	290	170	597	0.07	0.40	0	0.7	2.0	0.0	0.0	0.8	2.8	
海帶芽蟹肉蛋豆腐	105	98	10.3	5.7	2.3	0.2	71	144	1.1	310	211	382	0.04	0.27	2	0.8	1.0	0.2	0.0	0.0	1.2	
牛乳雞燴	522	404	18.9	20.2	63.5	0.8	269	351	0.9	214	642	556	0.21	0.49	11	0.5	1.8	0.7	0.5	3.5	6.5	56
中式牛乳煮干貝青江菜	158	217	9.9	8.8	9.3	0.6	250	192	1.6	190	595	940	0.[illegible]8	0.36	29	0.5	0.7	0.4	0.2	0.8	2.0	
焗雞肉馬鈴薯	269	165	13.2	14.7	19.7	0.4	133	213	1.0	200	645	335	0.[illegible]8	0.25	24	0.5	0.7	0.7	1.0	0.9	3.3	
草莓奶	175	231	5.5	7.0	22.6	0.8	176	171	0.6	80	438	233	0.07	0.27	80	0.2	1.4	0.0	0.4	0.4	2.2	
果醬酸乳酪奶	165	164	5.8	5.7	22.9	0.1	188	170	0.3	91	283	192	0.05	0.30	0	0.2	1.3	0.0	0.0	0.7	2.0	
中式醋拌雞肉洋蔥	73	81	8.1	1.8	4.8	0.4	40	96	0.6	211	206	67	0.03	0.05	8	0.5	0.0	0.5	0.2	0.2	0.9	60
花枝鴨兒芹拌紫菜	41	70	5.8	0.4	4.7	0.4	36	79	0.7	436	361	316	0.01	0.08	7	1.1	0.0	0.3	0.1	0.2	0.6	
青柳蘆筍淋蛋黃醋	54	84	5.1	1.8	4.2	0.4	34	99	3.4	117	224	162	0.06	0.12	5	0.3	0.2	0.2	0.1	0.1	0.6	
花枝野山藥拌梅肉	51	62	7.0	0.5	4.3	0.2	18	78	0.2	81	286	69	0.05	0.04	4	0.2	0.0	0.4	0.3	0.0	0.7	
新鮮蔬菜配肉味噌	155	175	9.0	7.5	12.3	1.3	87	120	1.8	533	530	1010	0.38	0.19	29	1.4	0.0	1.0	0.4	0.6	2.0	

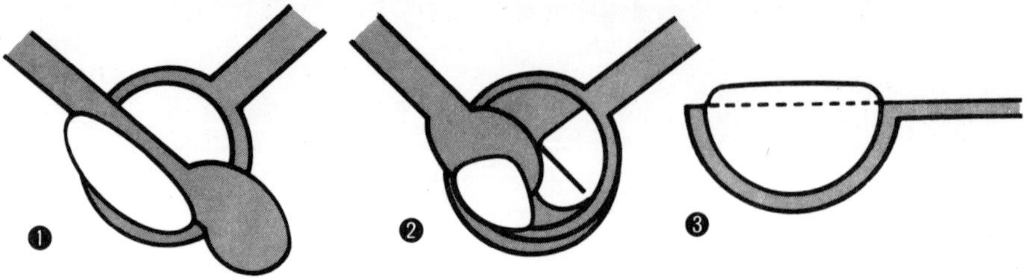

①材料表的1大匙、2杯等表示，全都是用刮匙計算出來的。計算方法，如果是粉類而非塊狀的狀態，則自然撈起的一勺，以附帶的刮匙延著邊緣刮除後計算。味噌或乳瑪琳也必須塞滿，沒有任何縫隙，同樣必須將隆起的部分刮除。

②大匙或小匙計算½、¼時，也必須按照上述的要領，先計算1湯匙，然後再用刮匙的彎處筆直插入，去除多餘的部分。

③液體因為有表面張力的緣故，以邊緣稍微隆起的狀態為1湯匙。

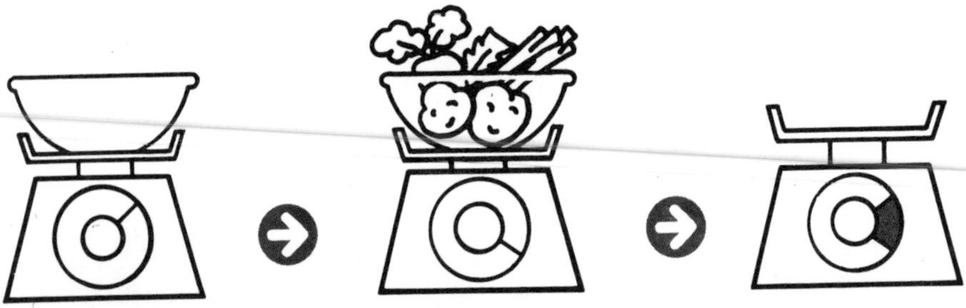

●出現在材料表上的重量，除了特別聲明以外，為實際入口的量（真正重量）。因此，計量是以剛調理好的狀態進行。經常使用的大碗或鍋等，可用油性筆先寫出重量，計算時就比較方便了。

●鹽分・糖分的含量

	鹽（鹽分）	醬油（鹽分）	味噌（鹽分）	砂糖（糖分）	米酒（糖分）
1小匙	5g	1g	0.7g	3g	2g
1大匙	15g	3g	2.5g	9g	6g

標準量杯・量匙秤的使用方法

●本書所使用的量杯、量匙，杯子為 200CC，1 大匙為 15CC，1 小匙為 5CC，迷你匙為 1CC，並附帶有刮匙。利用這些器具計算的各調味料的重量如表所示。

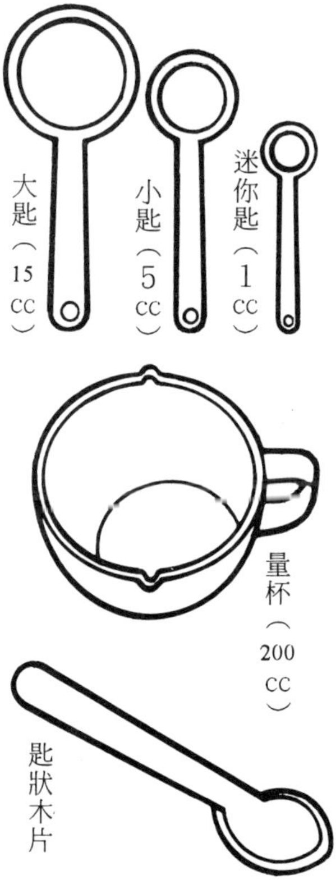

★迷你匙是方便計算食鹽 1g（1 迷你匙）所使用的器具。

◎利用量杯・量匙計算的重量表(g)

食品名	小匙 (5cc)	大匙 (15cc)	量杯 (200cc)
水・酢・酒	5	15	200
醬油	6	18	230
米酒	6	18	230
味噌	6	18	230
食鹽	5	15	210
白糖	3	9	110
砂糖	4	13	170
蜂蜜	7	22	290
果醬	7	22	270
麵粉(低筋麵粉)	3	8	100
太白粉	3	9	110
麵包粉	1	4	45
新鮮麵包粉	1	3	40
燕麥片	2	6	70
普通牛乳	6	17	210
番茄醬	6	18	240
英國辣醬油	5	16	220
蛋黃醬	5	14	190
乳酪粉	2	6	80
鮮奶油	5	15	200
芝麻	3	9	120
油	4	13	180
奶油、乳瑪琳	4	13	180
膨鬆油	4	13	180
米	-	-	160

〔病態解說〕
西岡久壽樹
一九六八年　畢業於三重縣立大學醫學部
現任・聖瑪麗安娜醫科大學難病治療研究所教授
・聖瑪麗安娜醫科大學難病治療研究所副所長。

〔菜單製作・營養指導〕
臼井昭子
一九五五年　畢業於共立女子大學家政學部
現任・東京女子醫科大學醫院營養課長

〔調理〕
小川久惠
一九六五年　畢業於女子營養大學家政學部
現任・女子營養大學調理學研究室助教

大展出版社有限公司
品冠文化出版社

圖書目錄

地址：台北市北投區(石牌)
致遠一路二段 12 巷 1 號
電話：(02) 28236031
28236033
郵撥：01669551<大展>
傳真：(02) 28272069

・少年偵探・品冠編號 66

1. 怪盜二十面相 （精） 江戶川亂步著 特價 189 元
2. 少年偵探團 （精） 江戶川亂步著 特價 189 元
3. 妖怪博士 （精） 江戶川亂步著 特價 189 元
4. 大金塊 （精） 江戶川亂步著 特價 230 元
5. 青銅魔人 （精） 江戶川亂步著 特價 230 元
6. 地底魔術王 （精） 江戶川亂步著 特價 230 元
7. 透明怪人 （精） 江戶川亂步著 特價 230 元
8. 怪人四十面相 （精） 江戶川亂步著 特價 230 元
9. 宇宙怪人 （精） 江戶川亂步著 特價 230 元
10. 恐怖的鐵塔王國 （精） 江戶川亂步著 特價 230 元
11. 灰色巨人 （精） 江戶川亂步著 特價 230 元
12. 海底魔術師 （精） 江戶川亂步著 特價 230 元
13. 黃金豹 （精） 江戶川亂步著 特價 230 元
14. 魔法博士 （精） 江戶川亂步著 特價 230 元
15. 馬戲怪人 （精） 江戶川亂步著 特價 230 元
16. 魔人銅鑼 （精） 江戶川亂步著 特價 230 元
17. 魔法人偶 （精） 江戶川亂步著 特價 230 元
18. 奇面城的秘密 （精） 江戶川亂步著 特價 230 元
19. 夜光人 （精） 江戶川亂步著
20. 塔上的魔術師 （精） 江戶川亂步著
21. 鐵人Q （精） 江戶川亂步著
22. 假面恐怖王 （精） 江戶川亂步著
23. 電人M （精） 江戶川亂步著
24. 二十面相的詛咒 （精） 江戶川亂步著
25. 飛天二十面相 （精） 江戶川亂步著
26. 黃金怪獸 （精） 江戶川亂步著

・生活廣場・品冠編號 61・

1. 366 天誕生星 李芳黛譯 280 元
2. 366 天誕生花與誕生石 李芳黛譯 280 元

3. 科學命相 淺野八郎著 220元
4. 已知的他界科學 陳蒼杰譯 220元
5. 開拓未來的他界科學 陳蒼杰譯 220元
6. 世紀末變態心理犯罪檔案 沈永嘉譯 240元
7. 366天開運年鑑 林廷宇編著 230元
8. 色彩學與你 野村順一著 230元
9. 科學手相 淺野八郎著 230元
10. 你也能成為戀愛高手 柯富陽編著 220元
11. 血型與十二星座 許淑瑛編著 230元
12. 動物測驗—人性現形 淺野八郎著 200元
13. 愛情、幸福完全自測 淺野八郎著 200元
14. 輕鬆攻佔女性 趙奕世編著 230元
15. 解讀命運密碼 郭宗德著 200元
16. 由客家了解亞洲 高木桂藏著 220元

・女醫師系列・品冠編號 62

1. 子宮內膜症 國府田清子著 200元
2. 子宮肌瘤 黑島淳子著 200元
3. 上班女性的壓力症候群 池下育子著 200元
4. 漏尿、尿失禁 中田真木著 200元
5. 高齡生產 大鷹美子著 200元
6. 子宮癌 上坊敏子著 200元
7. 避孕 早乙女智子著 200元
8. 不孕症 中村春根著 200元
9. 生理痛與生理不順 堀口雅子著 200元
10. 更年期 野末悅子著 200元

・傳統民俗療法・品冠編號 63

1. 神奇刀療法 潘文雄著 200元
2. 神奇拍打療法 安在峰著 200元
3. 神奇拔罐療法 安在峰著 200元
4. 神奇艾灸療法 安在峰著 200元
5. 神奇貼敷療法 安在峰著 200元
6. 神奇薰洗療法 安在峰著 200元
7. 神奇耳穴療法 安在峰著 200元
8. 神奇指針療法 安在峰著 200元
9. 神奇藥酒療法 安在峰著 200元
10. 神奇藥茶療法 安在峰著 200元
11. 神奇推拿療法 張貴荷著 200元
12. 神奇止痛療法 漆浩 著 200元

・彩色圖解保健・品冠編號 64

1. 瘦身　主婦之友社　300 元
2. 腰痛　主婦之友社　300 元
3. 肩膀痠痛　主婦之友社　300 元
4. 腰、膝、腳的疼痛　主婦之友社　300 元
5. 壓力、精神疲勞　主婦之友社　300 元
6. 眼睛疲勞、視力減退　主婦之友社　300 元

・心 想 事 成・品冠編號 65

1. 魔法愛情點心　結城莫拉著　120 元
2. 可愛手工飾品　結城莫拉著　120 元
3. 可愛打扮 & 髮型　結城莫拉著　120 元
4. 撲克牌算命　結城莫拉著　120 元

・熱 門 新 知・品冠編號 67

1. 圖解基因與 DNA　（精）　中原英臣 主編　230 元

・法律專欄連載・大展編號 58

台大法學院　法律學系／策劃
法律服務社／編著

1. 別讓您的權利睡著了(1)　200 元
2. 別讓您的權利睡著了(2)　200 元

・名師出高徒・大展編號 111

1. 武術基本功與基本動作　劉玉萍編著　200 元
2. 長拳入門與精進　吳彬　等著　220 元
3. 劍術刀術入門與精進　楊柏龍等著　220 元
4. 棍術、槍術入門與精進　邱丕相編著　220 元
5. 南拳入門與精進　朱瑞琪編著　220 元
6. 散手入門與精進　張　山等著　220 元
7. 太極拳入門與精進　李德印編著　280 元
8. 太極推手入門與精進　田金龍編著　220 元

・實用武術技擊・大展編號 112

1. 實用自衛拳法　溫佐惠著　250 元
2. 搏擊術精選　陳清山等著　220 元

3.	秘傳防身絕技	程崑彬著	230 元
4.	振藩截拳道入門	陳琦平著	220 元

・中國武術規定套路・大展編號 113

1.	螳螂拳	中國武術系列	300 元
2.	劈掛拳	規定套路編寫組	300 元
3.	八極拳		

・中華傳統武術・大展編號 114

1.	中華古今兵械圖考	裴錫榮主編	280 元
2.	武當劍	陳湘陵編著	200 元

・武術特輯・大展編號 10

1.	陳式太極拳入門	馮志強編著	180 元
2.	武式太極拳	郝少如編著	200 元
3.	練功十八法入門	蕭京凌編著	120 元
4.	教門長拳	蕭京凌編著	150 元
5.	跆拳道	蕭京凌編譯	180 元
6.	正傳合氣道	程曉鈴譯	200 元
7.	圖解雙節棍	陳銘遠著	150 元
8.	格鬥空手道	鄭旭旭編著	200 元
9.	實用跆拳道	陳國榮編著	200 元
10.	武術初學指南	李文英、解守德編著	250 元
11.	泰國拳	陳國榮著	180 元
12.	中國式摔跤	黃 斌編著	180 元
13.	太極劍入門	李德印編著	180 元
14.	太極拳運動	運動司編	250 元
15.	太極拳譜	清・王宗岳等著	280 元
16.	散手初學	冷 峰編著	200 元
17.	南拳	朱瑞琪編著	180 元
18.	吳式太極劍	王培生著	200 元
19.	太極拳健身與技擊	王培生著	250 元
20.	秘傳武當八卦掌	狄兆龍著	250 元
21.	太極拳論譚	沈 壽著	250 元
22.	陳式太極拳技擊法	馬 虹著	250 元
23.	二十四式/三十二式 太極 拳/劍	闞桂香著	180 元
24.	楊式秘傳 129 式太極長拳	張楚全著	280 元
25.	楊式太極拳架詳解	林炳堯著	280 元
26.	華佗五禽劍	劉時榮著	180 元
27.	太極拳基礎講座：基本功與簡化 24 式	李德印著	250 元

28. 武式太極拳精華	薛乃印著	200元
29. 陳式太極拳拳理闡微	馬　虹著	350元
30. 陳式太極拳體用全書	馬　虹著	400元
31. 張三豐太極拳	陳占奎著	200元
32. 中國太極推手	張　山主編	300元
33. 48 式太極拳入門	門惠豐編著	220元
34. 太極拳奇人奇功	嚴翰秀編著	250元
35. 心意門秘籍	李新民編著	220元
36. 三才門乾坤戊己功	王培生編著	220元
37. 武式太極劍精華 +VCD	薛乃印編著	350元
38. 楊式太極拳	傅鐘文演述	200元
39. 陳式太極拳、劍 36 式	闞桂香編著	250元
40. 正宗武式太極拳	薛乃印著	220元
41. 杜元化<太極拳正宗>考析	王海洲等著	300元
42. <珍貴版>陳式太極拳	沈家楨著	280元
43. 24 式太極拳＋VCD	中國國家體育總局著	350元
44. 太極推手絕技	安在峰編著	250元
45. 孫祿堂武學錄	孫祿堂著	300元
46. <珍貴本>陳式太極拳精選	馮志強著	280元
47. 武當趙保太極拳小架	鄭悟清傳授	250元

・原地太極拳系列・大展編號 11

1. 原地綜合太極拳 24 式	胡啟賢創編	220元
2. 原地活步太極拳 42 式	胡啟賢創編	200元
3. 原地簡化太極拳 24 式	胡啟賢創編	200元
4. 原地太極拳 12 式	胡啟賢創編	200元

・道學文化・大展編號 12

1. 道在養生：道教長壽術	郝　勤等著	250元
2. 龍虎丹道：道教內丹術	郝　勤著	300元
3. 天上人間：道教神仙譜系	黃德海著	250元
4. 步罡踏斗：道教祭禮儀典	張澤洪著	250元
5. 道醫窺秘：道教醫學康復術	王慶餘等著	250元
6. 勸善成仙：道教生命倫理	李　剛著	250元
7. 洞天福地：道教宮觀勝境	沙銘壽著	250元
8. 青詞碧簫：道教文學藝術	楊光文等著	250元
9. 沈博絕麗：道教格言精粹	朱耕發等著	250元

・易學智慧・大展編號 122

1. 易學與管理	余敦康主編	250元

2.	易學與養生	劉長林等著	300元
3.	易學與美學	劉綱紀等著	300元
4.	易學與科技	董光壁著	280元
5.	易學與建築	韓增祿著	280元
6.	易學源流	鄭萬耕著	280元
7.	易學的思維	傅雲龍等著	250元
8.	周易與易圖	李 申著	250元

・神算大師・大展編號 123

1.	劉伯溫神算兵法	應 涵編著	280元
2.	姜太公神算兵法	應 涵編著	280元
3.	鬼谷子神算兵法	應 涵編著	280元
4.	諸葛亮神算兵法	應 涵編著	280元

・秘傳占卜系列・大展編號 14

1.	手相術	淺野八郎著	180元
2.	人相術	淺野八郎著	180元
3.	西洋占星術	淺野八郎著	180元
4.	中國神奇占卜	淺野八郎著	150元
5.	夢判斷	淺野八郎著	150元
6.	前世、來世占卜	淺野八郎著	150元
7.	法國式血型學	淺野八郎著	150元
8.	靈感、符咒學	淺野八郎著	150元
9.	紙牌占卜術	淺野八郎著	150元
10.	ESP 超能力占卜	淺野八郎著	150元
11.	猶太數的秘術	淺野八郎著	150元
12.	新心理測驗	淺野八郎著	160元
13.	塔羅牌預言秘法	淺野八郎著	200元

・趣味心理講座・大展編號 15

1.	性格測驗	探索男與女	淺野八郎著	140元
2.	性格測驗	透視人心奧秘	淺野八郎著	140元
3.	性格測驗	發現陌生的自己	淺野八郎著	140元
4.	性格測驗	發現你的真面目	淺野八郎著	140元
5.	性格測驗	讓你們吃驚	淺野八郎著	140元
6.	性格測驗	洞穿心理盲點	淺野八郎著	140元
7.	性格測驗	探索對方心理	淺野八郎著	140元
8.	性格測驗	由吃認識自己	淺野八郎著	160元
9.	性格測驗	戀愛知多少	淺野八郎著	160元
10.	性格測驗	由裝扮瞭解人心	淺野八郎著	160元

11.	性格測驗　敲開內心玄機	淺野八郎著	140 元
12.	性格測驗　透視你的未來	淺野八郎著	160 元
13.	血型與你的一生	淺野八郎著	160 元
14.	趣味推理遊戲	淺野八郎著	160 元
15.	行為語言解析	淺野八郎著	160 元

・婦幼天地・大展編號 16

1.	八萬人減肥成果	黃靜香譯	180 元
2.	三分鐘減肥體操	楊鴻儒譯	150 元
3.	窈窕淑女美髮秘訣	柯素娥譯	130 元
4.	使妳更迷人	成　玉譯	130 元
5.	女性的更年期	官舒妍編譯	160 元
6.	胎內育兒法	李玉瓊編譯	150 元
7.	早產兒袋鼠式護理	唐岱蘭譯	200 元
8.	初次懷孕與生產	婦幼天地編譯組	180 元
9.	初次育兒 12 個月	婦幼天地編譯組	180 元
10.	斷乳食與幼兒食	婦幼天地編譯組	180 元
11.	培養幼兒能力與性向	婦幼天地編譯組	180 元
12.	培養幼兒創造力的玩具與遊戲	婦幼天地編譯組	180 元
13.	幼兒的症狀與疾病	婦幼天地編譯組	180 元
14.	腿部苗條健美法	婦幼天地編譯組	180 元
15.	女性腰痛別忽視	婦幼天地編譯組	150 元
16.	舒展身心體操術	李玉瓊編譯	130 元
17.	三分鐘臉部體操	趙薇妮著	160 元
18.	生動的笑容表情術	趙薇妮著	160 元
19.	心曠神怡減肥法	川津祐介著	130 元
20.	內衣使妳更美麗	陳玄茹譯	130 元
21.	瑜伽美姿美容	黃靜香編著	180 元
22.	高雅女性裝扮學	陳珮玲譯	180 元
23.	蠶糞肌膚美顏法	梨秀子著	160 元
24.	認識妳的身體	李玉瓊譯	160 元
25.	產後恢復苗條體態	居理安・芙萊喬著	200 元
26.	正確護髮美容法	山崎伊久江著	180 元
27.	安琪拉美姿養生學	安琪拉蘭斯博瑞著	180 元
28.	女體性醫學剖析	增田豐著	220 元
29.	懷孕與生產剖析	岡部綾子著	180 元
30.	斷奶後的健康育兒	東城百合子著	220 元
31.	引出孩子幹勁的責罵藝術	多湖輝著	170 元
32.	培養孩子獨立的藝術	多湖輝著	170 元
33.	子宮肌瘤與卵巢囊腫	陳秀琳編著	180 元
34.	下半身減肥法	納他夏・史達賓著	180 元
35.	女性自然美容法	吳雅菁編著	180 元
36.	再也不發胖	池園悅太郎著	170 元

37. 生男生女控制術	中垣勝裕著	220 元
38. 使妳的肌膚更亮麗	楊　皓編著	170 元
39. 臉部輪廓變美	芝崎義夫著	180 元
40. 斑點、皺紋自己治療	高須克彌著	180 元
41. 面皰自己治療	伊藤雄康著	180 元
42. 隨心所欲瘦身冥想法	原久子著	180 元
43. 胎兒革命	鈴木丈織著	180 元
44. NS 磁氣平衡法塑造窈窕奇蹟	古屋和江著	180 元
45. 享瘦從腳開始	山田陽子著	180 元
46. 小改變瘦 4 公斤	宮本裕子著	180 元
47. 軟管減肥瘦身	高橋輝男著	180 元
48. 海藻精神秘美容法	劉名揚編著	180 元
49. 肌膚保養與脫毛	鈴木真理著	180 元
50. 10 天減肥 3 公斤	彤雲編輯組	180 元
51. 穿出自己的品味	西村玲子著	280 元
52. 小孩髮型設計	李芳黛譯	250 元

・青 春 天 地・大展編號 17

1. A 血型與星座	柯素娥編譯	160 元
2. B 血型與星座	柯素娥編譯	160 元
3. O 血型與星座	柯素娥編譯	160 元
4. AB 血型與星座	柯素娥編譯	120 元
5. 青春期性教室	呂貴嵐編譯	130 元
7. 難解數學破題	宋釗宜編譯	130 元
9. 小論文寫作秘訣	林顯茂編譯	120 元
11. 中學生野外遊戲	熊谷康編著	120 元
12. 恐怖極短篇	柯素娥編譯	130 元
13. 恐怖夜話	小毛驢編譯	130 元
14. 恐怖幽默短篇	小毛驢編譯	120 元
15. 黑色幽默短篇	小毛驢編譯	120 元
16. 靈異怪談	小毛驢編譯	130 元
17. 錯覺遊戲	小毛驢編著	130 元
18. 整人遊戲	小毛驢編著	150 元
19. 有趣的超常識	柯素娥編譯	130 元
20. 哦！原來如此	林慶旺編譯	130 元
21. 趣味競賽 100 種	劉名揚編譯	120 元
22. 數學謎題入門	宋釗宜編譯	150 元
23. 數學謎題解析	宋釗宜編譯	150 元
24. 透視男女心理	林慶旺編譯	120 元
25. 少女情懷的自白	李桂蘭編譯	120 元
26. 由兄弟姊妹看命運	李玉瓊編譯	130 元
27. 趣味的科學魔術	林慶旺編譯	150 元
28. 趣味的心理實驗室	李燕玲編譯	150 元

29. 愛與性心理測驗	小毛驢編譯	130 元
30. 刑案推理解謎	小毛驢編譯	180 元
31. 偵探常識推理	小毛驢編譯	180 元
32. 偵探常識解謎	小毛驢編譯	130 元
33. 偵探推理遊戲	小毛驢編譯	180 元
34. 趣味的超魔術	廖玉山編著	150 元
35. 趣味的珍奇發明	柯素娥編著	150 元
36. 登山用具與技巧	陳瑞菊編著	150 元
37. 性的漫談	蘇燕謀編著	180 元
38. 無的漫談	蘇燕謀編著	180 元
39. 黑色漫談	蘇燕謀編著	180 元
40. 白色漫談	蘇燕謀編著	180 元

・健康天地・大展編號 18

1. 壓力的預防與治療	柯素娥編譯	130 元
2. 超科學氣的魔力	柯素娥編譯	130 元
3. 尿療法治病的神奇	中尾良一著	130 元
4. 鐵證如山的尿療法奇蹟	廖玉山譯	120 元
5. 一日斷食健康法	葉慈容編譯	150 元
6. 胃部強健法	陳炳崑譯	120 元
7. 癌症早期檢查法	廖松濤譯	160 元
8. 老人痴呆症防止法	柯素娥編譯	170 元
9. 松葉汁健康飲料	陳麗芬編譯	150 元
10. 揉肚臍健康法	永井秋夫著	150 元
11. 過勞死、猝死的預防	卓秀貞編譯	130 元
12. 高血壓治療與飲食	藤山順豐著	180 元
13. 老人看護指南	柯素娥編譯	150 元
14. 美容外科淺談	楊啟宏著	150 元
15. 美容外科新境界	楊啟宏著	150 元
16. 鹽是天然的醫生	西英司郎著	140 元
17. 年輕十歲不是夢	梁瑞麟譯	200 元
18. 茶料理治百病	桑野和民著	180 元
20. 杜仲茶養顏減肥法	西田博著	170 元
21. 蜂膠驚人療效	瀨長良三郎著	180 元
22. 蜂膠治百病	瀨長良三郎著	180 元
23. 醫藥與生活	鄭炳全著	180 元
24. 鈣長生寶典	落合敏著	180 元
25. 大蒜長生寶典	木下繁太郎著	160 元
26. 居家自我健康檢查	石川恭三著	160 元
27. 永恆的健康人生	李秀鈴譯	200 元
28. 大豆卵磷脂長生寶典	劉雪卿譯	150 元
29. 芳香療法	梁艾琳譯	160 元
30. 醋長生寶典	柯素娥譯	180 元

31. 從星座透視健康	席拉・吉蒂斯著	180 元
32. 愉悅自在保健學	野本二士夫著	160 元
33. 裸睡健康法	丸山淳士等著	160 元
34. 糖尿病預防與治療	藤山順豐著	180 元
35. 維他命長生寶典	菅原明子著	180 元
36. 維他命 C 新效果	鐘文訓編	150 元
37. 手、腳病理按摩	堤芳朗著	160 元
38. AIDS 瞭解與預防	彼得塔歇爾著	180 元
39. 甲殼質殼聚糖健康法	沈永嘉譯	160 元
40. 神經痛預防與治療	木下真男著	160 元
41. 室內身體鍛鍊法	陳炳崑編著	160 元
42. 吃出健康藥膳	劉大器編著	180 元
43. 自我指壓術	蘇燕謀編著	160 元
44. 紅蘿蔔汁斷食療法	李玉瓊編著	150 元
45. 洗心術健康秘法	竺翠萍編譯	170 元
46. 枇杷葉健康療法	柯素娥編譯	180 元
47. 抗衰血癒	楊啟宏著	180 元
48. 與癌搏鬥記	逸見政孝著	180 元
49. 冬蟲夏草長生寶典	高橋義博著	170 元
50. 痔瘡・大腸疾病先端療法	宮島伸宜著	180 元
51. 膠布治癒頑固慢性病	加瀨建造著	180 元
52. 芝麻神奇健康法	小林貞作著	170 元
53. 香煙能防止癡呆？	高田明和著	180 元
54. 穀菜食治癌療法	佐藤成志著	180 元
55. 貼藥健康法	松原英多著	180 元
56. 克服癌症調和道呼吸法	帶津良一著	180 元
57. B 型肝炎預防與治療	野村喜重郎著	180 元
58. 青春永駐養生導引術	早島正雄著	180 元
59. 改變呼吸法創造健康	原久子著	180 元
60. 荷爾蒙平衡養生秘訣	出村博著	180 元
61. 水美肌健康法	井戶勝富著	170 元
62. 認識食物掌握健康	廖梅珠編著	170 元
63. 痛風劇痛消除法	鈴木吉彥著	180 元
64. 酸莖菌驚人療效	上田明彥著	180 元
65. 大豆卵磷脂治現代病	神津健一著	200 元
66. 時辰療法─危險時刻凌晨 4 時	呂建強等著	180 元
67. 自然治癒力提升法	帶津良一著	180 元
68. 巧妙的氣保健法	藤平墨子著	180 元
69. 治癒 C 型肝炎	熊田博光著	180 元
70. 肝臟病預防與治療	劉名揚編著	180 元
71. 腰痛平衡療法	荒井政信著	180 元
72. 根治多汗症、狐臭	稻葉益巳著	220 元
73. 40 歲以後的骨質疏鬆症	沈永嘉譯	180 元
74. 認識中藥	松下一成著	180 元

75. 認識氣的科學	佐佐木茂美著	180 元
76. 我戰勝了癌症	安田伸著	180 元
77. 斑點是身心的危險信號	中野進著	180 元
78. 艾波拉病毒大震撼	玉川重德著	180 元
79. 重新還我黑髮	桑名隆一郎著	180 元
80. 身體節律與健康	林博史著	180 元
81. 生薑治萬病	石原結實著	180 元
83. 木炭驚人的威力	大槻彰著	200 元
84. 認識活性氧	井土貴司著	180 元
85. 深海鮫治百病	廖玉山編著	180 元
86. 神奇的蜂王乳	井上丹治著	180 元
87. 卡拉 OK 健腦法	東潔著	180 元
88. 卡拉 OK 健康法	福田伴男著	180 元
89. 醫藥與生活	鄭炳全著	200 元
90. 洋蔥治百病	宮尾興平著	180 元
91. 年輕 10 歲快步健康法	石塚忠雄著	180 元
92. 石榴的驚人神效	岡本順子著	180 元
93. 飲料健康法	白鳥早奈英著	180 元
94. 健康棒體操	劉名揚編譯	180 元
95. 催眠健康法	蕭京凌編著	180 元
96. 鬱金（美王）治百病	水野修一著	180 元
97. 醫藥與生活	鄭炳全著	200 元

・實用女性學講座・大展編號 19

1. 解讀女性內心世界	島田一男著	150 元
2. 塑造成熟的女性	島田一男著	150 元
3. 女性整體裝扮學	黃靜香編著	180 元
4. 女性應對禮儀	黃靜香編著	180 元
5. 女性婚前必修	小野十傳著	200 元
6. 徹底瞭解女人	田口二州著	180 元
7. 拆穿女性謊言 88 招	島田一男著	200 元
8. 解讀女人心	島田一男著	200 元
9. 俘獲女性絕招	志賀貢著	200 元
10. 愛情的壓力解套	中村理英子著	200 元
11. 妳是人見人愛的女孩	廖松濤編著	200 元

・校園系列・大展編號 20

1. 讀書集中術	多湖輝著	180 元
2. 應考的訣竅	多湖輝著	150 元
3. 輕鬆讀書贏得聯考	多湖輝著	180 元
4. 讀書記憶秘訣	多湖輝著	180 元

5. 視力恢復！超速讀術　江錦雲譯　180 元
6. 讀書 36 計　黃柏松編著　180 元
7. 驚人的速讀術　鐘文訓編著　170 元
8. 學生課業輔導良方　多湖輝著　180 元
9. 超速讀超記憶法　廖松濤編著　180 元
10. 速算解題技巧　宋釗宜編著　200 元
11. 看圖學英文　陳炳崑編著　200 元
12. 讓孩子最喜歡數學　沈永嘉譯　180 元
13. 催眠記憶術　林碧清譯　180 元
14. 催眠速讀術　林碧清譯　180 元
15. 數學式思考學習法　劉淑錦譯　200 元
16. 考試憑要領　劉孝暉著　180 元
17. 事半功倍讀書法　王毅希著　200 元
18. 超金榜題名術　陳蒼杰譯　200 元
19. 靈活記憶術　林耀慶編著　180 元
20. 數學增強要領　江修楨編著　180 元
21. 使頭腦靈活的數學　逢澤明著　200 元

・實用心理學講座・大展編號 21

1. 拆穿欺騙伎倆　多湖輝著　140 元
2. 創造好構想　多湖輝著　140 元
3. 面對面心理術　多湖輝著　160 元
4. 偽裝心理術　多湖輝著　140 元
5. 透視人性弱點　多湖輝著　180 元
6. 自我表現術　多湖輝著　180 元
7. 不可思議的人性心理　多湖輝著　180 元
8. 催眠術入門　多湖輝著　150 元
9. 責罵部屬的藝術　多湖輝著　150 元
10. 精神力　多湖輝著　150 元
11. 厚黑說服術　多湖輝著　150 元
12. 集中力　多湖輝著　150 元
13. 構想力　多湖輝著　150 元
14. 深層心理術　多湖輝著　160 元
15. 深層語言術　多湖輝著　160 元
16. 深層說服術　多湖輝著　180 元
17. 掌握潛在心理　多湖輝著　160 元
18. 洞悉心理陷阱　多湖輝著　180 元
19. 解讀金錢心理　多湖輝著　180 元
20. 拆穿語言圈套　多湖輝著　180 元
21. 語言的內心玄機　多湖輝著　180 元
22. 積極力　多湖輝著　180 元

・超現實心靈講座・大展編號 22

1.	超意識覺醒法	詹蔚芬編譯	130 元
2.	護摩秘法與人生	劉名揚編譯	130 元
3.	秘法！超級仙術入門	陸明譯	150 元
4.	給地球人的訊息	柯素娥編著	150 元
5.	密教的神通力	劉名揚編著	130 元
6.	神秘奇妙的世界	平川陽一著	200 元
7.	地球文明的超革命	吳秋嬌譯	200 元
8.	力量石的秘密	吳秋嬌譯	180 元
9.	超能力的靈異世界	馬小莉譯	200 元
10.	逃離地球毀滅的命運	吳秋嬌譯	200 元
11.	宇宙與地球終結之謎	南山宏著	200 元
12.	驚世奇功揭秘	傅起鳳著	200 元
13.	啟發身心潛力心象訓練法	栗田昌裕著	180 元
14.	仙道術遁甲法	高藤聰一郎著	220 元
15.	神通力的秘密	中岡俊哉著	180 元
16.	仙人成仙術	高藤聰一郎著	200 元
17.	仙道符咒氣功法	高藤聰一郎著	220 元
18.	仙道風水術尋龍法	高藤聰一郎著	200 元
19.	仙道奇蹟超幻像	高藤聰一郎著	200 元
20.	仙道鍊金術房中法	高藤聰一郎著	200 元
21.	奇蹟超醫療治癒難病	深野一幸著	220 元
22.	揭開月球的神秘力量	超科學研究會	180 元
23.	西藏密教奧義	高藤聰一郎著	250 元
24.	改變你的夢術入門	高藤聰一郎著	250 元
25.	21 世紀拯救地球超技術	深野一幸著	250 元

・養 生 保 健・大展編號 23

1.	醫療養生氣功	黃孝寬著	250 元
2.	中國氣功圖譜	余功保著	250 元
3.	少林醫療氣功精粹	井玉蘭著	250 元
4.	龍形實用氣功	吳大才等著	220 元
5.	魚戲增視強身氣功	宮　嬰著	220 元
6.	嚴新氣功	前新培金著	250 元
7.	道家玄牝氣功	張　章著	200 元
8.	仙家秘傳袪病功	李遠國著	160 元
9.	少林十大健身功	秦慶豐著	180 元
10.	中國自控氣功	張明武著	250 元
11.	醫療防癌氣功	黃孝寬著	250 元
12.	醫療強身氣功	黃孝寬著	250 元
13.	醫療點穴氣功	黃孝寬著	250 元

14. 中國八卦如意功　趙維漢著　180元
15. 正宗馬禮堂養氣功　馬禮堂著　420元
16. 秘傳道家筋經內丹功　王慶餘著　300元
17. 三元開慧功　辛桂林著　250元
18. 防癌治癌新氣功　郭　林著　180元
19. 禪定與佛家氣功修煉　劉天君著　200元
20. 顛倒之術　梅自強著　360元
21. 簡明氣功辭典　吳家駿編　360元
22. 八卦三合功　張全亮著　230元
23. 朱砂掌健身養生功　楊永著　250元
24. 抗老功　陳九鶴著　230元
25. 意氣按穴排濁自療法　黃啟運編著　250元
26. 陳式太極拳養生功　陳正雷著　200元
27. 健身祛病小功法　王培生著　200元
28. 張式太極混元功　張春銘著　250元
29. 中國璇密功　羅琴編著　250元
30. 中國少林禪密功　齊飛龍著　200元
31. 郭林新氣功　郭林新氣功研究所　400元
32. 太極八卦之源與健身養生　鄭志鴻等著　280元

・社會人智囊・大展編號24

1. 糾紛談判術　清水增三著　160元
2. 創造關鍵術　淺野八郎著　150元
3. 觀人術　淺野八郎著　200元
4. 應急詭辯術　廖英迪編著　160元
5. 天才家學習術　木原武一著　160元
6. 貓型狗式鑑人術　淺野八郎著　180元
7. 逆轉運掌握術　淺野八郎著　180元
8. 人際圓融術　澀谷昌三著　160元
9. 解讀人心術　淺野八郎著　180元
10. 與上司水乳交融術　秋元隆司著　180元
11. 男女心態定律　小田晉著　180元
12. 幽默說話術　林振輝編著　200元
13. 人能信賴幾分　淺野八郎著　180元
14. 我一定能成功　李玉瓊譯　180元
15. 獻給青年的嘉言　陳蒼杰譯　180元
16. 知人、知面、知其心　林振輝編著　180元
17. 塑造堅強的個性　坂上肇著　180元
18. 為自己而活　佐藤綾子著　180元
19. 未來十年與愉快生活有約　船井幸雄著　180元
20. 超級銷售話術　杜秀卿譯　180元
21. 感性培育術　黃靜香編著　180元
22. 公司新鮮人的禮儀規範　蔡媛惠譯　180元

23. 傑出職員鍛鍊術	佐佐木正著	180 元
24. 面談獲勝戰略	李芳黛譯	180 元
25. 金玉良言撼人心	森純大著	180 元
26. 男女幽默趣典	劉華亭編著	180 元
27. 機智說話術	劉華亭編著	180 元
28. 心理諮商室	柯素娥譯	180 元
29. 如何在公司崢嶸頭角	佐佐木正著	180 元
30. 機智應對術	李玉瓊編著	200 元
31. 克服低潮良方	坂野雄二著	180 元
32. 智慧型說話技巧	沈永嘉編著	180 元
33. 記憶力、集中力增進術	廖松濤編著	180 元
34. 女職員培育術	林慶旺編著	180 元
35. 自我介紹與社交禮儀	柯素娥編著	180 元
36. 積極生活創幸福	田中真澄著	180 元
37. 妙點子超構想	多湖輝著	180 元
38. 說 NO 的技巧	廖玉山編著	180 元
39. 一流說服力	李玉瓊編著	180 元
40. 般若心經成功哲學	陳鴻蘭編著	180 元
41. 訪問推銷術	黃靜香編著	180 元
42. 男性成功秘訣	陳蒼杰編著	180 元
43. 笑容、人際智商	宮川澄子著	180 元
44. 多湖輝的構想工作室	多湖輝著	200 元
45. 名人名語啟示錄	喬家楓著	180 元
46. 口才必勝術	黃柏松編著	220 元
47. 能言善道的說話秘訣	章智冠編著	180 元
48. 改變人心成為贏家	多湖輝著	200 元
49. 說服的ＩＱ	沈永嘉譯	200 元
50. 提升腦力超速讀術	齊藤英治著	200 元
51. 操控對手百戰百勝	多湖輝著	200 元
52. 面試成功戰略	柯素娥編著	200 元
53. 摸透男人心	劉華亭編著	180 元
54. 撼動人心優勢口才	龔伯牧編著	180 元
55. 如何使對方說 yes	程　羲編著	200 元
56. 小道理・美好生活	林政峰編著	180 元
57. 拿破崙智慧箴言	柯素娥編著	200 元
58. 解開第六感之謎	匠英一編著	200 元
59. 讀心術入門	王嘉成編著	180 元
60. 這趟人生怎麼走	李亦盛編著	200 元
61. 這趟人生無限好	李亦盛編著	200 元

・精 選 系 列・大展編號 25

1. 毛澤東與鄧小平	渡邊利夫等著	280 元
2. 中國大崩裂	江戶介雄著	180 元

3. 台灣・亞洲奇蹟　上村幸治著　220 元
4. 7-ELEVEN 高盈收策略　國友隆一著　180 元
5. 台灣獨立（新・中國日本戰爭一）　森詠著　200 元
6. 迷失中國的末路　江戶雄介著　220 元
7. 2000 年 5 月全世界毀滅　紫藤甲子男著　180 元
8. 失去鄧小平的中國　小島朋之著　220 元
9. 世界史爭議性異人傳　桐生操著　200 元
10. 淨化心靈享人生　松濤弘道著　220 元
11. 人生心情診斷　賴藤和寬著　220 元
12. 中美大決戰　檜山良昭著　220 元
13. 黃昏帝國美國　莊雯琳譯　220 元
14. 兩岸衝突（新・中國日本戰爭二）　森詠著　220 元
15. 封鎖台灣（新・中國日本戰爭三）　森詠著　220 元
16. 中國分裂（新・中國日本戰爭四）　森詠著　220 元
17. 由女變男的我　虎井正衛著　200 元
18. 佛學的安心立命　松濤弘道著　220 元
19. 世界喪禮大觀　松濤弘道著　280 元
20. 中國內戰（新・中國日本戰爭五）　森詠著　220 元
21. 台灣內亂（新・中國日本戰爭六）　森詠著　220 元
22. 琉球戰爭 ①（新・中國日本戰爭七）　森詠著　220 元
23. 琉球戰爭 ②（新・中國日本戰爭八）　森詠著　220 元
24. 台海戰爭（新・中國日本戰爭九）　森詠著　220 元
25. 美中開戰（新・中國日本戰爭十）　森詠著　220 元
26. 東海戰爭①（新・中國日本戰爭十一）　森詠著　220 元
27. 東海戰爭②（新・中國日本戰爭十二）　森詠著　220 元

・運動遊戲・大展編號 26

1. 雙人運動　李玉瓊譯　160 元
2. 愉快的跳繩運動　廖玉山譯　180 元
3. 運動會項目精選　王佑京譯　150 元
4. 肋木運動　廖玉山譯　150 元
5. 測力運動　王佑宗譯　150 元
6. 游泳入門　唐桂萍編著　200 元
7. 帆板衝浪　王勝利譯　300 元
8. 蛙泳七日通　溫仲華編著　180 元
20. 乒乓球發球與接發球　張良西著　200 元
21. 乒乓球雙打　李浩松著　180 元
22. 乒乓球削球　王蒲主編
23. 乒乓球打法與戰術　岳海鵬編著

・休閒娛樂・大展編號 27

1.	海水魚飼養法	田中智浩著	300 元
2.	金魚飼養法	曾雪玫譯	250 元
3.	熱門海水魚	毛利匡明著	480 元
4.	愛犬的教養與訓練	池田好雄著	250 元
5.	狗教養與疾病	杉浦哲著	220 元
6.	小動物養育技巧	三上昇著	300 元
7.	水草選擇、培育、消遣	安齊裕司著	300 元
8.	四季釣魚法	釣朋會著	200 元
9.	簡易釣魚入門	張果馨譯	200 元
10.	防波堤釣入門	張果馨譯	220 元
11.	透析愛犬習性	沈永嘉譯	200 元
20.	園藝植物管理	船越亮二著	220 元
21.	實用家庭菜園ＤＩＹ	孔翔儀著	200 元
30.	汽車急救ＤＩＹ	陳瑞雄編著	200 元
31.	巴士旅行遊戲	陳羲編著	180 元
32.	測驗你的ＩＱ	蕭京凌編著	180 元
33.	益智數字遊戲	廖玉山編著	180 元
40.	撲克牌遊戲與贏牌秘訣	林振輝編著	180 元
41.	撲克牌魔術、算命、遊戲	林振輝編著	180 元
42.	撲克占卜入門	王家成編著	180 元
50.	兩性幽默	幽默選集編輯組	180 元
51.	異色幽默	幽默選集編輯組	180 元
52.	幽默魔法鏡	玄虛叟編著	180 元
53.	幽默樂透站	玄虛叟編著	180 元
70.	亞洲真實恐怖事件	楊鴻儒譯	200 元

・銀髮族智慧學・大展編號 28

1.	銀髮六十樂逍遙	多湖輝著	170 元
2.	人生六十反年輕	多湖輝著	170 元
3.	六十歲的決斷	多湖輝著	170 元
4.	銀髮族健身指南	孫瑞台編著	250 元
5.	退休後的夫妻健康生活	施聖茹譯	200 元

・飲食保健・大展編號 29

1.	自己製作健康茶	大海淳著	220 元
2.	好吃、具藥效茶料理	德永睦子著	220 元
3.	改善慢性病健康藥草茶	吳秋嬌譯	200 元
4.	藥酒與健康果菜汁	成玉編著	250 元
5.	家庭保健養生湯	馬汴梁編著	220 元

6. 降低膽固醇的飲食　早川和志著　200元
7. 女性癌症的飲食　女子營養大學　280元
8. 痛風者的飲食　女子營養大學　280元
9. 貧血者的飲食　女子營養大學　280元
10. 高脂血症者的飲食　女子營養大學　280元
11. 男性癌症的飲食　女子營養大學　280元
12. 過敏者的飲食　女子營養大學　280元
13. 心臟病的飲食　女子營養大學　280元
14. 滋陰壯陽的飲食　王增著　220元
15. 胃、十二指腸潰瘍的飲食　勝健一等著　280元
16. 肥胖者的飲食　雨宮禎子等著　280元
17. 癌症有效的飲食　河內卓等著　300元
18. 糖尿病有效的飲食　山田信博等著　300元
19. 骨質疏鬆症有效的飲食　板橋明等著　300元
20. 高血壓有效的飲食　大內尉義著　300元
21. 肝病有效的飲食　田中武　等著　300元

・家庭醫學保健・ 大展編號 30

1. 女性醫學大全　雨森良彥著　380元
2. 初為人父育兒寶典　小瀧周曹著　220元
3. 性活力強健法　相建華著　220元
4. 30 歲以上的懷孕與生產　李芳黛編著　220元
5. 舒適的女性更年期　野末悅子著　200元
6. 夫妻前戲的技巧　笠井寬司著　200元
7. 病理足穴按摩　金慧明著　220元
8. 爸爸的更年期　河野孝旺著　200元
9. 橡皮帶健康法　山田晶著　180元
10. 三十三天健美減肥　相建華等著　180元
11. 男性健美入門　孫玉祿編著　180元
12. 強化肝臟秘訣　主婦之友社編　200元
13. 了解藥物副作用　張果馨譯　200元
14. 女性醫學小百科　松山榮吉著　200元
15. 左轉健康法　龜田修等著　200元
16. 實用天然藥物　鄭炳全編著　260元
17. 神秘無痛平衡療法　林宗駛著　180元
18. 膝蓋健康法　張果馨譯　180元
19. 針灸治百病　葛書翰著　250元
20. 異位性皮膚炎治癒法　吳秋嬌譯　220元
21. 禿髮白髮預防與治療　陳炳崑編著　180元
22. 埃及皇宮菜健康法　飯森薰著　200元
23. 肝臟病安心治療　上野幸久著　220元
24. 耳穴治百病　陳抗美等著　250元
25. 高效果指壓法　五十嵐康彥著　200元

26. 瘦水、胖水	鈴木園子著	200 元
27. 手針新療法	朱振華著	200 元
28. 香港腳預防與治療	劉小惠譯	250 元
29. 智慧飲食吃出健康	柯富陽編著	200 元
30. 牙齒保健法	廖玉山編著	200 元
31. 恢復元氣養生食	張果馨譯	200 元
32. 特效推拿按摩術	李玉田著	200 元
33. 一週一次健康法	若狹真著	200 元
34. 家常科學膳食	大塚滋著	220 元
35. 夫妻們閱讀的男性不孕	原利夫著	220 元
36. 自我瘦身美容	馬野詠子著	200 元
37. 魔法姿勢益健康	五十嵐康彥著	200 元
38. 眼病錘療法	馬栩周著	200 元
39. 預防骨質疏鬆症	藤田拓男著	200 元
40. 骨質增生效驗方	李吉茂編著	250 元
41. 蔥菜健康法	小林正夫著	200 元
42. 赧於啟齒的男性煩惱	增田豐著	220 元
43. 簡易自我健康檢查	稻葉允著	250 元
44. 實用花草健康法	友田純子著	200 元
45. 神奇的手掌療法	日比野喬著	230 元
46. 家庭式三大穴道療法	刑部忠和著	200 元
47. 子宮癌、卵巢癌	岡島弘幸著	220 元
48. 糖尿病機能性食品	劉雪卿編著	220 元
49. 奇蹟活現經脈美容法	林振輝編譯	200 元
50. Super SEX	秋好憲一著	220 元
51. 了解避孕丸	林玉佩譯	200 元
52. 有趣的遺傳學	蕭京凌編著	200 元
53. 強身健腦手指運動	羅群等著	250 元
54. 小周天健康法	莊雯琳譯	200 元
55. 中西醫結合醫療	陳蒼杰譯	200 元
56. 沐浴健康法	楊鴻儒譯	200 元
57. 節食瘦身秘訣	張芷欣編著	200 元
58. 酵素健康法	楊皓譯	200 元
59. 一天 10 分鐘健康太極拳	劉小惠譯	250 元
60. 中老年人疲勞消除法	五味雅吉著	220 元
61. 與齲齒訣別	楊鴻儒譯	220 元
62. 禪宗自然養生法	費德漢編著	200 元
63. 女性切身醫學	編輯群編	200 元
64. 乳癌發現與治療	黃靜香編著	200 元
65. 做媽媽之前的孕婦日記	林慈姮編著	180 元
66. 從誕生到一歲的嬰兒日記	林慈姮編著	180 元
67. 6 個月輕鬆增高	江秀珍譯	200 元
68. 一輩子年輕開心	編輯群編	200 元
69. 怎可盲目減肥	編輯群編	200 元

國家圖書館出版品預行編目資料

痛風者的飲食／西岡久壽樹等著, 劉小惠譯
－初版 －臺北市, 大展, 民 87
面；21 公分－（飲食保健；8）
ISBN 957-557-806-6 （平裝）
1. 痛風 2. 食物治療 3. 食譜

415.276 87002795

TSUUFUU NO HITO NO SHOKUJI

Originally pubished in Japan by Joshi Eiyou Daigaku Shuppanbu in 1995
Chinese translation rights arranged through
KEIO CULTURAL ENTERPRISE CO., LTD in 1996

版權代理／京王文化事業有限公司

痛風者的飲食

ISBN 957-557-806-6

原 著 者／西岡久壽樹、臼井昭子、小川久惠
編 譯 者／劉 小 惠
發 行 人／蔡 森 明
出 版 者／大展出版社有限公司
社　　址／台北市北投區（石牌）致遠一路 2 段 12 巷 1 號
電　　話／（02）28236031・28236033・28233123
傳　　真／（02）28272069
郵政劃撥／01669551
E－mail／dah_jaan@yahoo.com.tw
登 記 證／局版臺業字第 2171 號
承 印 者／國順圖書印刷公司
裝　　訂／協億印製廠股份有限公司
排 版 者／千兵企業有限公司
初版 1 刷／1998 年（民 87 年） 3 月
初版 2 刷／2002 年（民 91 年）10 月

定價／280 元

大展好書　好書大展
品嘗好書　冠群可期

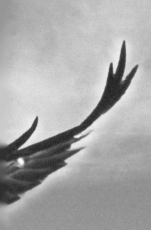

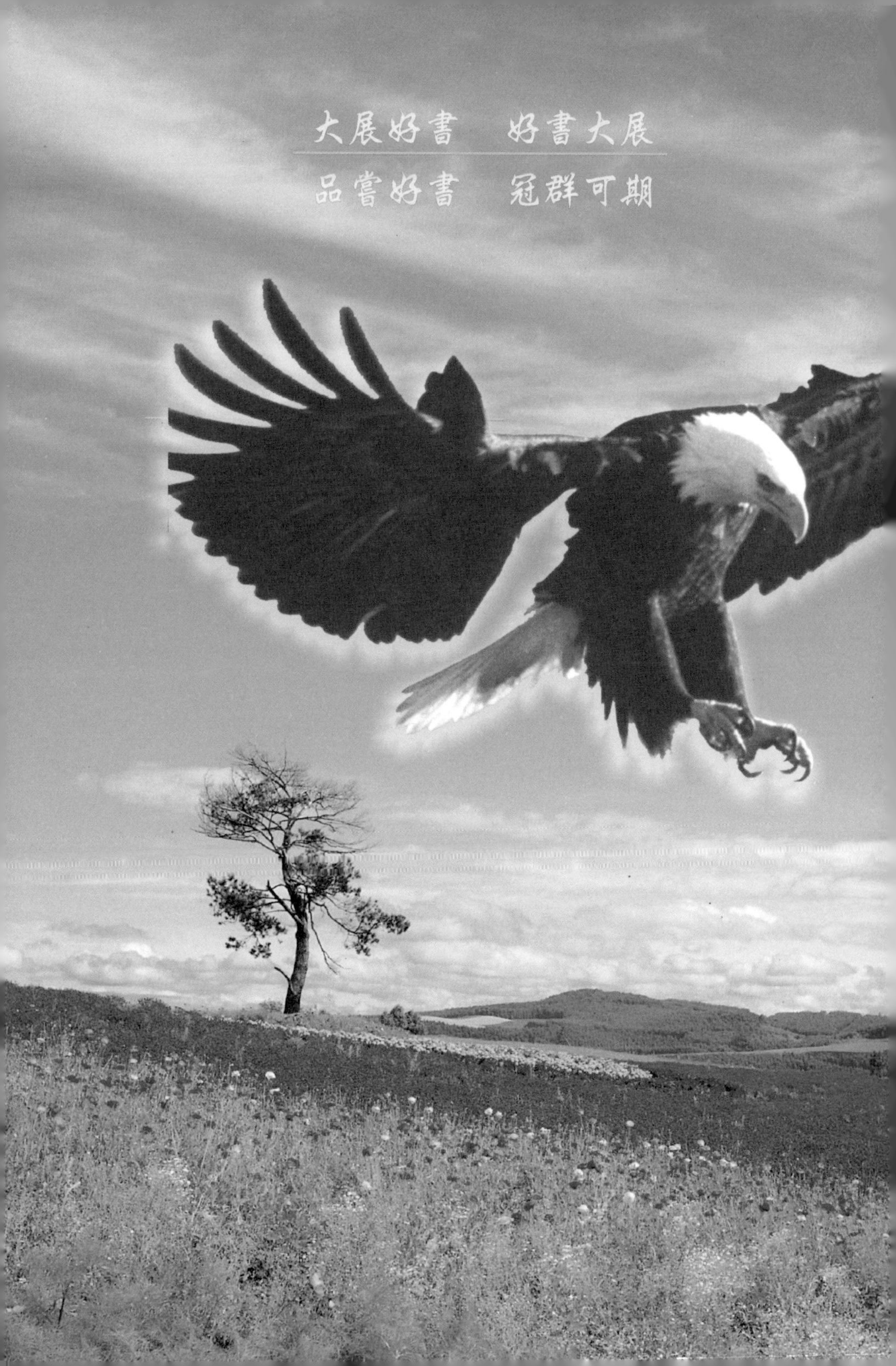
大展好書　好書大展
品嘗好書　冠群可期